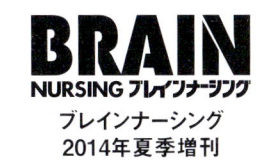

BRAIN
NURSING ブレインナーシング

ブレインナーシング
2014年夏季増刊

キューヘンチョー
急変調を見逃さない！

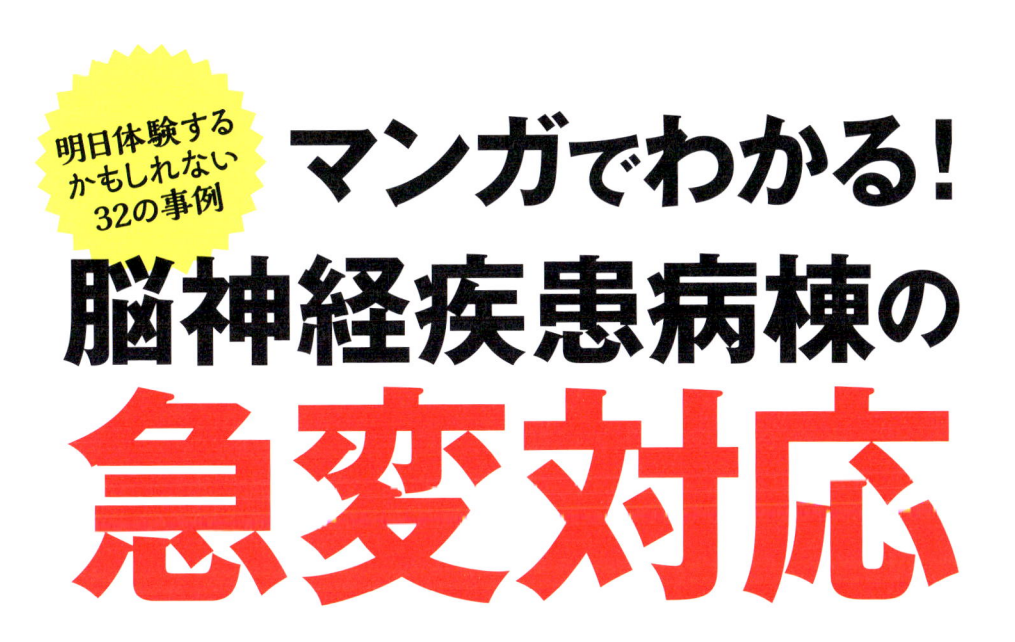

明日体験する
かもしれない
32の事例

マンガでわかる！
脳神経疾患病棟の
急変対応

徳島大学大学院ヘルスバイオサイエンス研究部保健学部門教授
田村綾子 監修

MC メディカ出版

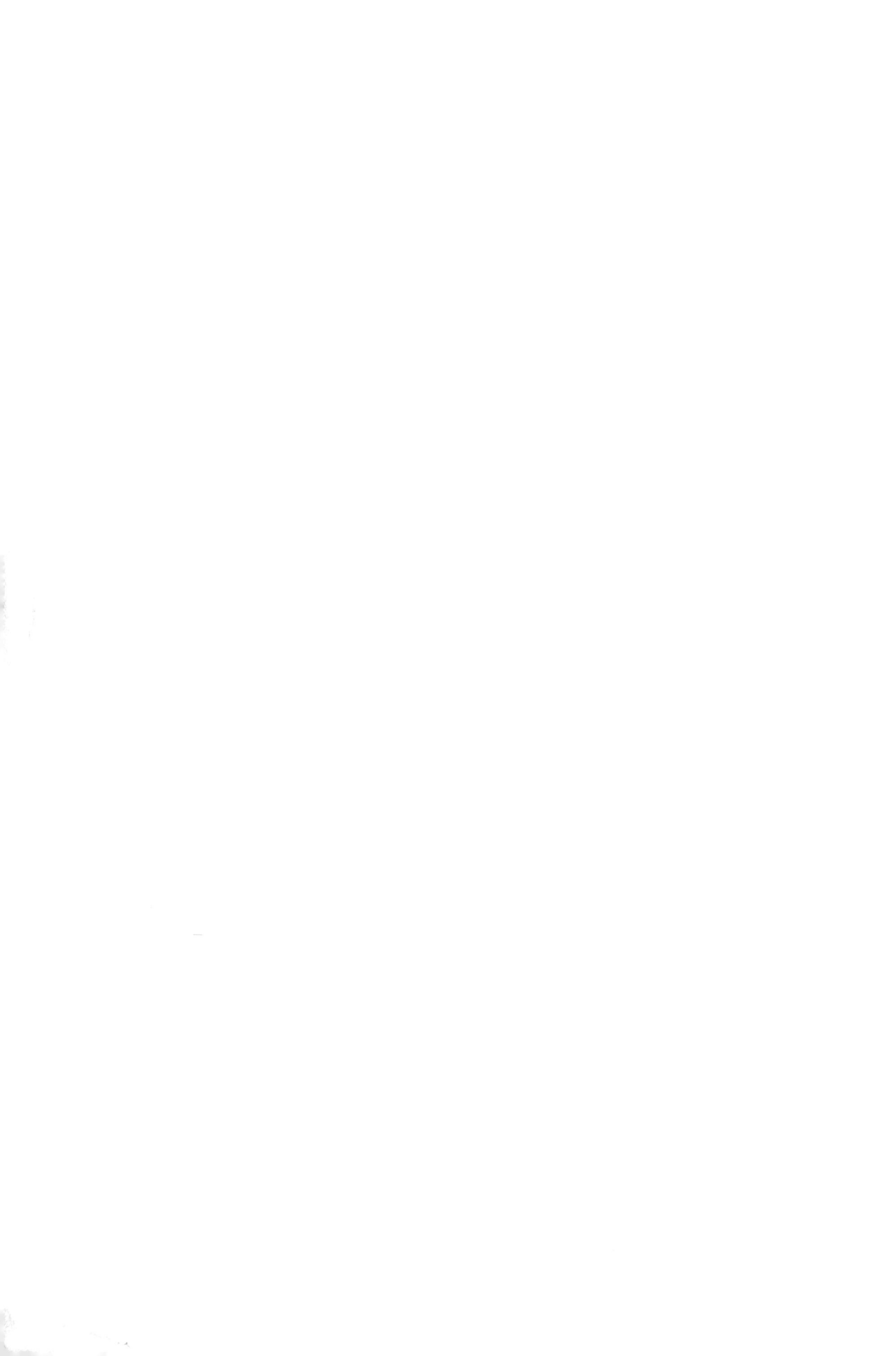

監修のことば

徳島大学大学院
ヘルスバイオサイエンス研究部保健学部門教授
田村綾子

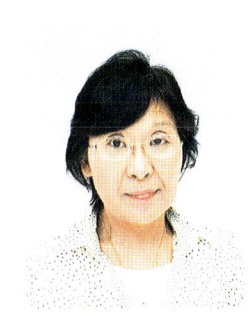

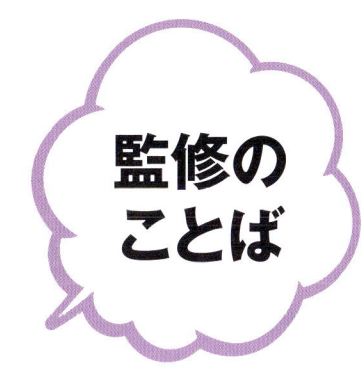

　脳神経疾患病棟では，対象者の特徴として，比較的ゆっくりと回復の経過をたどる患者さんのほかに，何らかの緊急の治療を実施しなければ生命が維持できない患者さんがいます．血圧や呼吸状態が安定していないため，急に意識レベルが低下したり，けいれんを起こしたり，さまざまな急変状態が起こります．また，術後の大量の尿流出によって電解質バランスを崩し，意識レベルが変調したり急変する場合があります．

　今回は，脳神経疾患病棟でそのような急変に遭遇したときにどのように対応すればいいのか，事例を用いて"経験"してもらい，「なぜこのような急変が起こったのか」アセスメントできる観察力を養え，また「どのように対応すべきか」がわかる一冊になるように企画しました．

　病棟で見られる急変について，まず，1章では，「症状別！ 急変対応とアセスメント」として，意識・呼吸・瞳孔の異常，けいれんなどの脳神経領域で特徴的な症状について，その特徴や原因を『基本の木（き）』として解説しました．そして，それぞれの症状を呈して急変している患者を発見するまでを，『急変鳥（キューヘンチョー）』とともに臨場感のある4コママンガで一緒に体験してもらい，ついで何が起こったと考えられるか，どう対応するかについて解説しました．

　第2章においては，『疾患別！ 急変対応とアセスメント』と題して，脳神経疾患の急変状態について，患者紹介と4コママンガで，急変している患者を発見するまでを体感してもらい，つぎに何が起こったと考えられるか，どう対応するかについて解説しました．

　この一冊があれば，急変対応に強くなることができるように，段階を追って学習できるように企画しました．しっかり活用していただけることを期待しています．

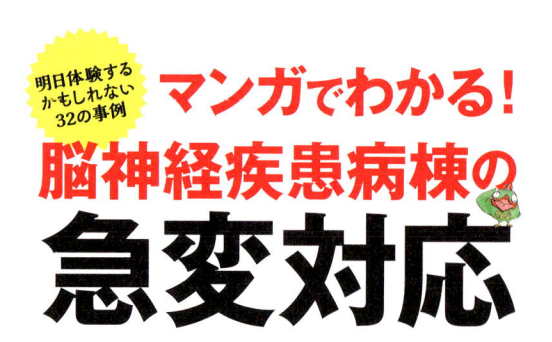

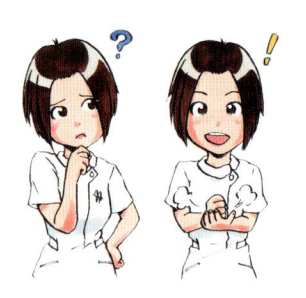

明日体験するかもしれない32の事例

マンガでわかる！ 脳神経疾患病棟の急変対応

徳島大学大学院ヘルスバイオサイエンス研究部保健学部門教授
田村綾子 監修

CONTENTS

監修のことば ……………………………………………………………………… 3
執筆者一覧 ………………………………………………………………………… 7

第1章 症状別！急変対応とアセスメント

01 意識レベルが下がった！
「意識」のキホン ……………………………………………………………… 10
Case01 くも膜下出血の術前，急に意識レベルが下がった!! …………… 17
Case02 片麻痺の出現でバナナの皮がむけなくなり，意識レベルが下がった!! … 21
Case03 睡眠中，肩をたたいても反応がない!! ………………………… 26
意識レベルが下がった患者への対応フローチャート ………………… 32

02 呼吸がおかしい！
「呼吸」のキホン ……………………………………………………………… 33
Case04 脳梗塞患者の呼吸パターンが変わった!! ……………………… 38
Case05 食事中に急に呼吸停止した!! …………………………………… 44
呼吸に変調をきたした患者への対応フローチャート ………………… 49

03 瞳孔がおかしい！
「瞳孔」のキホン ……………………………………………………………… 50
Case06 脳出血患者のアニソコリア!! 様子観察で大丈夫…!? ………… 57
Case07 右被殻出血の患者さんの眼球が，左方偏位!? ………………… 62
Case08 意識清明な患者さんにアニソコリア!? ………………………… 67
瞳孔・眼球運動に異常がみられる患者への対応フローチャート …… 72

ブレインナーシング2014年夏季増刊
ブレインナーシングは株式会社メディカ出版の登録商標です

04 血圧がおかしい！
「血圧」のキホン ……………………………………………………………… 73
Case09　立位にしたら血圧が下がった!! ………………………………… 78
Case10　脳梗塞患者が吐き気を訴えたあと血圧が上がった!! ………… 82
血圧が低下した患者への対応フローチャート ……………………………… 87
血圧が上昇した患者への対応フローチャート ……………………………… 88

05 けいれんだ！
「けいれん」のキホン ………………………………………………………… 89
Case11　清拭時に患者が5秒ほど全身けいれんを起こした!! ………… 95
Case12　けいれん患者に鎮静薬を投与するがけいれんが止まらず，
　　　　 意識レベルも低下した!! ………………………………………… 99
けいれん患者への対応フローチャート ……………………………………… 103

06 体温が異常だ！
「体温」のキホン ……………………………………………………………… 104
Case13　ドレーン挿入患者が高熱を出している!! ……………………… 110
Case14　視床出血の患者の体温が高い!! ………………………………… 116
高熱をきたした患者への対応フローチャート ……………………………… 121

07 嘔吐した！
「嘔吐」のキホン ……………………………………………………………… 122
Case15　脳梗塞患者が急に嘔吐した!! …………………………………… 127
Case16　脳腫瘍患者が食事後嘔吐した!! ………………………………… 134
嘔吐した患者への対応フローチャート ……………………………………… 140

08 麻痺が出た！
「麻痺」のキホン ……………………………………………………………… 141
Case17　くも膜下出血術後の患者に麻痺が現れた!! …………………… 147
Case18　脳腫瘍患者に急に麻痺が出た!! ………………………………… 153
麻痺が出現した患者への対応フローチャート ……………………………… 159

09 言動がおかしい！
「せん妄」のキホン …………………………………………………………… 160
Case19　放射線治療中の脳腫瘍患者が夜間急にベッドの上に仁王立ちになっていた!! …… 165
Case20　開頭術後，全身管理下の患者のドレーンが抜けていた!! …… 170
せん妄患者への対応フローチャート ………………………………………… 176

第2章 疾患別！急変対応とアセスメント

01 脳血管疾患

Case21 くも膜下出血術後患者のドレーン排液が赤い!! ……… 178
Case22 くも膜下出血患者の心電図に異常が見られた!! ……… 183
Case23 くも膜下出血術後患者が脱水を起こしている!! ……… 188
Case24 もやもや病術前患者に脱力発作がみられた!! ……… 194
Case25 rt-PA後，NIHSSが異常に高くなった!! ……… 199

02 脳腫瘍

Case26 下垂体腺腫術後患者の尿量が多い!! ……… 204
Case27 下垂体腺腫術後患者の鼻水？が止まらない!! ……… 208
Case28 グリオブラストーマ摘出術後退院していた患者が
けいれん発作で緊急入院した!! ……… 212
Case29 グリオーマの摘出術後，患者が腹痛を訴える!! ……… 217

03 頭部外傷

Case30 急性硬膜外血腫患者の意識レベルが急に下がった!! ……… 221
Case31 外減圧術後患者の創部が赤い!! ……… 226

04 機能的脳神経外科

Case32 鉄棒の後にシャント術後患児の
意識レベルが急に下がり緊急入院した!! ……… 230

索引 ……… 236

表紙・本文デザイン…創基 市川竜
マンガイラスト…小玉高広
本文イラスト…福井典子

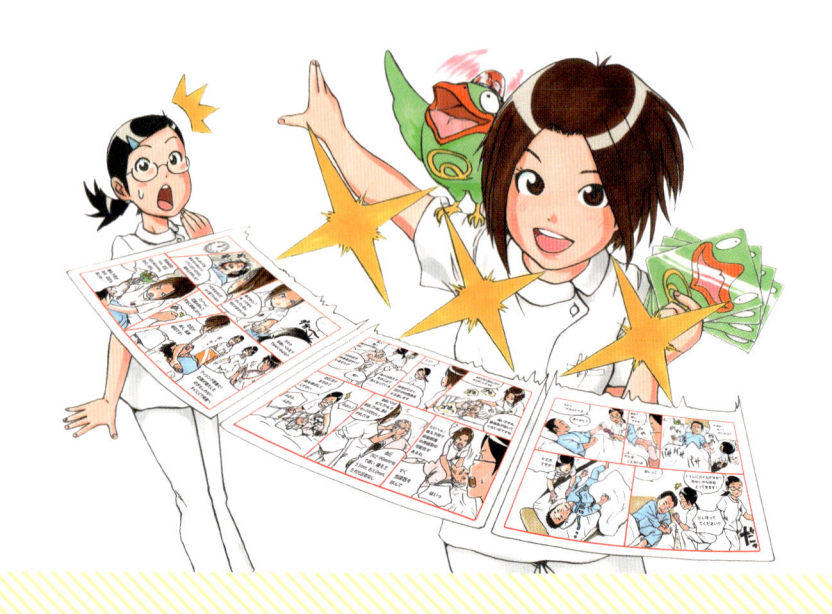

執筆者一覧

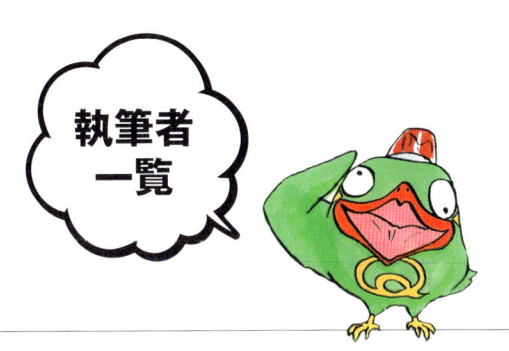

監修

田村綾子	徳島大学大学院ヘルスバイオサイエンス研究部保健学部門教授

執筆

氏名	所属	担当
田村綾子	徳島大学大学院ヘルスバイオサイエンス研究部保健学部門教授	1章1
南川貴子	同准教授	1章1
市原多香子	同准教授	1章1
日坂ゆかり	同助教	1章1、2章1
野﨑夏江	加賀市民病院北3病棟主任看護師／脳卒中リハビリテーション看護認定看護師	1章1
近藤靖子	公益社団法人愛知県看護協会 脳卒中リハビリテーション看護認定看護師教育課程専任教員	1章2
奥川拓矢	神戸市立医療センター中央市民病院SCU／脳卒中センター／脳卒中リハビリテーション看護認定看護師	1章3
松家祥智	愛媛大学医学部附属病院脳神経外科病棟看護師	1章4
山本可奈	同SCU看護師	1章4
地久里公美	同脳神経外科病棟・SCU看護師長／脳卒中リハビリテーション看護認定看護師	1章4
下元昭二	医療法人社団新進会おさか脳神経外科病院脳神経外科病棟／脳卒中リハビリテーション看護認定看護師	1章5
加用樹里	高知県立幡多けんみん病院西5病棟／脳卒中リハビリテーション看護認定看護師	1章6
久保光恵	高知県・高知市病院企業団立高知医療センターSCU／脳卒中リハビリテーション看護認定看護師	1章7
山下ゆき	高知赤十字病院ICU／脳卒中リハビリテーション看護認定看護師	1章8
駒形和典	東京大学大学院医学系研究科健康科学・看護学専攻看護管理学／看護体系・機能学助教	1章9
小林秋恵	香川県立保健医療大学保健医療学部看護学科助教	2章1、2章4
伊佐治哲也	社会医療法人厚生会木沢記念病院外来専門看護師相談室／がん看護専門看護師	2章2
齊藤　泉	公益社団法人愛知県看護協会 脳卒中リハビリテーション看護認定看護師教育課程主任教員	2章3

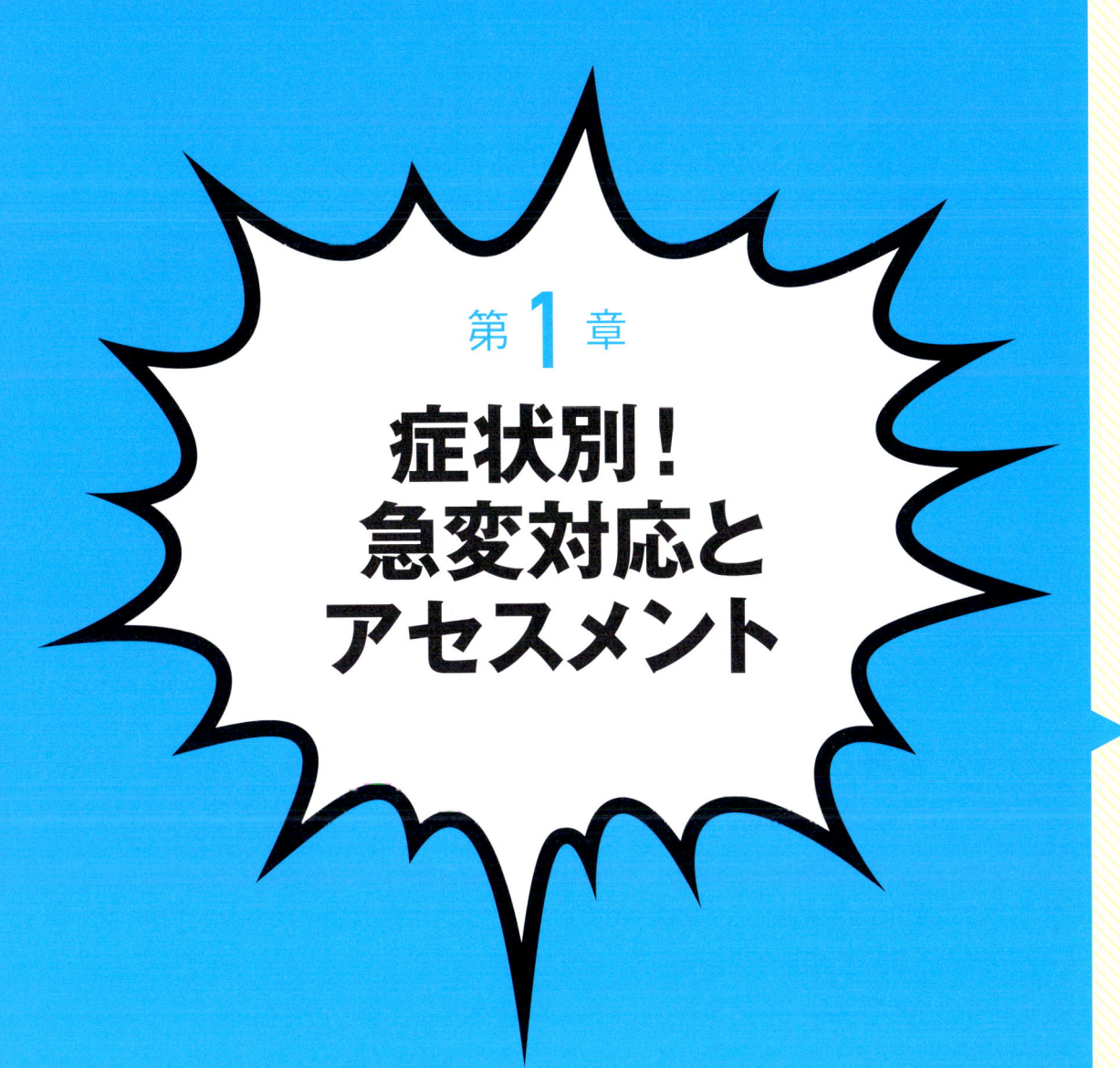

第1章 症状別！急変対応とアセスメント

- 01 意識レベルが下がった！
- 02 呼吸がおかしい！
- 03 瞳孔がおかしい！
- 04 血圧がおかしい！
- 05 けいれんだ！
- 06 体温が異常だ！
- 07 嘔吐した！
- 08 麻痺が出た！
- 09 言動がおかしい！

01 意識レベルが下がった！

徳島大学大学院
ヘルスバイオサイエンス研究部保健学部門教授
田村綾子 たむら・あやこ

同准教授
南川貴子 みながわ・たかこ

同准教授
市原多香子 いちはら・たかこ

同助教
日坂ゆかり ひさか・ゆかり

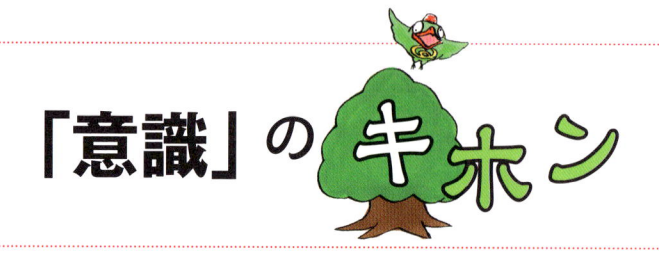

「意識」のキホン

意識レベルの評価方法

1. 意識とは

　頭蓋内では，脳幹網様体と大脳半球が意識をつかさどり，意識内容には大脳皮質がかかわっています（図1）．意識は，脳幹網様体に入る数多くの神経的構造の活動が統合され生み出された結果として反映されます．

　また，意識は，伝統的に意識レベルと意識内容の2つの要素に分けて考えられます．この意識レベル（意識水準）と意識内容がDNAの二重らせん構造のように複雑に絡んでいると考えるとわかりやすいです．

　覚醒しているかどうかは，意識レベル（意識水準）で確認します．意識内容の評価は，自分自身や外界を認識しているかどうかで確認します．

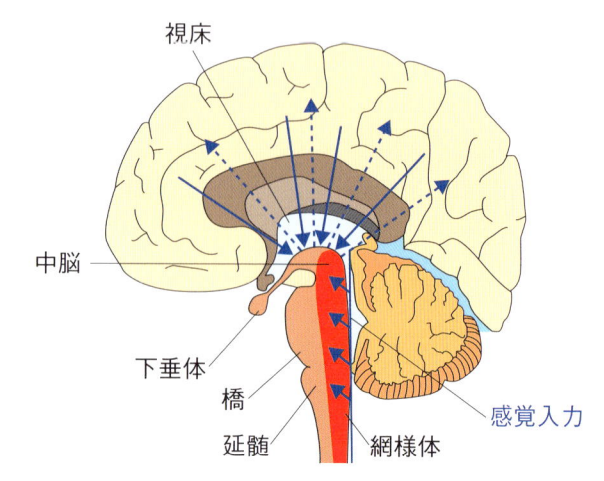

図1　意識をつかさどる網様体賦活系と大脳辺縁系の仕組み（文献1より）

具体的にベッドサイドでの観察では，意識レベルの確認として，ジャパン・コーマ・スケール（JCS：Japan Coma Scale）やグラスゴー・コーマ・スケール（GCS：Glasgow Coma Scale）を用います．意識内容の確認には，せん妄評価尺度などがあります．この意識レベルの覚醒度割合は，図2のように100％の清明から0％の昏睡状態の範囲で連続的に推移します．意識の清明・傾眠・混迷・昏睡・深昏睡と段階的に低下していきます．

意識内容の異常は，錯乱，せん妄などの不穏症状を指します．

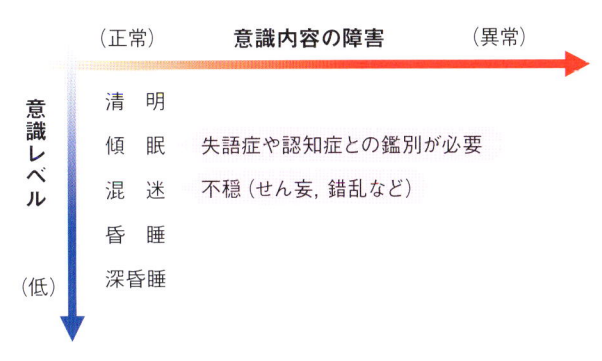

図2　意識障害の考え方（文献2より）

2．意識レベルの評価（判定）

脳神経疾患看護でとくに緊急を要するのは，意識レベル（意識水準）の判定です．

意識レベルの判定方法は，さまざまな外的刺激（聴覚刺激や触覚刺激）の程度に対する反応で評価を行います．外的刺激の方法は大きく2種類で，聴覚もしくは触覚の刺激を患者に与えて，その反応から意識レベルを判定します．

判定時に大切なことは，患者のおおよその意識レベルを想定（予想）して，その意識レベルに合わせた外的刺激を行うことです．この「想定しながら観察する」という行為がないと，たとえば意識清明の返答できる患者に対して，いきなり不要な（しなくてもよい）痛み刺激を加えることになりかねません．

ベッドサイドに看護師が訪れると，通常患者は「ドアのノックの音」「看護師の靴音」「看護師の声かけ」が刺激となって開眼し，何らかの返答や合図があります（図3）．清明あるいはその反応が鈍いときは，傾眠の意識と判断します．逆に，非常に重度な意識レベル，つまり深昏睡では，呼びかける程度や肩を強くたたく程度の刺激では開眼（反応）せず，強い触覚刺激（痛み刺激）でかろうじて覚醒する，あるいはまったく覚醒しない（深昏睡）状態となります．図4は，それぞれの意識レベルに合わせて刺激の内容を変えていくという方法を示しています．

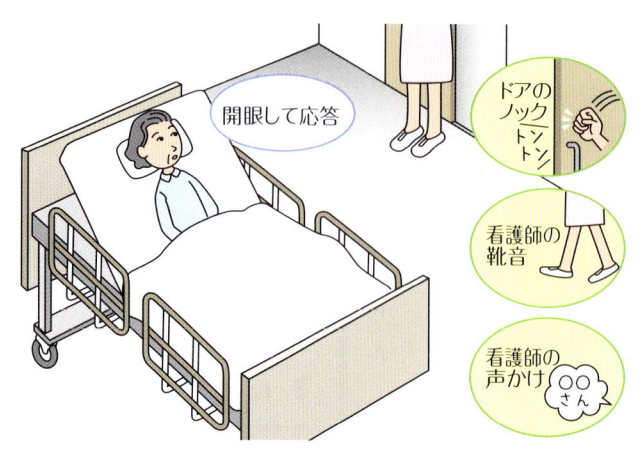

図3　意識レベル清明な患者の反応

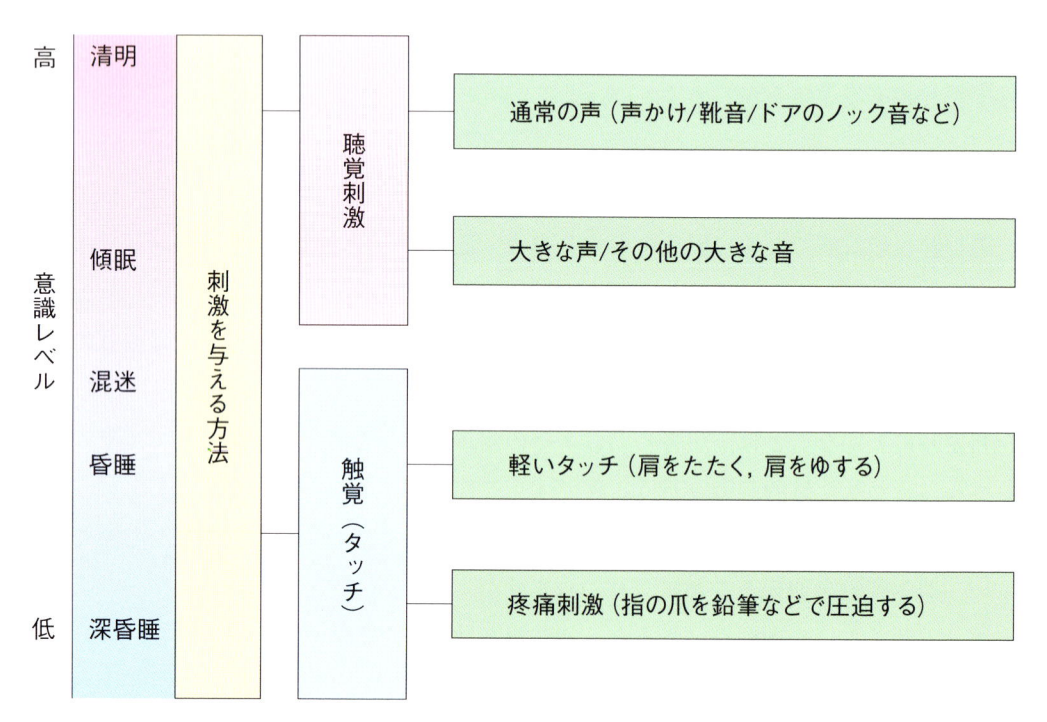

図4　意識レベルの確認方法（刺激を与える）の概念図

3. GCS・JCS・NIHSSでの意識レベル判定

1) JCS, GCS

わが国において意識レベルの評価は，日本で開発されたJCSや，イギリスで開発されたGCSの2つが多く用いられています．JCSやGCSのいずれの評価方法も意識水準の程度を測定し，さらに経時的変化を客観的に評価できる指標として有用です．

JCSの特徴は，覚醒の程度を開眼の程度から評価することです．刺激がなくても覚醒している状態（Ⅰ桁），刺激すると覚醒する状態（Ⅱ桁），刺激しても覚醒しない状態（Ⅲ桁）に分け，さらに各群は，外界からの刺激に対する反応によって3段階に分け，意識清明状態を0として10段階からなる単純尺度方式で表す方法です．点数が多くなるほど意識レベルが低下していると判断できる仕組みとなっています．利点は，意識清明〜軽症〜重症の段階に分かれている点です．欠点としては，「だいたい」「容易に」など，人によって解釈の違いが生じやすい形容詞を用いた評価項目のため，検査者の主観が入りやすいと言われています[3,4]．

GCSは意識レベルの反応を，開眼反応・運動反応・言語反応と3つの尺度で別々に評価し，合計3〜15点の総合評価を行います．点数が低いほど状態が悪く，15点は意識清明状態です．開眼・言語・運動の3つの尺度項目を，得られた反応の結果でそのまま判定するため，検査者の主観が入りにくい評価法で，国際比較ができるところが利点といえます．欠点としては，3尺度の組み合わせによって意識レベルを判定するため，複雑で判定に時間を要することです．

表1に，意識水準とJCSやGCSの対応を表しました．意識レベルのだいたいの目安として考えるとよいと言えます．

表1 意識レベルとJCS・GCSとの対応 (文献5より)

	JCS	GCS
清明	0	E4M6V5
傾眠	Ⅰ桁：1, 2, 3	E3M5〜6V4〜5
混迷	Ⅱ桁：10, 20, 30	E2M4〜5V3〜4
昏睡	Ⅲ桁：100, 200	E1〜2M1〜4V1〜2
深昏睡	Ⅲ桁：300	E1M1V1

2) NIHSS

脳卒中患者の意識レベルの評価としては，modified NIH Stroke Scale（NIHSS，2001）があります．意識レベル部分のみの検査項目と判定スコアを表2に示します．「今月の

表2 modified NIH Stroke Scale (2001) による意識レベル判定

項目	スコア	検査
意識レベル質問	0 2問とも正答 1 1問に正答 2 2問とも誤答	「今月の月名」および「年齢」を尋ねる
意識レベル従命	0 両方の指示動作が正確に行える 1 片方の指示動作のみ正確に行える 2 いずれの指示動作も行えない	「開眼と閉眼」および「離握手」を指示する

「月名」「年齢」の質問と，「開眼と閉眼」「離握手」の従命の4項目に対して，正解であれば0点，誤答であれば2点という評価で行います．検者からの質問に対する反応から評価を行うようになっています．意識レベルの判定は，患者の返答や反応から判断し，一番の評価の目安となるため，NIHSSの評価の最初に行われます．

意識レベル低下の原因

意識障害の原因の鑑別に用いる方法に，アイウエオチップス（AIUEOTIPS）があります（表3）．意識レベルの低下を引き起こすのは脳血管障害（脳卒中発作）だけではないため，神経症状，血圧，呼吸状態を合わせつつ総合的にアセスメントする必要があります．

意識障害を起こす原因を，頭蓋内と頭蓋外から考えてみましょう．頭蓋外の疾患による意識障害の発生は，何らかの代謝後の老廃物が全身を循環し，中枢神経も同時に侵され最も脆弱な大脳が障害されるため起こります．頭蓋内病変では，大脳皮質が広範に障害を受けた状態や，脳幹網様体・視床下部などの意識の中枢が障害された場合に意識障害が発生します．

頭蓋外疾患による意識障害の原因としては，低血糖，高血糖，肝性昏睡，重症感染症，熱中症，尿毒症，中毒（一酸化炭素・アルコール・麻薬・睡眠薬）があります．また，血圧の変動

表3 意識障害の鑑別：AIUEOTIPS

A	Alcohol	アルコール
I	Insulin	低・高血糖
U	Uremia	尿毒症
E	Encephalopathy Electrolytes endocrine	脳症 電解質異常 内分泌疾患
O	Oxygen overdose	低酸素 一酸化炭素中毒
T	Trauma Temperature	外傷 低・高体温
I	Infection	感染症
P	Psychiatric	精神疾患
S	Shock Stroke, SAH seizure	ショック 脳血管障害 けいれん

(低血圧や高血圧) によっても意識障害は発生します．

　頭蓋内疾患による意識障害をさらに2つに分類すると，髄膜刺激症状の有無によって分類できます．髄膜刺激症状の出現する疾患としては，くも膜下出血（脳動脈瘤，脳動静脈奇形）や脳炎・髄膜炎が挙げられます．看護ケアで体位変換や全身清拭の実施時に，患者が頸部の痛みを訴えることで，髄膜刺激症状があることを観察できます．髄膜刺激症状があると，項部硬直のほかにケルニッヒ徴候やブルジンスキー徴候も現れます．

　髄膜刺激症状がなく，かつ神経学的局所症状が出現している場合は，脳卒中（脳梗塞，脳出血，一過性脳虚血発作）や，脳膿瘍，脳腫瘍，頭部外傷，脳脊髄炎，硬膜下血腫，硬膜外血腫が原因疾患として考えられます．

　表4に意識障害の起こる部位と疾患，頭蓋内と頭蓋外での鑑別方法を表しました．

疾患ごとの意識障害が起こり得る時期

　意識障害が発生する時期は，表4に示すように，一般的に頭蓋内病変のうち脳卒中や頭部外傷では急激に突然に発生します．一方，頭蓋内病変のうち脳膿瘍，脳腫瘍や髄膜

表4　意識障害の起こる部位と疾患，発生する時期（文献5より）

病変部位	鑑別症状	原因疾患	意識障害の発生する時期
頭蓋内	神経学的局所症状がかならず出現する	脳卒中（脳梗塞，脳出血，脳血栓，一過性脳虚血発作），頭部外傷，硬膜外血腫，硬膜下血腫	急激・突然
		脳膿瘍，脳腫瘍，慢性硬膜下血腫	ゆっくり1〜3カ月かけて
	髄膜刺激症状が出現する	くも膜下出血（脳動脈瘤，脳動静脈奇形）	急激・突然
		髄膜炎，脳炎	徐々に
頭蓋外	神経学的局所症状や髄膜刺激症状がなく意識障害が出現する（何らかの毒素が全身循環し中枢神経も同時に侵され，最も脆弱な大脳が障害され意識障害が起こる）	低血糖，高血糖，肺梗塞，大出血，肝性昏睡，重症感染症，熱中症，尿毒症，中毒（一酸化炭素・アルコール・麻薬・睡眠薬）	徐々に

炎，脳炎，慢性硬膜下血腫ではゆっくり意識障害が発生します．脳出血や脳梗塞，脳腫瘍が原因による頭蓋内圧亢進症状での意識障害は，病態や治療を理解しながら観察・アセスメントを行い，脳ヘルニアに至らないよう注意する必要があります．

　具体的な意識レベル低下の例では，一度破裂した脳動脈瘤で入院した患者が，手術前に意識レベルが低下したときには，脳動脈瘤の再破裂を疑います．脳動脈瘤の根治術後においては，脳血管攣縮（4～14日間）で発生することがあって，意識レベルとバイタルサイン，神経症状を観察し脳梗塞発症の有無を総合的に判断する必要があります．また，非常に特殊な例としては，頸動脈ステント留置術（CAS）や頸動脈内膜剥離術（CEA）など，脳への血流を増やすような手術後に見当識障害が出た場合には，過灌流症候群の可能性があります．

　頭蓋外疾患については，一般的にゆっくり意識障害が発生します．このときの鑑別においても，たんに意識状態を観察するのみではなく，病態や治療を理解・考慮しながら観察・アセスメントし，意識レベルを悪化させないよう注意する必要があります．

引用・参考文献
1）Hickey. J. V. 脳神経外科臨床看護マネジメント．片山容一監訳．大阪，メディカ出版，1997，164．
2）田村綾子編．健康の回復と看護④脳神経・感覚機能障害．第3版．大阪，メディカ出版，2014，142．（ナーシング・グラフィカ）．
3）間中信也．3-3-9度方式の使い方と留意点．臨牀看護．21（9），1995，1307-12．
4）田村綾子ほか．意識レベル判定のための検査間誤差を少なくするための工夫．前掲書3），1325-8．
5）前掲書2），144．

01 意識レベルが下がった！

徳島大学大学院
ヘルスバイオサイエンス研究部保健学部門教授
田村綾子 たむら・あやこ
同准教授
南川貴子 みながわ・たかこ
同准教授
市原多香子 いちはら・たかこ
同助教
日坂ゆかり ひさか・ゆかり

Case 01
くも膜下出血の術前，急に意識レベルが下がった!!

Aさん．前交通動脈瘤破裂で昨夜22時に入院してきた．意識レベルはGCS E4M6V5．入院で，降圧薬を微量持続注入し，血圧持続モニターで160〜180mmHgと変動していた．軽度の頭痛を訴え続けていた．瞳孔不同はない．

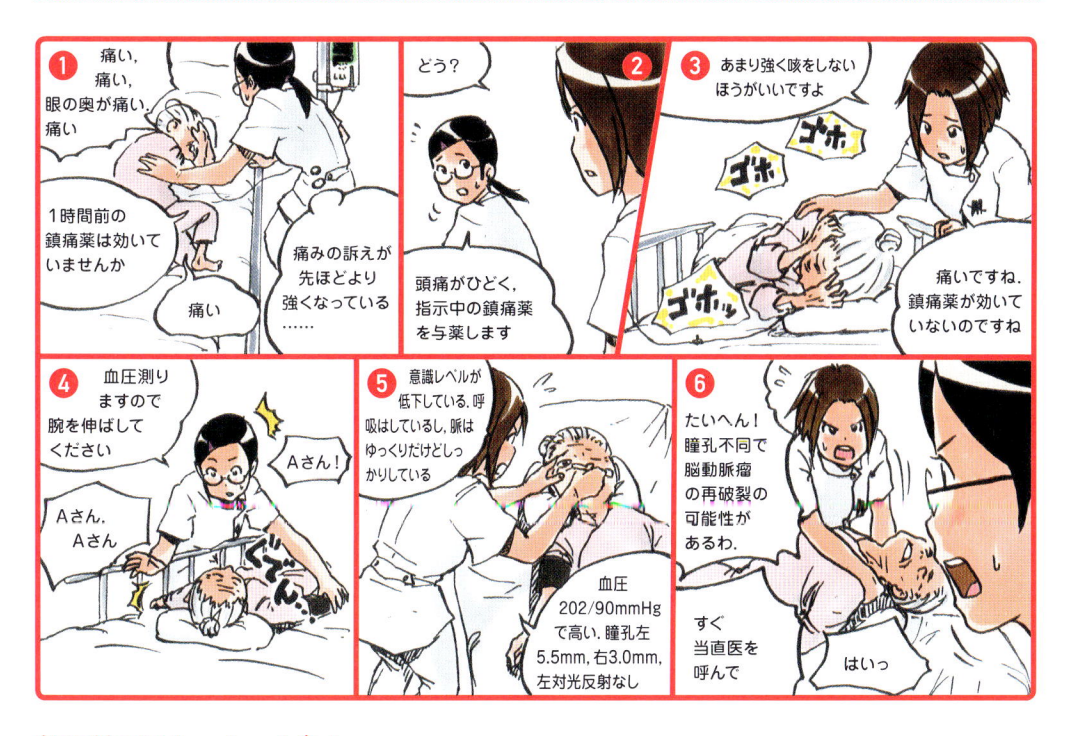

❶ 痛い，痛い，眼の奥が痛い，痛い
1時間前の鎮痛薬は効いていませんか
痛みの訴えが先ほどより強くなっている……
痛い

❷ どう？
頭痛がひどく，指示中の鎮痛薬を与薬します

❸ あまり強く咳をしないほうがいいですよ
ゴホ ゴホ ゴホッ
痛いですね．鎮痛薬が効いていないのですね

❹ 血圧測りますので腕を伸ばしてください
Aさん，Aさん
Aさん！

❺ 意識レベルが低下している．呼吸はしているし，脈はゆっくりだけどしっかりしている
血圧202/90mmHgで高い．瞳孔左5.5mm，右3.0mm，左対光反射なし

❻ たいへん！瞳孔不同で脳動脈瘤の再破裂の可能性があるわ．
すぐ当直医を呼んで
はいっ

解説は次ページ➡

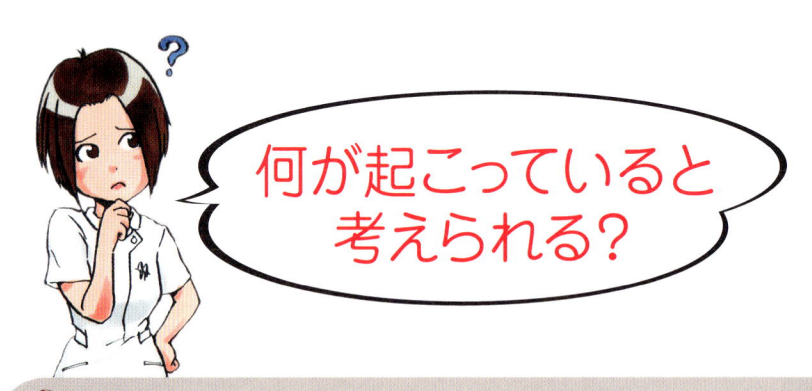

> 何が起こっていると考えられる？

左内頚動脈−後交通動脈分岐部動脈瘤の再破裂

　脳動脈瘤は，85％が脳底部のウィリス動脈輪にある内頚動脈，前大脳動脈などの分岐部や分枝の部位で発生します（図1）．また，脳動脈瘤は初回発作で10〜15％が重篤な一次的脳損傷で発作後短期間に死亡し，再破裂ではほぼ半数が死亡すると言われています[2]．このため入院後48〜72時間以内に，開頭術や血管内治療を行い，再破裂のリスクを少なくします．

　今回の事例は，入院時のCTおよびCTA検査で左内頚動脈−後交通動脈分岐部動脈瘤破裂によるくも膜下出血と診断されて，翌朝9時から開頭術ネッククリッピング術の予定でした．術前は，再破裂とならないよう，循環動態の変動をできるだけ少なくするため，降圧薬の投与による低血圧の維持と鎮痛薬による除痛の必要があります．

　今回は，左内頚動脈−後交通動脈分岐部動脈瘤の再破裂を起こしたと考えられます．先輩ナースは，CTやMRIを実施していないのに脳動脈瘤の再破裂と即断し，緊急事態で当直医を呼ぶよう指示を出しました．それは，左内頚動脈領域の動脈瘤破裂で特徴的な症状である，動眼神経の圧迫による対光反射の消失，瞳孔不同が発生しているからです．動眼神経の圧迫によるほかの症状としては，眼瞼下垂で，眼裂が狭くなる（目の開きの程度が小さくなる）ことも考えられます．もちろん意識レベルが低下していることも大切な所見です．脳動脈瘤がどこの部位に発生しているかによって起こる症状は異なるため，患者の受け持ち時には，それぞれの特徴的な症状を確認しながら

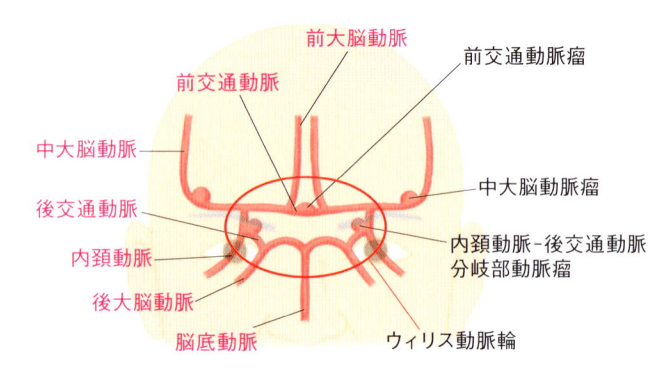

図1　脳動脈瘤の好発部位（文献1より）

ら観察することが大切です．

　動脈瘤破裂時には，高圧の血液が脳底部のくも膜下腔に流入します．動脈瘤破裂後は，動脈瘤周辺の組織圧によって出血が止まり，フィブリン，血小板および体液によって出血部位を封じる栓子が形成され止血が完成されます．また，なぜ意識障害をきたすかについては，脳動脈瘤の破裂と同時にかなり大量のくも膜下腔への出血が起こり，頭蓋内圧を平均動脈圧まで高め，脳灌流圧を低下させるこれらの一連の血行動態の変動が，一過性の意識消失あるいは意識レベルを低下させている[1]と考えられています．

　脳動脈瘤破裂は，発症時の意識レベルと予後に相関があると言われています．Aさんは，発症時に嘔吐と頭痛があるものの，質問に対して正確に応答していましたので，再破裂を起こさないようにすれば，経過は良好になる事例です．Aさんは，22時に入院してから午前2時までのわずか4時間で再破裂を起こした状況です．とくに，本事例の動脈瘤の破裂の要因として，強い咳が考えられます．

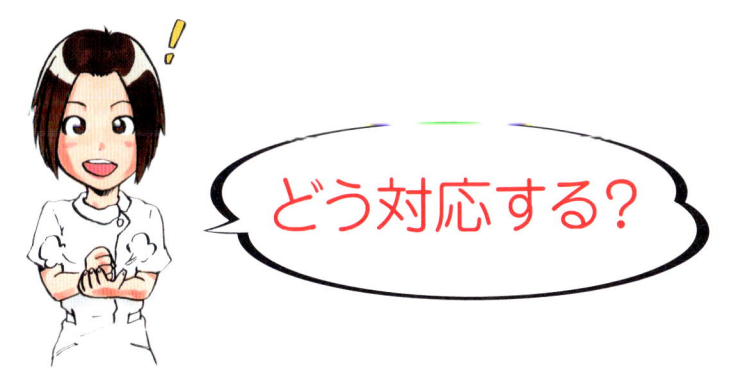

どう対応する？

　破裂脳動脈瘤患者では，再破裂させないよう治療と看護を行うことが原則です．ベッド上での安静を守らなければなりませんが，患者がストレスを感じることは慎まなければなりません．ここでは，おもに看護での対応を述べます．

刺激を与えない

　収容する病室は，静かな個室とします．家族はいつでも自由に面会できるよう説明し，手術までの待機時間を安寧でストレスを少なくするようにします．病室の照明は自然光や人工光とし，暗幕などでの遮光は行いません．テレビやラジオ，読書など過剰に刺激しないものであれば，無理に制限しないようにします．つねにベッドは30°挙上し

ます．自由に面会ができますが，家族か重要他者に限ります．

血圧を上げない

　血圧などのバイタルサインや神経徴候の経時的な確認は，患者の重症度と安定の具合で異なりますが，入院当初は15分ごとに観察し，その後のベースラインを確認します．排便のコントロールを行い，便秘を避け，排便時の怒責をさせないようにします．浣腸は行いません．種々のいきみを伴う動作も避けます．具体的には，咳をしたり，肘をついて座位になる動作などで，いずれも血圧を上昇や変動させる動作です．清拭・寝衣の交換など種々のケアを提供するときには，看護師は刺激を与えることがないよう丁寧なケアを心がけなければなりません．

　夜間ではまず，医師の指示のある降圧薬の持続的投与と鎮静薬の投与を治療として確実に行います．神経症状とバイタルサイン，とくに血圧の観察は，ほぼ変動が一定となるベースラインを確認できるまで観察を続けます．

　脳動脈瘤の再破裂により意識レベルが低下した状況では，呼吸停止がないか，血圧が異常に高くなっていないか確認しながら，様子をみます．緊急でCT検査を行い，主治医の判断で開頭術を行うこともあります．

今回のまとめ

1. 破裂脳動脈瘤患者は，再破裂させないように治療と看護を徹底します．
2. 術前の治療としては，降圧薬による低血圧と鎮痛薬による除痛です．
3. 看護としては，再出血につながるため，血圧を上昇させないケアを徹底します．

引用・参考文献
1) 田村綾子監．健康の回復と看護④脳神経・感覚機能障害．第3版．大阪，メディカ出版，2014，45．（ナーシング・グラフィカ）．
2) Roos, YB. et al. Complications and outcome in patients with aneurysmal subarachnoid haemorrhage : a prospective hospital based cohort study in the Netherlands. J Neuro Neurosurg Psychiatry. 68 (3), 2000, 337-41.

01 意識レベルが下がった！

徳島大学大学院
ヘルスバイオサイエンス研究部保健学部門教授
田村綾子 たむら・あやこ

同准教授
南川貴子 みながわ・たかこ

同准教授
市原多香子 いちはら・たかこ

同助教
日坂ゆかり ひさか・ゆかり

Case 02
片麻痺の出現でバナナの皮がむけなくなり，意識レベルが下がった！！

Bさん．発症当日に右中大脳動脈瘤破裂後開頭ネッククリッピング術を受け，術後10日目．術後脳槽ドレナージは2日で抜去．急性期リハビリテーションを段階的に実施している．ベッド上で座位になってオーバーテーブルを用いて昼食を摂取中であった．

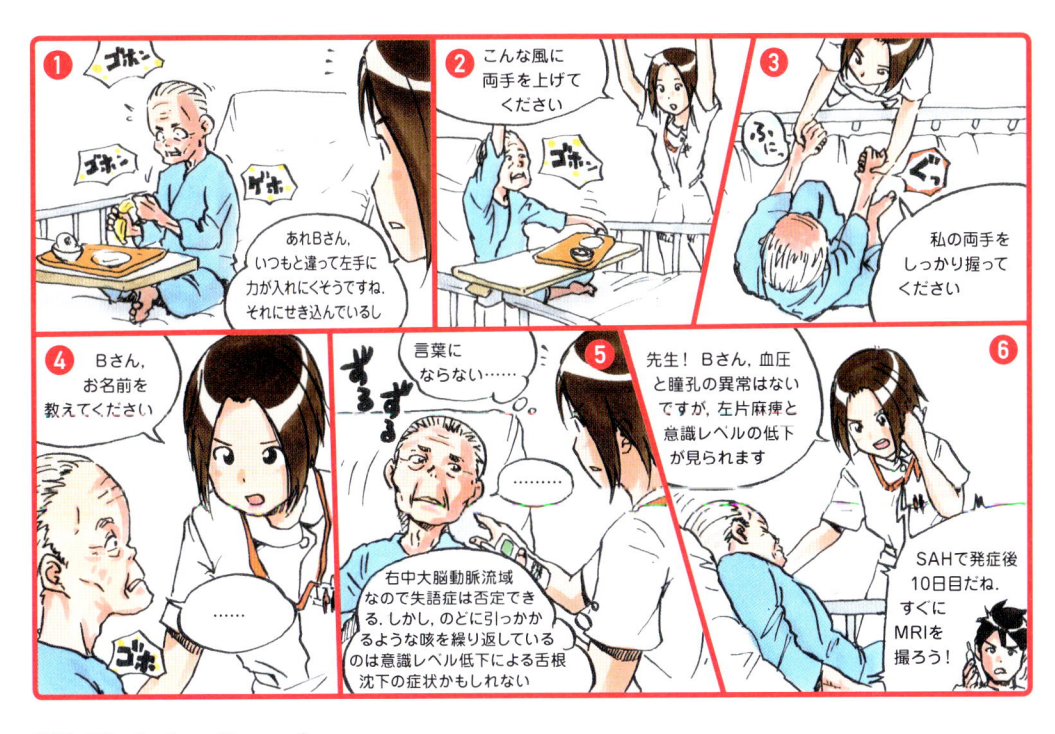

❶ ゴホン ゴホン ゴホ
あれBさん，いつもと違って左手に力が入れにくそうですね．それにせき込んでいるし

❷ こんな風に両手を上げてください
ゴホン

❸ ふに ぐっ
私の両手をしっかり握ってください

❹ Bさん，お名前を教えてください
……
ゴホ

❺ 言葉にならない……
………
右中大脳動脈流域なので失語症は否定できる．しかし，のどに引っかかるような咳を繰り返しているのは意識レベル低下による舌根沈下の症状かもしれない

❻ 先生！ Bさん，血圧と瞳孔の異常はないですが，左片麻痺と意識レベルの低下が見られます
SAHで発症後10日目だね．すぐにMRIを撮ろう！

解説は次ページ ➡

何が起こっていると考えられる？

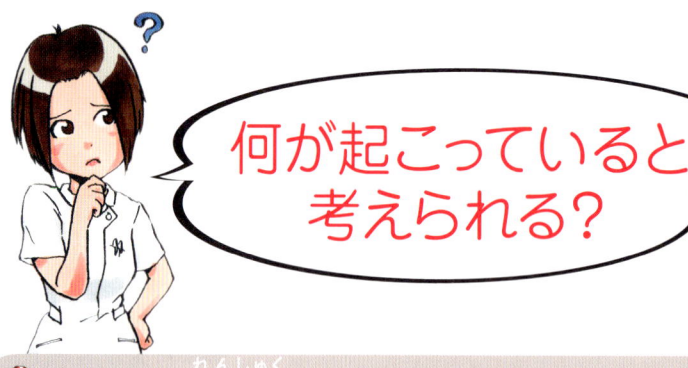

脳血管攣縮（れんしゅく）による片麻痺と意識レベルの低下

　今回の事例は，発症当日に右中大脳動脈瘤破裂後に開頭ネッククリッピング術を受け，術後10日目です．意識レベルは清明で，発熱や片麻痺の症状の出現もなく，急性期リハビリテーションを段階的に実施している状況で，脳血管攣縮（スパズム）を発症していると考えます．積極的な治療を行わないと脳梗塞に移行し，回復がはかどらない，あるいは最悪の場合，死亡に至ることもある状況です．

　Bさんは，脳動脈瘤の破裂直後に緊急入院し，その日のうちに，開頭による動脈瘤クリッピング術を受けました．術後は，脳動脈瘤の再破裂の危機を乗り越え，脳浮腫もなく，ベッド上で食事が開始できるまで回復した段階です．しかし，脳槽ドレナージを術後2日目に抜去しなければならない状況は，くも膜下腔に残存した血塊を，十分に出しきらなかった状態と言えます．

　最も考えられるのは，脳動脈瘤破裂後4～14日目（7～10日目ごろが最も多い）の間に発生する脳血管攣縮です．脳血管攣縮とは，平たく説明すると脳血管の狭窄が発生した状態です．この狭窄がその領域への脳血流量を低下させ，虚血や梗塞を引き起こすと，今発生している片麻痺や意識障害のレベルがますます悪化します．脳血管攣縮の原因は諸説あって，はっきりとした原因はわかっていません．くも膜下腔に出血した血液の血塊が分解するときに血管攣縮誘発物質が放出されるという説，一酸化炭素を産生する内皮細胞の変化によって，内皮弛緩因子の弛緩作用が阻害されるという説など，さまざまです．

　脳血管攣縮の症状の特徴は，脳動脈瘤がある主血管の流域に関連する段階的な神経学的悪化です．Bさんは，右中大脳動脈が主血管で，その流域に発生する神経症状としては，左側の上肢の強い片麻痺や感覚障害，失認が考えられます．Bさんは左利きで，バナナの皮をむくときに左手を使用しますので，患者の食事中の動作の異変として，看護師がすぐに気がつくことができました．前大脳動脈流域での症状では，下肢の麻痺が強

く出現することになりますが，Bさんは上肢に症状が出ていることも，細かな生活の変化に気をつけて観察しなければならないといえる注目すべき点です．表1に脳動脈の閉塞部位とそれに対応するおもな神経症状を挙げます．

　出血後1～2日以内に撮影する単純CTで，脳血管攣縮の発生率，部位・重症度を予測できます[1]．表2は，FisherによるCT分類で，グループ3では100％の確率で脳血管攣縮を起こすといわれています．しかし，グループ1，2，4においても，脳血管攣縮が発生するといわれています．脳動脈瘤の発生部位にあわせた入念な観察を行い，いつでもドクターコールができる心構えが必要です．

表1　脳動脈の閉塞部位とそれに対応するおもな神経症状

前大脳動脈	・下肢に強い対側の片麻痺・感覚障害 ・精神活動低下 ・左側：失語 ・右側：失禁，歩行障害，無動性無言
中大脳動脈	・上肢に強い対側の片麻痺・感覚障害 ・左側：失語，ケルストマン症候群 ・右側：失認
後大脳動脈	・記憶障害 ・自発性の低下
椎骨－脳底動脈	・小脳失調 ・めまい，悪心・嘔吐 ・顔面神経麻痺
眼動脈分岐部	・一側の失明，視力障害

表2　Fisher分類（CT所見による分類）

グループ1	くも膜下腔に血液がみられる
グループ2	くも膜下腔にびまん性に出血がみられるが凝血塊はなく，また半球間裂，島槽や迂回槽に1mm以上の血液がみられないもの
グループ3	局所的に血塊があるか，または半球間裂，島槽や迂回槽に1mm以上の厚い血液がみられるもの
グループ4	びまん性くも膜下出血，あるいはくも膜下出血はないが脳室内に血塊がみられるもの

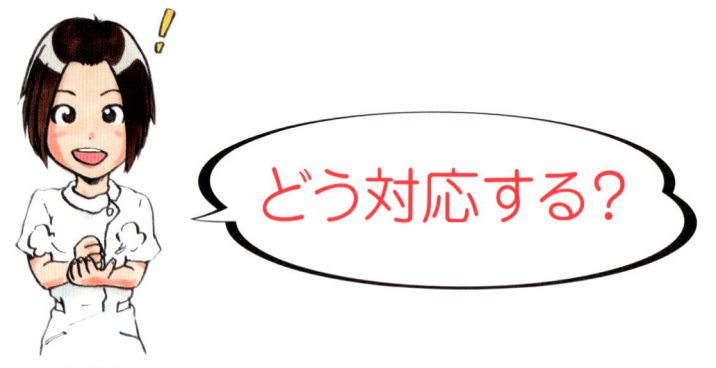

脳動脈瘤破裂後，再破裂をさせず根治術が行えた事例においても，4〜14日目に発生する脳血管攣縮のリスクが高いため，この期間は患者の日常生活を丁寧に観察しなければならないといえます．発現する症状の程度は，微細なものから死亡に至る重篤なものまでさまざまですが，看護師がすぐに医師に知らせることで，脳血管攣縮を重症化させない積極的治療ができます．これは，24時間ベッドサイドで観察に携わっている看護師のみができる観察技術といえます．具体的な4項目を説明します．

脳血管攣縮の出現リスクを予測する

　脳動脈瘤のおもな原因動脈はどこであるか，あらかじめカルテで確認しておかなければなりません．表1の閉塞部位と関連神経症状を予測することで，より綿密な観察ができます．また，表2の分類を参考に脳血管攣縮出現の程度も予測することで，より精度の高い観察ができます．

脳血管攣縮に対する治療を理解し，対応する

　脳血管攣縮の予防薬であるファスジル塩酸塩（エリル®）やオザグレルナトリウムの静脈内投与の指示が出たときには，指示量を正確に投与することが大切です．
　くも膜下腔から血液を積極的に排出するための脳槽ドレナージについても，設定圧，排液量と性状，チューブのねじれなどがないよう定期的な観察が必要です．
　人為的に循環血液量を増加させ，高血圧ぎみにすることで脳灌流量を維持し，脳梗塞の発生を抑制する治療を行うこともあります．しかし，ある一定以上の血圧を維持することは，うっ血性心不全を招きかねないので，四肢の浮腫や腎機能のデータ，呼吸状態，呼吸不全などの観察を怠らないようにします．
　脳動脈の狭窄に対する治療として，脳動脈血管造影で動脈内血管拡張薬を注入する方法や，カテーテルによる動脈拡張（経皮経管血管形成術，PTA：percutaneous translu-

minal angioplasty）もあります．

症状を早期に発見する

　脳血管攣縮で発生する症状はさまざまです．脳動脈瘤の発生部位別の神経症状を参考に観察することが大切です．

予防ケアに努める

　最も効果的な予防ケアは，脳の血流量を低下させないよう血圧を一定範囲にする管理を行うことです．指示された血圧の意味を確認しながら，血圧維持を行うことが大切です．

　また，脳血管攣縮期であっても，ベッド上での安静が必要になるわけではありません．治療と並行して，動ける身体づくりのため，段階的に離床を進めていきましょう．

今回のトリまとめ

1. 脳の血流量を低下させないように，血圧を一定にする管理を行いましょう．
2. 脳血管攣縮の出現リスクを予測しましょう．
3. 脳血管攣縮に対する治療を理解し，対応します．
4. 症状を早期に発見することが大切です．
5. 予防ケアに努めましょう．

引用・参考文献
1）Hickey, J. V. 脳神経外科臨床看護マネジメント．片山容一監訳．大阪，メディカ出版，1997, 705.

01 意識レベルが下がった！

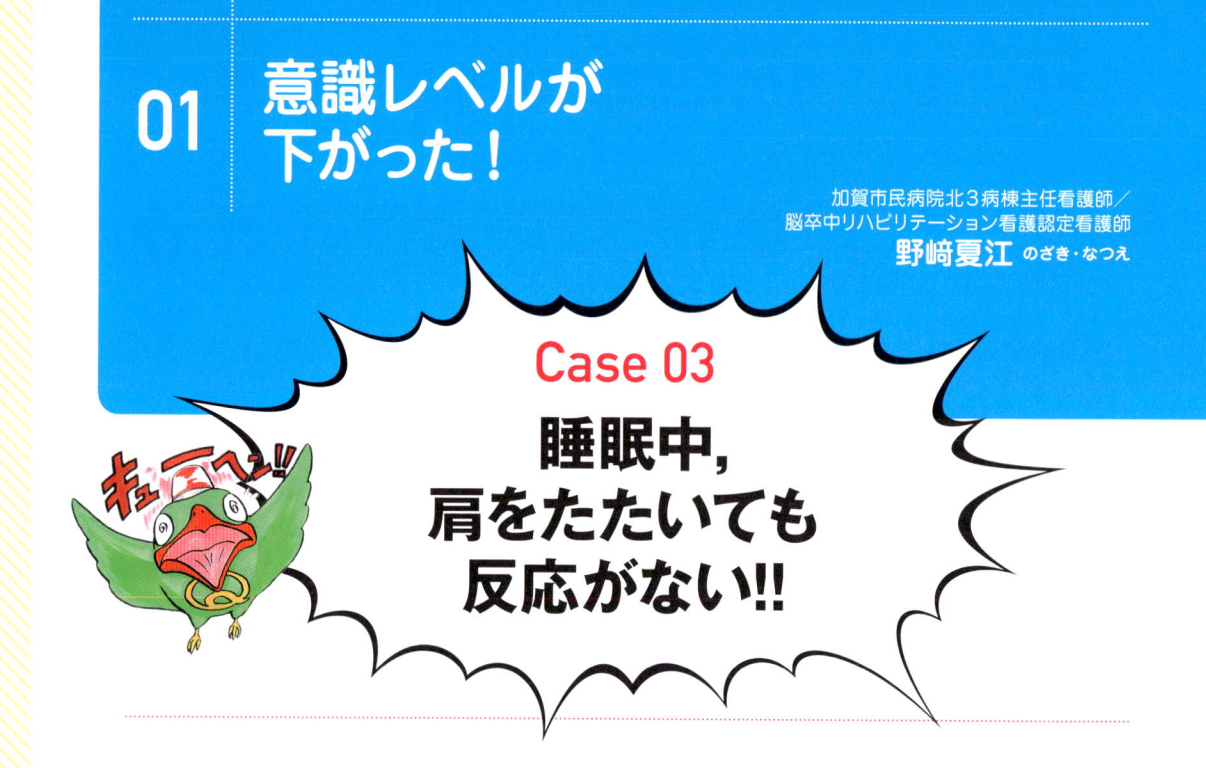

加賀市民病院北3病棟主任看護師／
脳卒中リハビリテーション看護認定看護師
野崎夏江 のざき・なつえ

Case 03
睡眠中，肩をたたいても反応がない!!

Cさん，49歳，男性．小脳出血を発症し，入院となる．入院翌日の夜中．

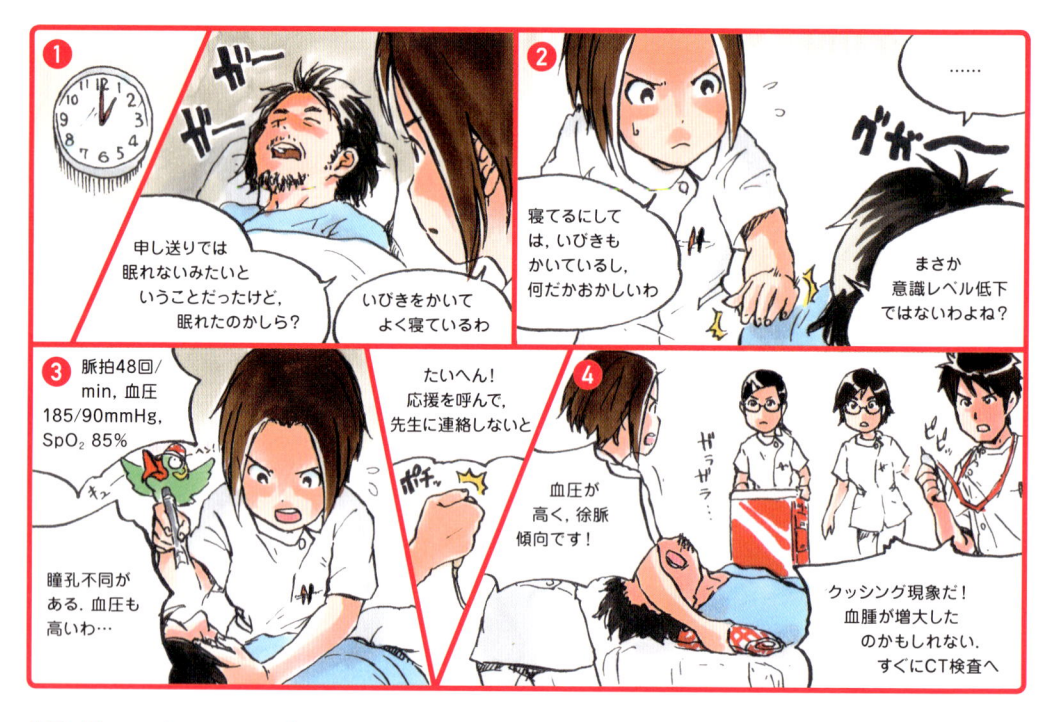

❶ 申し送りでは眠れないみたいということだったけど，眠れたのかしら？
いびきをかいてよく寝ているわ

❷ 寝てるにしては，いびきもかいているし，何だかおかしいわ
まさか意識レベル低下ではないわよね？

❸ 脈拍48回/min，血圧185/90mmHg，SpO₂ 85%
瞳孔不同がある．血圧も高いわ…
たいへん！応援を呼んで，先生に連絡しないと

❹ 血圧が高く，徐脈傾向です！
クッシング現象だ！血腫が増大したのかもしれない．すぐにCT検査へ

解説は次ページ➡

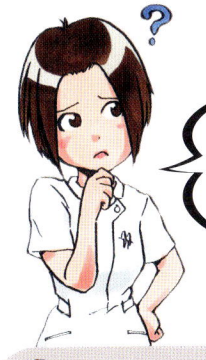

何が起こっていると考えられる?

脳出血の血腫増大による意識障害

　意識障害は，脳に原因（脳出血，脳梗塞，脳腫瘍など）がある場合と，脳以外に原因（低血糖，肺梗塞，大出血，肝性昏睡，尿毒症など）がある場合とがあります．瞳孔不同や徐脈，血圧上昇，呼吸状態の悪化がみられたことから，脳出血の血腫増大による意識障害であると考えられます．

　瞳孔不同は，動眼神経障害が考えられます．動眼神経障害は，内頚動脈瘤，頭蓋底腫瘍，テント切痕（せっこん）ヘルニアなどでみられます．徐脈，血圧上昇，呼吸状態の悪化から頭蓋内圧が亢進している状態であり，血腫増大による脳幹圧迫，脳ヘルニアを起こしている可能性があります．

　急激な頭蓋内圧亢進は，脳ヘルニアという生命に直結する症状が出現し，緊急を要する状態のため，的確なアセスメントと迅速な対応を行う必要があります．

1．頭蓋内圧亢進

　脳は，外側から皮膚，骨（頭蓋骨）で覆われ，さらに髄膜と呼ばれる3層の膜（硬膜・くも膜・軟膜）によって包まれています．頭蓋骨内のスペースは頭蓋内腔と言い，血液や脳脊髄液が循環しています．

　頭蓋内腔の圧を頭蓋内圧と言います．通常，頭蓋内圧は一定に保たれています．そのため，脳内に流入する血液量も一定に保たれています（自動調節能）．しかし，何らかの原因により脳内の循環動態に変化が起こり，自動調節能がはたらかなくなり，脳血流量が増加し頭蓋内圧が上昇します．このような状態を頭蓋内圧亢進と言います．

　頭蓋内圧亢進の原因としては，血腫・脳腫瘍などの頭蓋内占拠性病変，脳脊髄液の循環障害（水頭症），脳浮腫による脳実質の増大，頭蓋内血液量の増加などがあります．

　頭蓋内圧亢進が起こると，頭痛や悪心・嘔吐などの症状，血圧の上昇や徐脈などのバイタルサインの変化が起こります．血圧上昇は，頭蓋内圧の上昇によって低下した血流

を促進させるための生理的機構です．しかし，収縮期血圧は上昇しますが，拡張期血圧は低下しているため脈圧が拡大します．また，徐脈（60回/min以下で，ゆっくりとした力強い脈拍〔圧脈〕）は血圧上昇に伴う血流増加を抑えるために起こります．これをクッシング現象と言います．さらに頭蓋内圧亢進状態が進行・増悪すると脳ヘルニアという状態に移行します．

2．脳ヘルニア

頭蓋内占拠性病変により，急激に頭蓋内圧亢進が生じた場合，脳が圧迫され脳実質の偏位や圧排が起こります．この状態を脳ヘルニア（脳嵌頓）と言います．嵌頓する部位により大脳鎌ヘルニア，蝶形骨縁ヘルニア，テント切痕ヘルニア，大孔（小脳扁桃）ヘルニアがあります（図1）．そのなかでもとくに注意しなければならないのは，下行性のテント切痕ヘルニア（鉤回ヘルニアと中心性ヘルニア）と大孔ヘルニアです．重篤な症状をきたすため，全身の観察を頻回に行い，変化を早期発見できるよう病態や治療法を十分に理解しておくことが求められます．

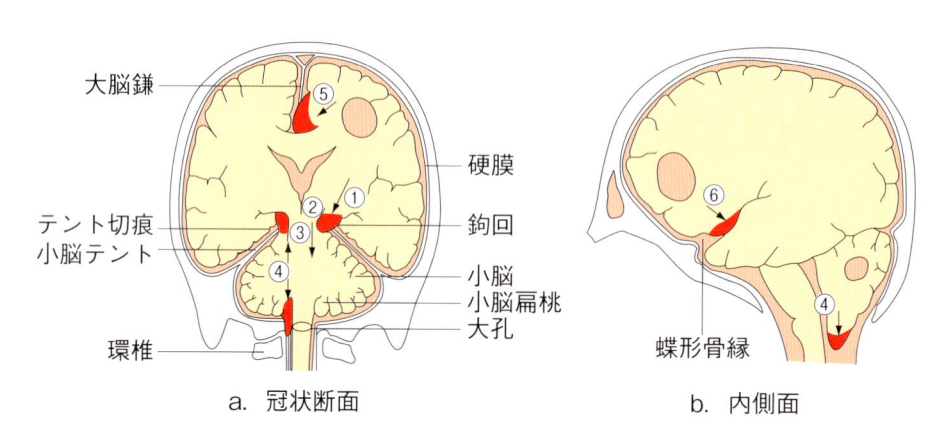

図1．脳ヘルニアの種類（文献1より）
①鉤回ヘルニア，②中心性ヘルニア（脳幹），③上行性テント切痕ヘルニア（①〜③：テント切痕ヘルニア），④大孔（小脳扁桃）ヘルニア，⑤大脳鎌（帯状回）ヘルニア，⑥蝶形骨縁（前頭葉下面）ヘルニア

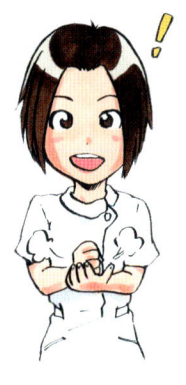

どう対応する？

睡眠中であっても意識レベル低下の可能性を疑う

　頭蓋内圧亢進症状（表1）は頭痛や悪心・嘔吐といった自覚症状よりも，他覚症状である意識障害や呼吸障害，血圧上昇・徐脈といったクッシング現象が先に出現する可能性があります．

　そのため，睡眠中だからといってバイタルサインを測定するだけではなく，つねに頭蓋内圧亢進の可能性を念頭に置き，神経学的所見（意識レベルの低下，瞳孔不同，対光反射の減弱・消失など）を観察し，脳ヘルニアの徴候を見逃さないようにしましょう．脳ヘルニアに陥ると生命に危険を及ぼす可能性があり，早期に治療を開始する必要があります．少しでも異常を感じたらどのようなことが起こっているのかをアセスメントします．緊急の場合は，ナースコールでほかのスタッフに応援を要請し，医師にもすみやかに報告しましょう．

表1．頭蓋内圧亢進症状

	急　性	慢　性
自覚症状	・頭痛 ・悪心・嘔吐	・頭痛 ・悪心・嘔吐 ・視力障害
他覚症状	・血圧上昇・徐脈（クッシング現象） ・意識障害 ・呼吸障害 ・瞳孔異常（瞳孔不同，対光反射の減弱，消失など）	・うっ血乳頭

頭蓋内圧亢進に適切に対応し，脳ヘルニアへの移行を防ぐ

　頭蓋内圧亢進の可能性のある場合は，常時，静脈還流の促進のための頭部挙上（15～30°）を行います．頸部の屈曲や腹臥位は静脈還流を阻害し，頭蓋内圧亢進を助長するので行わないように注意します．$PaCO_2$（動脈血二酸化炭素分圧）の上昇やPaO_2（動脈血酸素分圧）の低下は頭蓋内圧亢進を助長するため，気道確保や適切な酸素療法を行い，二酸化炭素の蓄積と低酸素を予防します．また，頭蓋内圧を亢進させる要因としては，日常生活や治療に伴うものもある（表2）ため十分な観察を行い，頭蓋内圧亢進が最小限になるよう努めます．

　治療・処置は，浸透圧利尿薬（濃グリセリン，D-マンニトール）の点滴や外科的治療が行われます．これらが的確に実施されるように迅速な対応を行います．

　脳出血においては，小脳出血患者はとくに注意深い症状の観察が必要です．小脳は脳

表2．頭蓋内圧を亢進させる要因と対処法

	要因	原因	対処方法
頭蓋内要因	頭蓋内占拠病変	頭蓋内血腫，脳腫瘍，脳膿瘍	手術による血腫・腫瘍・膿瘍の除去
	脳脊髄液量の増加	脳脊髄液の循環障害による脳室内・くも膜下腔内の異常な貯留（水頭症）	手術〔脳室ドレナージ，脳室-腹腔短絡術（V-Pシャント）〕や腰椎穿刺による脳脊髄液の排除
	脳実質の増大	脳浮腫	浸透圧利尿薬の投与：脳実質細胞内の水分を除去し利尿させる（濃グリセリン，D-マンニトール）
	頭蓋内血液量の増加	血圧の上昇，静脈洞の閉塞，脳表静脈還流障害など	血圧の厳重な管理　静脈還流の促進　脳代謝・脳血流量の抑制（低体温・バルビツレート療法）
日常生活や治療に伴う要因	腹腔・胸腔内圧の上昇	排便時のいきみ，咳嗽（がいそう），くしゃみ	さまざまな原因による静脈圧を上げる要因を，最低限にする
	体位	腹臥位（腹部・胸部の圧迫と頸部のひねり）　股関節の過屈曲（腹部の圧迫）　頸部の過屈曲（静脈還流の阻害）	
	医療・看護処置	吸引操作，浣腸，過剰な輸液	
	呼吸抑制によるもの	二酸化炭素の蓄積　低酸素　窒息，舌根沈下	気道確保，酸素療法　異物の除去

幹（中脳，橋，延髄）に近く，上面を小脳テントで覆われており，頭蓋腔の後下部に位置します．小脳のおさまっている腔を後頭蓋窩と言い，スペースが狭くなっています．そのため，ほかの脳出血患者に比べ，頭蓋内圧亢進が進行すると脳ヘルニアが起こりやすくなります．

大孔（小脳扁桃）ヘルニアでは，延髄を圧迫するため意識障害や呼吸障害が急激に起こるので，注意が必要となります．

今回のまとめ

1. 頭蓋内圧亢進の病態を理解し，的確なアセスメントを行いましょう．
2. 睡眠中であっても意識レベル低下の可能性を疑い，覚醒させて状態を観察しましょう．
3. 頭蓋内圧亢進に対する的確な対処を行い，脳ヘルニアへの移行を防ぎましょう．
4. 緊急時は，すみやかにほかのスタッフに応援要請を行いましょう．

引用・参考文献
1) 田村綾子．"脳が独自にもつ特異性（全体性）とその障害"．健康の回復と看護④脳神経・感覚機能障害．田村綾子編．大阪，メディカ出版，2013，16-23，(ナーシング・グラフィカ)．
2) 常光佑美ほか．"いびきをかいて熟睡している！"．脳神経病棟ドクターコールのタイミングと伝え方．国立循環器病研究センター看護部編著．飯原弘二ほか監．大阪，メディカ出版，2013，46-53．
3) 竹村信彦．"頭蓋内圧亢進症状と脳ヘルニア（脳嵌入）"．系統看護学講座専門分野Ⅱ：成人看護学7．東京，医学書院，2012，91-5．
4) 医療情報科学研究所．病気がみえる vol. 7．脳・神経．東京，メディックメディア，2011，133-5．
5) 厚東篤生ほか．"脳ヘルニア"．脳卒中ビジュアルテキスト．第3版．東京，医学書院，2008，78-84．

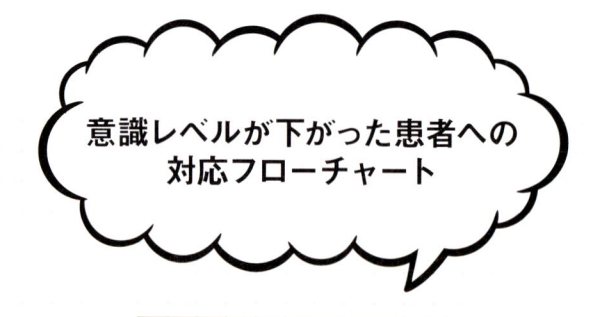

意識レベルが下がった患者への対応フローチャート

意識レベルの低下を発見

↓

意識レベルの詳細な観察（JCS, GCS）

↓（分岐）

傾眠～深昏睡の場合

- ☐ 呼吸状態の観察・気道確保
- ☐ 血圧観察
- ☐ 瞳孔不同の有無
- ☐ ほかの神経症状の観察

すぐに応援を呼ぶ

いくら揺り起こしても覚醒しない
- ☐ 瞳孔異常なし
- ☐ 血圧正常
- ☐ 呼吸異常なし

↓

経過観察

医師に報告が必要な内容
- ☐ 疾患名と主治療後の日数
- ☐ 意識レベル
- ☐ 頭蓋内圧亢進症状（呼吸数低下, 脈圧亢進, 徐脈）の有無
- ☐ 原因疾患の血流領域の神経症状の有無

↓

医師に報告

02 呼吸がおかしい！

公益社団法人愛知県看護協会
脳卒中リハビリテーション看護認定看護師教育課程
専任教員
近藤靖子 こんどう・やすこ

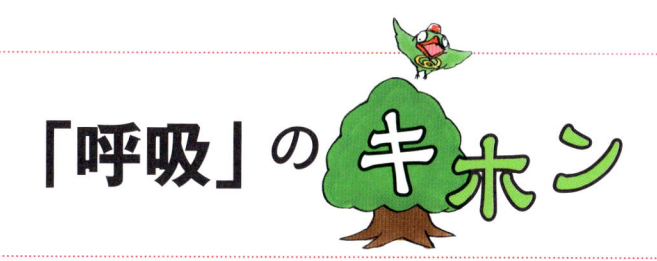

「呼吸」のキホン

はじめに

　脳の重量は体重の約2％にすぎませんが，脳の酸素消費量は全身で消費される酸素量の約20％を占めます．脳が正常に機能するためには，十分な酸素が必要です．また，細胞は酸素を使うと同時に二酸化炭素を排出します．呼吸は，身体に必要な酸素を取り入れ二酸化炭素を取り除くという，人間が生きていくために必要な生命維持活動の一つです．私たちは水に潜るときや深呼吸をするときは意識的に呼吸を調節しますが，日常生活を送るなかではほとんど意識することはなく，呼吸は自動的に行われています．

呼吸中枢

　呼吸をつかさどる場所は脳幹にあります（表1，図1）．このように，延髄と橋にあるニューロン群は，さまざまな受容器から送られてくる情報を統合し呼吸筋へ指令を出し，呼吸のリズム，呼吸数，呼吸の深さなどを調節しています．さらに，大脳皮質や視床下部も呼吸パターン変調に影響を与えます．このように，呼吸の調節には脳のさまざまな部位がかかわっているため，障害を受ける場所によって特徴的な呼吸パターンが現れます（表2）．頭蓋内圧亢進（脳ヘルニア）の影響が呼吸中枢のある延髄に近づくほど，致死的な呼吸障害となります．そのため，呼吸パターンの観察は患者の病状をアセスメントするために重要な観察項目の一つです．

表1　呼吸中枢のはたらき

ニューロン群	部位	はたらき
①背側呼吸ニューロン群 （DRG：dorsal respiratory group）	延髄背側 （弧束核）	舌咽神経，迷走神経の情報を統合し，VRGに伝達する
②腹側呼吸ニューロン群 （VRG：ventral respiratory group）	延髄腹側 （疑核とその周囲）	横隔膜を収縮させ，吸息および呼息を調節する
③持続性吸息中枢 （apneustic center）	橋の下部2/3	吸息を引き起こす刺激を送り，換気量を調整する
④呼吸調節中枢 （pneumotaxic center）	橋の上部	吸息の時間を短縮させ，呼吸数を増加させる

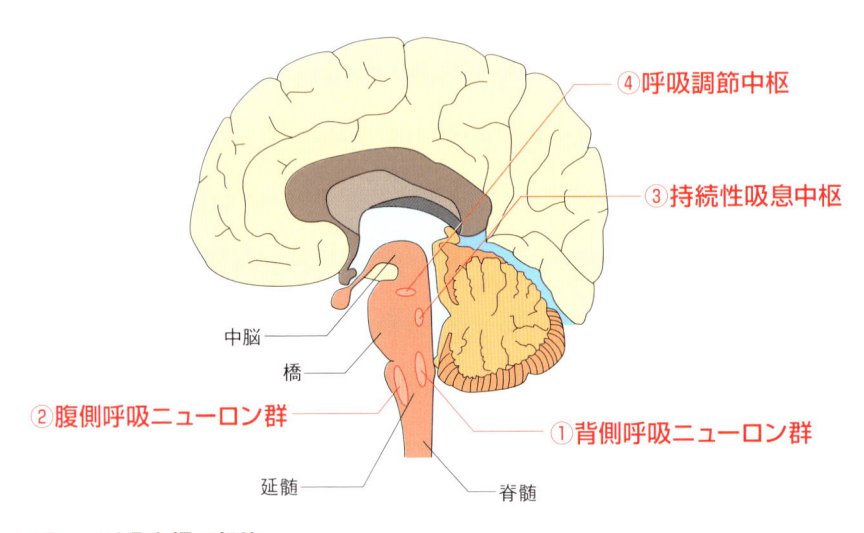

図1　呼吸中枢の部位

化学受容器

　化学受容器は，生命を維持するために必要な血液ガス分圧の変化を感知し，呼吸中枢に伝達し呼吸を調節します（図2）．化学受容器には延髄受容器と末梢受容器があり，下記のようなはたらきをします．

表2 異常な呼吸パターン

呼吸名	呼吸パターン	特徴	障害部位
①チェーン・ストークス呼吸		浅い呼吸から徐々に深い呼吸となり，再び浅い呼吸となったあと，無呼吸になる．この呼吸を繰り返す	大脳 大脳半球内の両側深部 間脳
②中枢性呼吸		規則正しく深く早い呼吸	中脳 橋上部
③持続性吸息呼吸		あえぐような長い吸息と，とても短い呼息をする	橋下部
④群発性呼吸		不規則な呼吸と無呼吸が交互に現れる	橋下部 延髄上部
⑤失調性呼吸		まったく不規則で，呼吸パターンの予測が不可能である	延髄

延髄受容野
PCO_2 を感知する

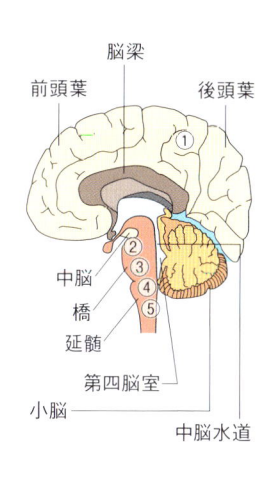

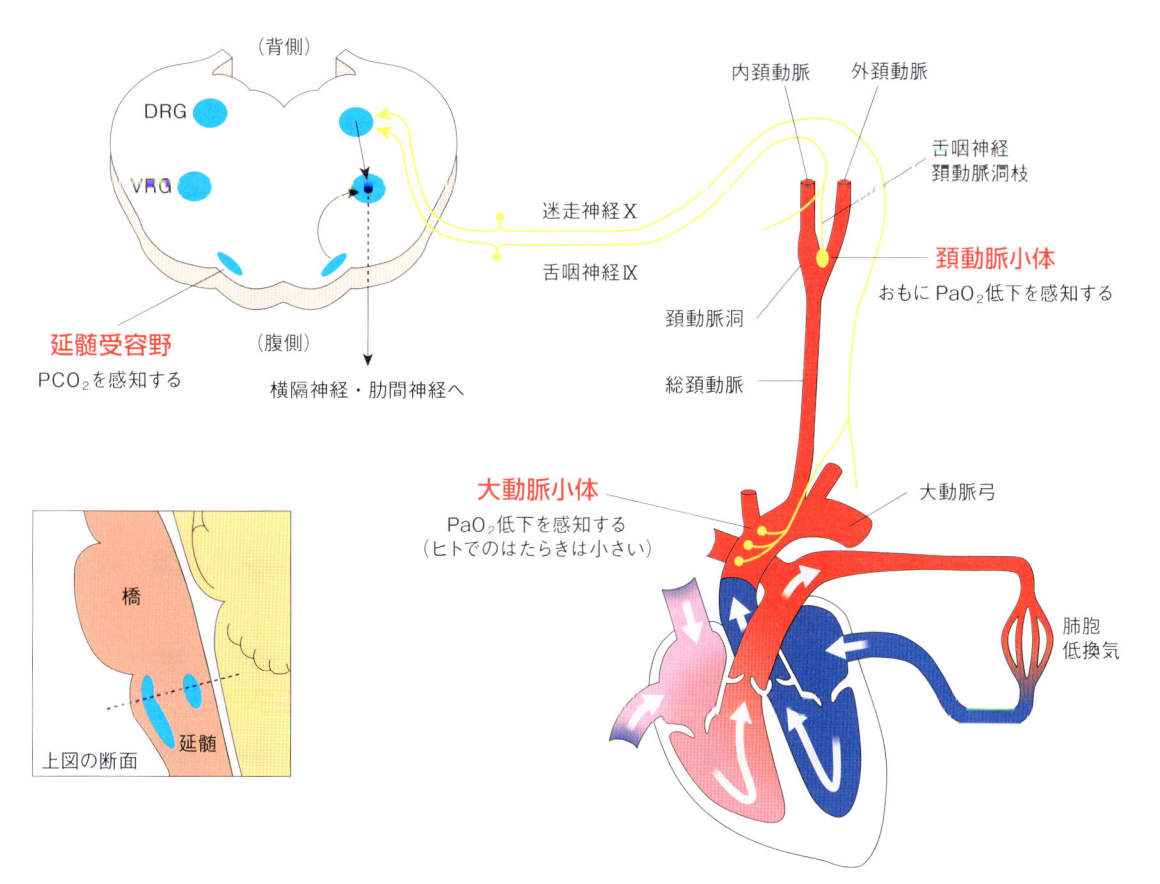

頸動脈小体
おもに PaO_2 低下を感知する

大動脈小体
PaO_2 低下を感知する
（ヒトでのはたらきは小さい）

図2 呼吸受容器（文献1より）

1．延髄受容器

延髄受容器は延髄の腹側にあり，炭酸ガス（CO_2）の上昇を感知します．延髄受容器が血液中のCO_2の上昇を感知すると，呼吸中枢に信号を送り呼吸回数と量が増加します．呼吸が増加するとCO_2が排出され，血液中の濃度が減少します．反対に，血液中のCO_2が低下すると呼吸回数が減り，血液中のCO_2濃度が増大します．

2．末梢受容器

末梢受容器には，内頸動脈と外頸動脈の分岐部にある頸動脈小体と，大動脈弓にある大動脈小体があります．末梢受容器は，おもに血液中の酸素濃度がとくに低いときにだけ反応し，呼吸中枢に刺激を送ります．

血液ガス分析

脳をはじめ身体の各臓器，組織，細胞に必要な呼吸が行われているかは，血液ガスの分析によって評価することができます．

1．動脈血酸素分圧（PaO_2）

動脈血中に溶けている酸素の量を示しています．正常値は80～100mmHgです．

2．動脈血炭酸ガス分圧（$PaCO_2$）

動脈血中に溶けているCO_2の量を示しています．正常値は35～45mmHgです．過換気となればCO_2が排出され$PaCO_2$値は低くなり，低換気となればCO_2が溜まり$PaCO_2$値は高くなります．

3．水素イオン指数（pH）

血液中の塩基（重炭酸イオンHCO_3-）の量に対する酸（カルボン酸，炭酸〔H_2CO_3〕）の量を示しています．正常ではpH 7.35～7.45の範囲で安定しています．これを調節しているのは，炭酸ガス（CO_2は酸性）の増減による呼吸性の因子と，腎臓で行われる体内電解質による代謝性因子です．

4．動脈血酸素飽和度（SpO₂）

　動脈血酸素飽和度は，経皮的動脈血酸素飽和度測定器（パルスオキシメーター）によって示される値です．機械を指に挟み，光を通す量を測定することで動脈採血なしにPaO_2の量を予測します．

頭蓋内病変により引き起こされる呼吸障害

　脳神経領域の疾患により引き起こされる呼吸障害として有名なのは，重症くも膜下出血患者に見られる神経原性肺水腫です．ピンク色の泡沫状の喀痰を伴う低酸素血症の状態で，胸部単純X線写真では著明なすりガラス状の陰影が確認できます．原因は，脳底部での出血が視床下部や脳幹を圧迫することにより，交感神経系が興奮し，肺の循環障害や肺血管壁が水を通しやすくなるためです．治療は，ただちに気管内挿管を行い，人工呼吸器管理を行います．

引用・参考文献
1 ）小林弘祐ほか．"呼吸運動の中枢は脳幹にある"．カラー図解：人体の正常構造と機能Ⅰ呼吸器．東京，日本医事新報社，2012，70-1．
2 ）前掲書1），68-9．
3 ）大塚盛男．"呼吸器系"．トートラ人体解剖生理学．原書8版．佐伯由香ほか編．東京，丸善出版，2013，459-79．
4 ）Hickey, J. V. "神経学的アセスメント"．脳神経外科臨床看護マネジメント．片山容一監訳．大阪，メディカ出版，2003，189-95．
5 ）髙橋淳．呼吸管理．ブレインナーシング．21（7），2005，55-62．

02 呼吸がおかしい！

公益社団法人愛知県看護協会
脳卒中リハビリテーション看護認定看護師教育課程
専任教員
近藤靖子 こんどう・やすこ

Case 04
脳梗塞患者の呼吸パターンが変わった!!

　Dさん．入院時，頭部MRI拡散強調画像で右中大脳動脈領域に高信号を認めた．心房細動の既往があり心原性脳塞栓症と診断され，発症2日目．JCS-20，GCS E3V1M4．左上下肢ブルンストロームステージⅠ．

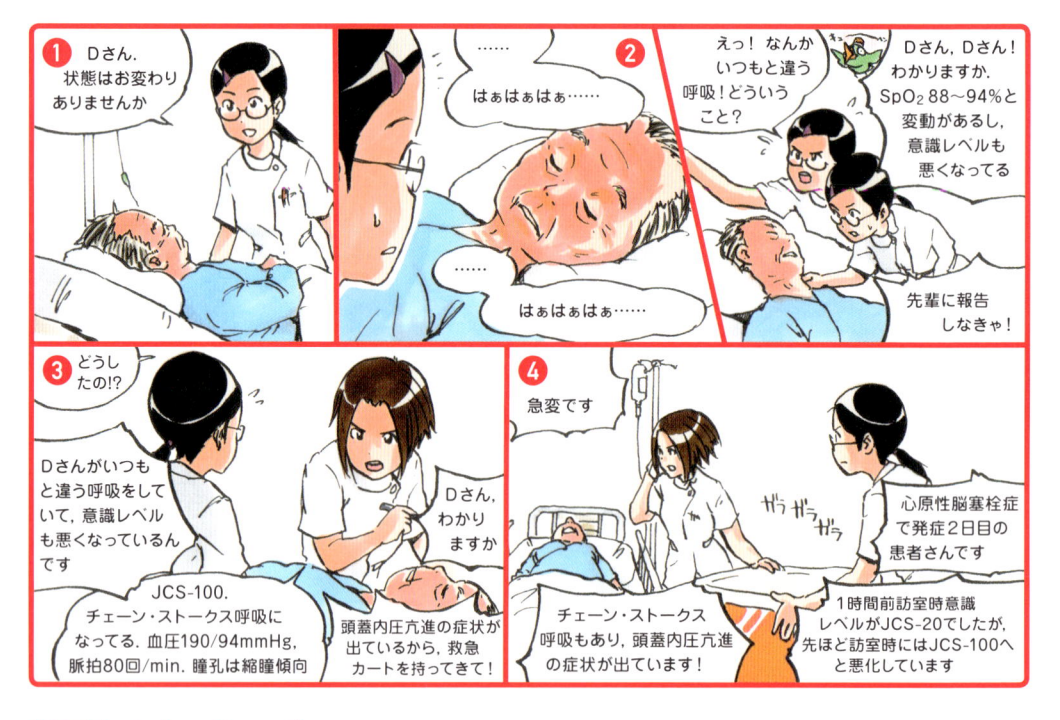

❶ Dさん．状態はお変わりありませんか

❷ ……
はぁはぁはぁ……
……
はぁはぁはぁ……
えっ！なんかいつもと違う呼吸！どういうこと？
Dさん，Dさん！わかりますか．SpO₂ 88〜94％と変動があるし，意識レベルも悪くなってる
先輩に報告しなきゃ！

❸ どうしたの!?
Dさんがいつもと違う呼吸をしていて，意識レベルも悪くなっているんです
JCS-100．チェーン・ストークス呼吸になってる．血圧190/94mmHg，脈拍80回/min．瞳孔は縮瞳傾向
Dさん，わかりますか
頭蓋内圧亢進の症状が出ているから，救急カートを持ってきて！

❹ 急変です
チェーン・ストークス呼吸もあり，頭蓋内圧亢進の症状が出ています！
心原性脳塞栓症で発症2日目の患者さんです
1時間前訪室時意識レベルがJCS-20でしたが，先ほど訪室時にはJCS-100へと悪化しています

解説は次ページ ➡

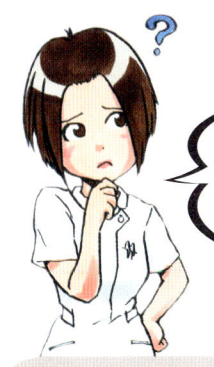

何が起こっていると考えられる?

脳浮腫または出血性梗塞に伴う頭蓋内圧亢進

心原性脳塞栓症とは、心臓内にできた血栓によって引き起こされる脳梗塞です。何らかの原因により心臓内で作られた血栓が血流によって脳動脈へ運ばれ、血管を閉塞します。突然の発症で側副血行路が発達していないため、梗塞巣は血管支配領域に一致する場合が多く、広範囲に及びます。そのため、脳浮腫により重篤な症状を引き起こすこともあります。

また、心原性脳塞栓症では血管に詰まった血栓が溶けて移動し、閉塞した血管が再開通することがあります。再開通が発症後数時間以内に起こると、症状が劇的に改善することがあります。しかし、血流が滞りもろくなった血管に再開通により血液が流れると、脳実質内に出血し症状の悪化をもたらします。これを出血性梗塞と言い、発症後数日以内に起こることが多いです。

Dさんは、右中大脳動脈領域の心原性脳塞栓症を発症して2日目でした。チェーン・ストークス呼吸が出現し、意識レベルがJCS-20からJCS-100に低下しました。血圧の上昇と縮瞳傾向があるので、脳浮腫または出血性梗塞に伴う頭蓋内圧亢進によって呼吸状態が悪化していると考えます。異常呼吸パターンは、脳ヘルニアの出現を警告する非常に重要なサインです（表1）。すみやかにCT検査を行い、病態に応じた治療を考慮する必要があります。

表1　脳の障害部位と意識レベル

脳の障害	JCS	呼吸パターン	瞳孔径と対光反射	血圧	姿勢	
間脳 (diencephalon)	Ⅰ～Ⅱ桁	チェーン・ストークス呼吸	(+)(+) 左右同じ 縮瞳傾向	やや高め	除皮質硬直 上肢屈曲・下肢伸展	早期発見により回復の見込みあり
中脳 (mesencephalon)	30～100	中枢神経性過呼吸	(+)(−) アニソコリア出現	上昇（脈圧↑）		
橋 (pons)	200～300	吸気時休止性呼吸／群発性呼吸	(−)(−) 縮瞳 眼球は中央に固定	非常に高くなる	除脳硬直 上肢伸展・内転・内旋，下肢伸展	
延髄 (medulla)	300	失調性呼吸	(−)(−) 散大	急激な下降	弛緩	回復の見込みなし

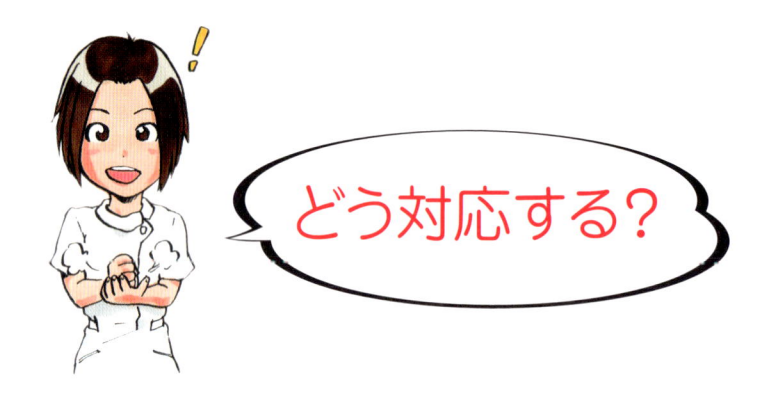

意識レベル，神経症状の観察と医師への報告

　患者の異常呼吸パターンに気がついたら，患者の意識レベルやバイタルサイン，瞳孔所見，麻痺を合わせて観察します．意識レベルの低下，片側の瞳孔散大，対光反射減弱，血圧上昇と徐脈（クッシング現象）は頭蓋内圧亢進のサインですので，すぐにナースコールをして緊急事態であることを周囲に伝えると同時に，医師に報告します．夜間の場合，主治医が不在で当直医が対応する場合があります．患者の現病歴，既往歴，患

者の状況と普段との違い，アセスメント結果を正確に報告することが大切です．

　脳ヘルニアの出現を警告する異常呼吸パターンが観察された場合，緊急CTで頭蓋内圧亢進の原因と程度を確認します．頭蓋内圧を降下させるための点滴治療，外科的治療，人工呼吸器管理など，病態に適した治療が検討され，すみやかに実施されます．そのため，検査室への搬送準備や家族への連絡，手術室への搬入準備も同時に行います．

頭蓋内圧コントロールのための看護

　頭蓋内圧を亢進させる因子を表2に示します．頭蓋内圧をコントロールし，脳ヘルニアへの移行を予防するため，これらの因子を取り除くケアが重要となります．

　静脈還流を促すため，患者の体位は頭部を20〜30°挙上し，位置は正中位とします．気道閉塞の有無を確認し，舌根沈下が確認されればエアウェイを挿入し気道確保を行います．酸素分圧（PaO_2）が50mmHg以下になると，脳血流が急激に増加し頭蓋内圧亢進の因子となりますので，酸素投与の準備も行います．PaO_2は血液ガス分析を行わなければわかりませんが，パルスオキシメーターによってPaO_2の値を予測することができます．図1に示すように，だいたいSpO_2=98％で$PaO_2$100mmHg，SpO_2=90％でPaO_2 60mmHg程度に相当します．呼吸回数，呼吸の深さ，呼吸リズムを観察し，酸素投与をしても十分な酸素化が得られない場合は，人工呼吸器による管理も考慮します．

表2　頭蓋内圧を亢進させる因子（文献1より）

二酸化炭素の蓄積	脳の血管が拡張して脳血流を増加させ，脳容量が増大し頭蓋内圧を亢進させる
低酸素	脳組織の壊死と浮腫を助長させる
咳嗽・くしゃみ	胸腔内圧の上昇により，静脈還流を阻害し頭蓋内圧を亢進させる
怒責・浣腸	胸腔内圧の上昇により，静脈還流を阻害し頭蓋内圧を亢進させる
腹臥位，頸部の屈曲・圧迫	静脈還流を阻害する体位により頭部の静脈還流圧が上昇をきたし，うっ血・脳脊髄液の吸収低下が起こり，頭蓋内圧が上昇する
発熱	血管拡張や代謝亢進を生じ，頭蓋内圧が亢進する
ストレス	不快刺激や疼痛は，交感神経の作用でアドレナリンの分泌を増加させ，心拍数増加，血圧上昇が起こり頭蓋内圧が亢進する

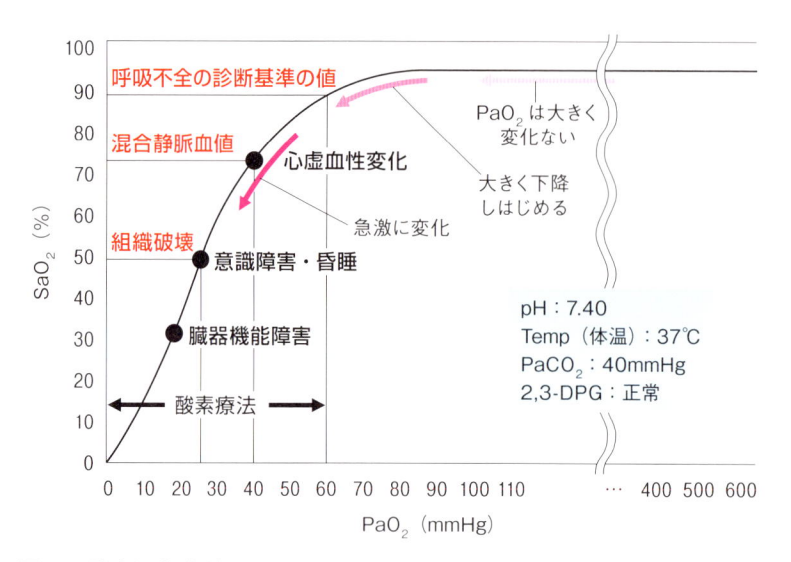

図1 酸素解離曲線

SaO₂ (%)	PaO₂ (mmHg)
97	91
96	82
95	76
94	71
93	67
92	64
91	61
90	59
89	57
87	53
85	50

グラフ内記載：
- 呼吸不全の診断基準の値
- 混合静脈血値
- 心虚血性変化
- 組織破壊
- 意識障害・昏睡
- 臓器機能障害
- 酸素療法
- PaO₂は大きく変化ない
- 大きく下降しはじめる
- 急激に変化
- pH：7.40
- Temp（体温）：37℃
- PaCO₂：40mmHg
- 2,3-DPG：正常

　病棟では，すべての患者がモニターを装着しているわけではありません．訪室時に，呼吸パターンの変化と意識レベルの低下で急変を発見する場合があるかもしれません．脳の障害による呼吸パターンを十分理解しておくことが重要となります．異常を発見して，迅速に対応することが患者の生命の危機を救う第一歩となります．

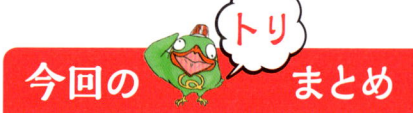

今回のまとめ

1. 心原性脳塞栓症は，広範囲な梗塞を起こすことが多いです．
2. 心原性脳塞栓症は，詰まった血栓が溶けて再開通することで出血性梗塞を併発し，重篤な症状となることもあります．
3. 頭蓋内圧亢進による異常呼吸パターンを発見したら，迅速な対応が必要です．

引用・参考文献

1) 荒木裕子ほか．"超急性期～急性期の看護の基本"．決定版まるごと一冊！脳梗塞．橋本洋一郎監．ブレインナーシング夏季増刊．大阪，メディカ出版，2012, 249.
2) 神戸市立医療センター中央市民病院看護部編著．"脳ヘルニア"．Neuro Nursing Note 脳神経看護手帳．改訂4版．菊池晴彦総監．大阪，メディカ出版，2011, 35.
3) 前掲書2), 36.
4) 髙橋淳．呼吸管理．ブレインナーシング．21 (7), 2005, 56.
5) 松角宏一郎．呼吸のリズムがおかしい！．ブレインナーシング．27 (8), 2011, 29-33.
6) 髙橋愼一．"脳循環代謝"．必携脳卒中ハンドブック．改訂第2版．田中耕太郎ほか編．東京，診断と治療社，2011, 336-42.

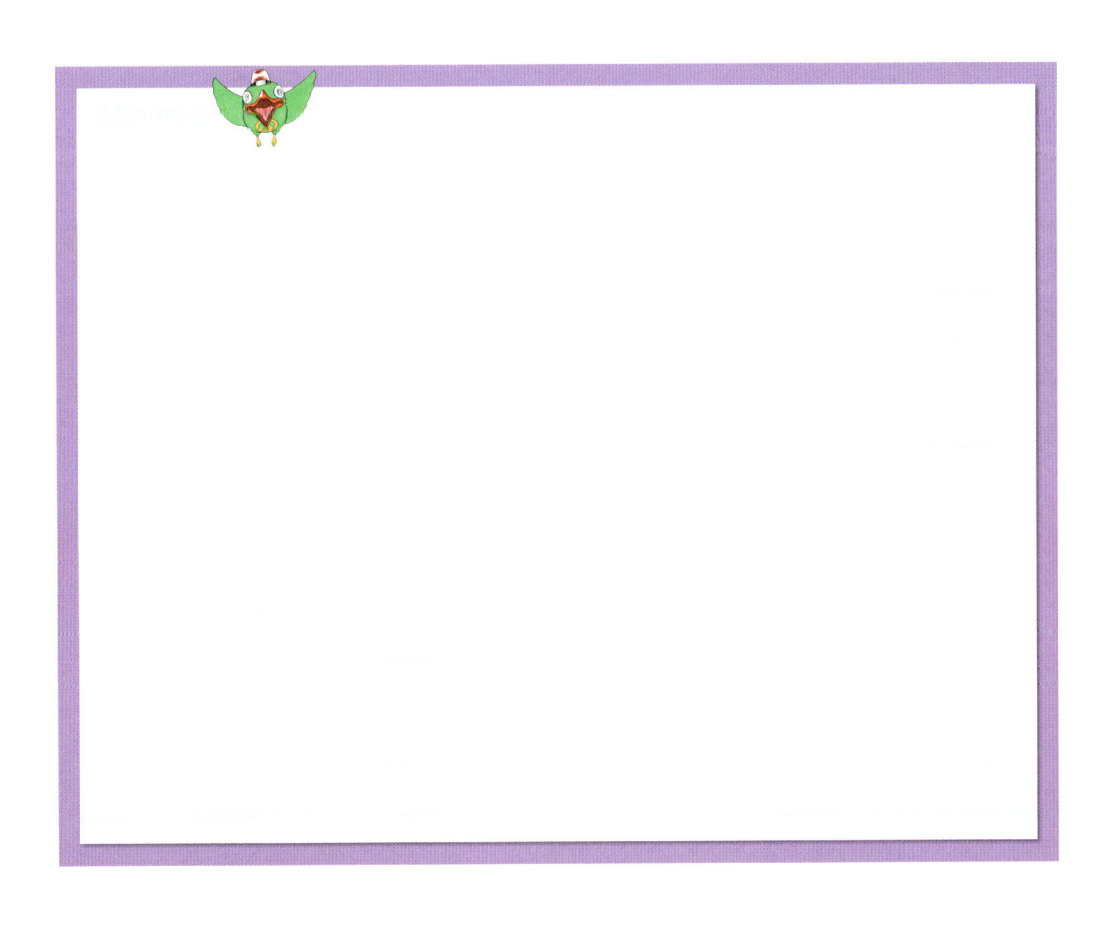

02 呼吸がおかしい！

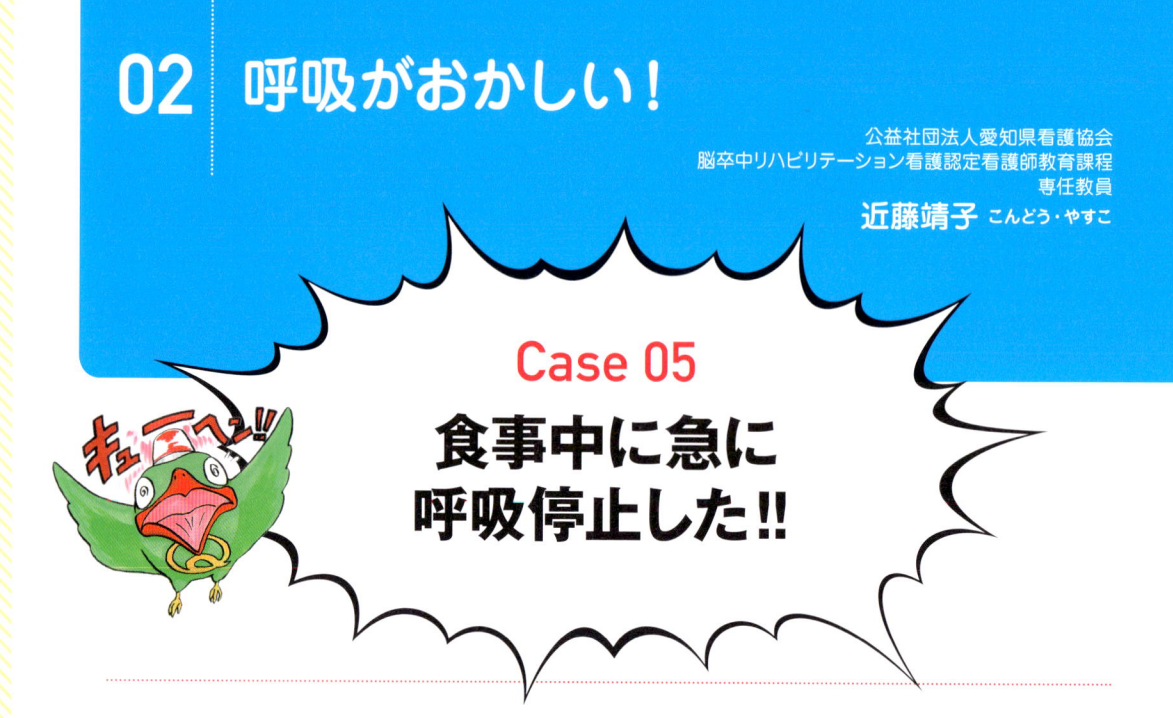

公益社団法人愛知県看護協会
脳卒中リハビリテーション看護認定看護師教育課程
専任教員
近藤靖子 こんどう・やすこ

Case 05
食事中に急に呼吸停止した!!

Eさん，左皮質下出血にて入院中．右上下肢ブルンストロームステージⅡ．JCS-3〜10．

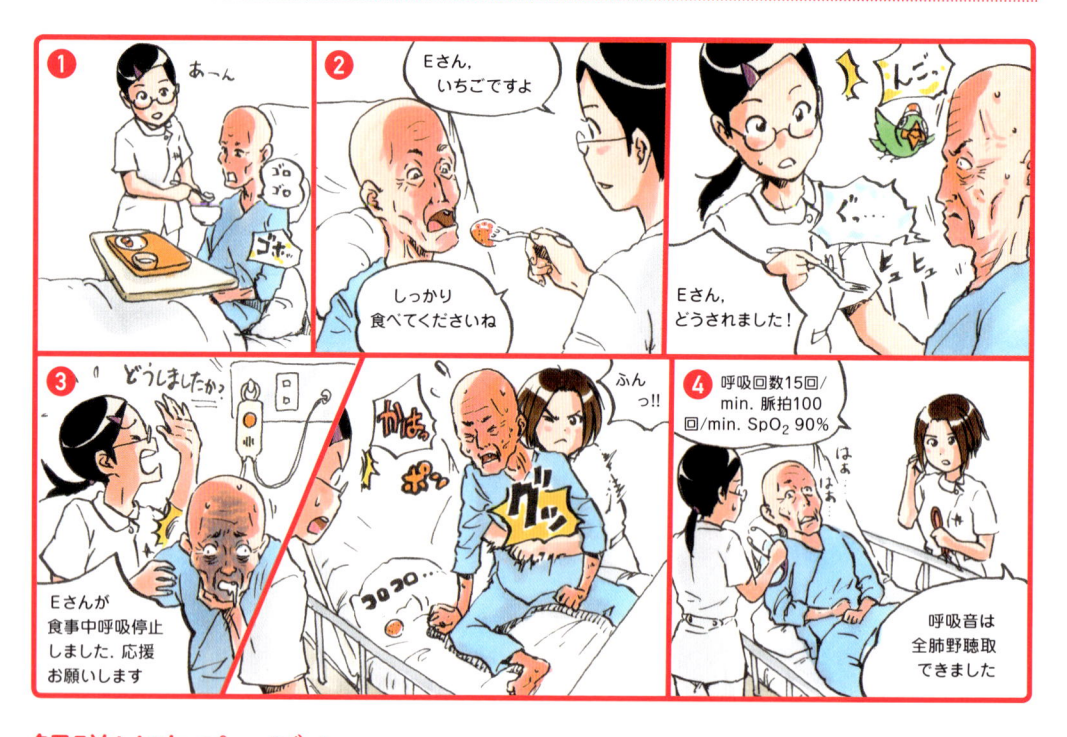

❶ あーん／ゴロゴロ／ゴボッ

❷ Eさん，いちごですよ／しっかり食べてくださいね

❸ Eさん，どうされました！／ぐ…／ヒュヒュ

❹ どうしましたか？／Eさんが食事中呼吸停止しました．応援お願いします

（中央コマ）ふんっ!!／ガハッ／ゴロゴロ…

❹ 呼吸回数15回/min．脈拍100回/min．SpO₂ 90%／はぁ はぁ／呼吸音は全肺野聴取できました

解説は次ページ➡

何が起こっていると考えられる？

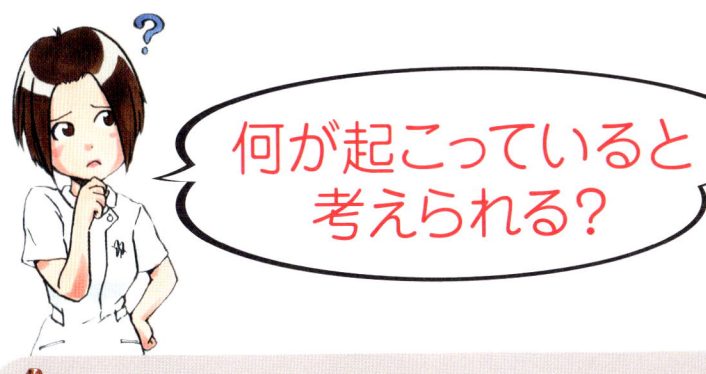

偽性球麻痺による誤嚥

　Eさんは左皮質下出血発症後10日目で，既往歴に高血圧がありました．CT所見では左側頭葉から頭頂葉にわたる高吸収域のほかに，右半球に複数の陳旧性脳梗塞が確認されました．両側の大脳半球が障害されているため，図1に示すように皮質・皮質下型の偽性球麻痺が認められました．

　意識レベルはJCS-3～10と変動がありました．朝食時の場面ですが，看護師はEさんが覚醒しているのを確認して食事を配膳しています．人が食べるためには覚醒して意識がよい必要があります．安全に食べるためには，少なくともJCS I桁の意識レベルである必要があります．

　Eさんは偽性球麻痺のため，咽頭の筋力低下，嚥下反射の遅延，喉頭閉鎖のタイミングのずれがありました．偽性球麻痺の嚥下動態を図2に示します[2]．

	損傷部位	症状	原因疾患
皮質・皮質下型	両側大脳皮質の広範な損傷	・失語症 ・高次脳機能障害：見当識障害，失行，失認，認知機能低下	・多発性脳塞栓症 ・くも膜下出血 ・脳炎
内包型（最多）	両側大脳基底核，視床	・血管性パーキンソン症候群：筋固縮，振戦など ・咀しゃく筋力低下 ・舌の動きの速度低下 ・咽頭筋蠕動運動減弱 ・夜間の不顕性誤嚥	・脳出血 ・多発性脳梗塞
脳幹型	延髄より中枢側の橋，中脳	・眼球運動制限 ・運動失調 ・四肢麻痺 ・閉じ込め症候群	・脳出血 ・脳梗塞

図1　偽性球麻痺の種類（文献1より）

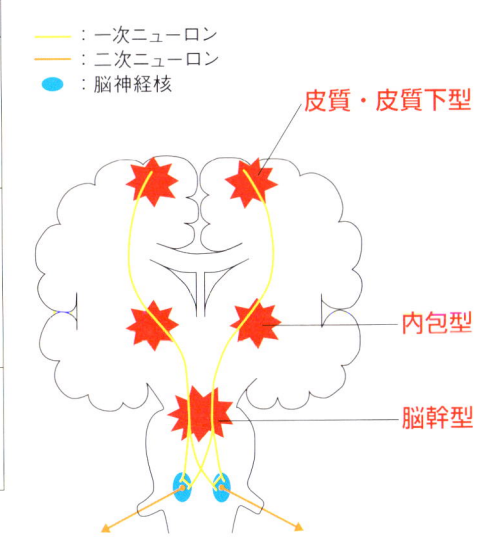

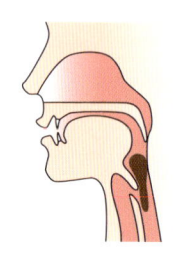

①喉頭挙上
②咽頭収縮
③食道入口部開大

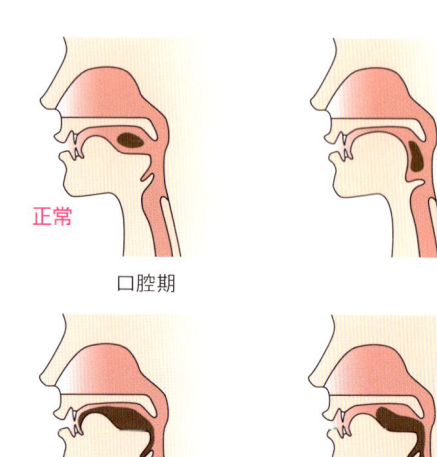

正常　　　口腔期　　　　　　　　　咽頭期

偽性球麻痺

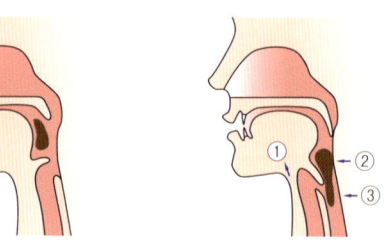

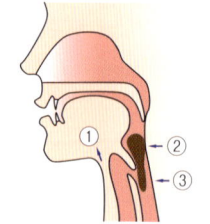

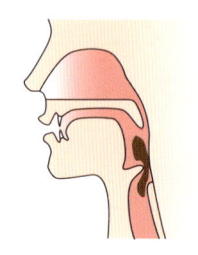

顔面・舌の麻痺のために食塊形成ができず，早期に咽頭腔へ進入する

咽頭期の運動が起こりにくいため，流入した食物は気管内に入る（誤嚥）

咽頭期の運動は遅れて始まるが，正常なパターンで行われる

図2　偽性球麻痺の嚥下動態

　Eさんはいちごが口に運ばれた後，嚥下しようとしましたが，高齢による摂食・嚥下障害，偽性球麻痺による嚥下反射の遅延が原因でいちごを誤嚥し，窒息を起こしたと考えられます．

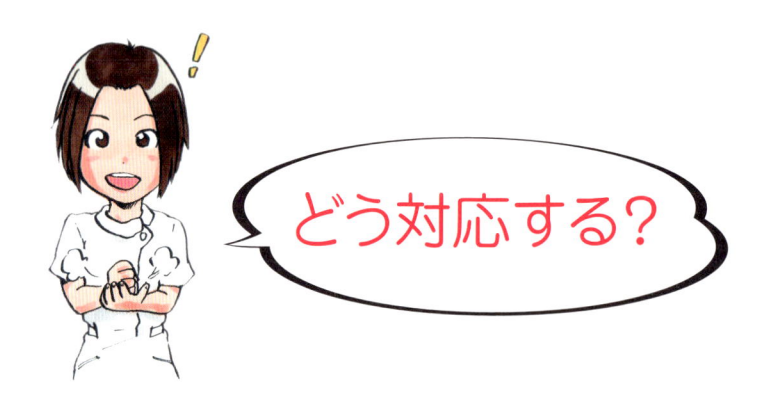

どう対応する？

背部叩打法，腹部突き上げ法，吸引などを行う

　窒息が起こると，早急に気道確保を行わなければ生命の危機に直結します．意識があ

る成人の気道異物による窒息では，背部叩打法（図3），腹部突き上げ法（ハイムリッヒ法，図4），吸引などの処置を実施します．これらの一連の手技は，閉塞が解除されるまで反復実施されるべきです[3]．病院内で道具が揃っていれば，喉頭鏡を用いて喉頭展開し異物を除去することも有効です．閉塞の解除には状況により2つ以上の手技が必要になりますが，どれを最初に行うかを決定する十分なエビデンスはありません．肝心なことは，閉塞が解除されるまですばやく反復実施することです．

気道閉塞により低酸素血症を併発している可能性が高いため，パルスオキシメーターを使い経皮的酸素飽和度をモニターしつつ，酸素投与を行います．

気道異物による窒息により心肺停止に至った場合には，すみやかに心肺蘇生法を行います．

Eさんは，窒息の状況に陥ったときに意識がありました．新人ナースはナースコールで緊急事態であることと応援が必要なことを伝えたあと，背部叩打法を5回行いました．到着した先輩看護師が交代し，腹部突き上げ法を2回行ったことで，Eさんは異物を吐き出すことができました．

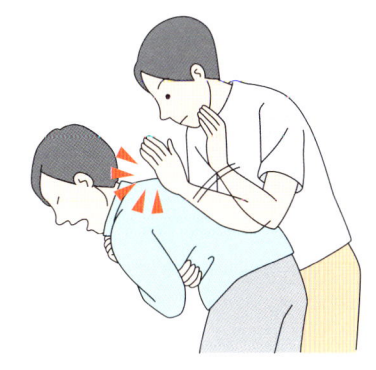

図3　背部叩打法

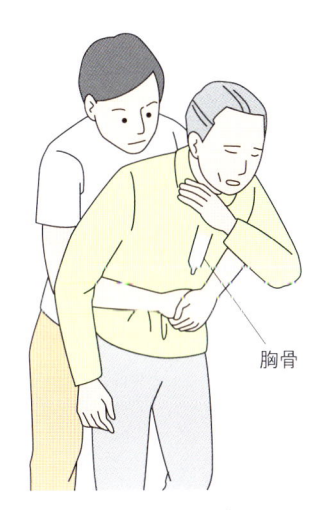

図4　ハイムリッヒ法

合併症がないか確認する

Eさんは，異物を吐き出し徐々に顔色は戻ってきましたが，唾液の貯留した音が聴取されたため，吸引により気道のクリアランスを図りました．異物が気道閉塞することで生じる無気肺がないか，全肺野の呼吸音を聴取し，バイタルサインとともに医師に報告します．腹部突き上げ法によって，内臓損傷などの合併症が引き起こされる可能性がありますので，患者を注意深く観察し，致死的な合併症がないことを確認する必要があります．

食事中に起こる窒息は，患者の摂食・嚥下で可能な能力と実際に行っている能力とがかけ離れている場合に起こります．患者の安全を考え，患者の持っている能力より低い摂食条件で食事をすることは，患者の生活の質を落としてしまいます．

窒息を予防するためには，患者の摂食・嚥下能力を適切に評価し，症状の変化がある場合はそれも考慮し，安全な摂食条件を守ること，そして誤嚥に備えた体力・免疫力・喀出能力などを普段から確保しておくことが重要となります．

今回のトリまとめ

1. 意識がある成人の気道異物による窒息では，背部叩打法，腹部突き上げ法などを用いて異物除去を行います．
2. 心肺停止時には，すみやかに心肺蘇生を行います．
3. 腹部突き上げ法は内臓損傷の可能性があるため，異物除去が成功しても注意深い観察が必要です．

引用・参考文献

1）馬場元毅ほか．"嚥下障害の神経症候"．深く深く知る 脳からわかる摂食・嚥下障害．東京，学研メディカル秀潤社，2013，54．
2）巨島文子．"球麻痺と偽性球麻痺の神経症候"．よくわかる嚥下障害．改訂第2版．藤島一郎編著．東京，永井書店，2005，57．
3）JRC（日本版）ガイドライン2010（確定版）．http://www.qqzaidan.jp/pdf_5/guideline1_BLS_kakutei.pdf，（2014年5月閲覧）．
4）藤森まりこ．"ナースの視点による摂食・嚥下障害の観察・アセスメント"．新版ナースのための摂食・嚥下障害ガイドブック．藤島一郎ほか編著．東京，中央法規出版，2013，38．
5）齊藤泉．ラウンド時，呼吸が停止していた！．ブレインナーシング．28（10），2012，29-33．
6）片桐伯真．"誤嚥と窒息のリスク管理"．前掲書3），152-8．

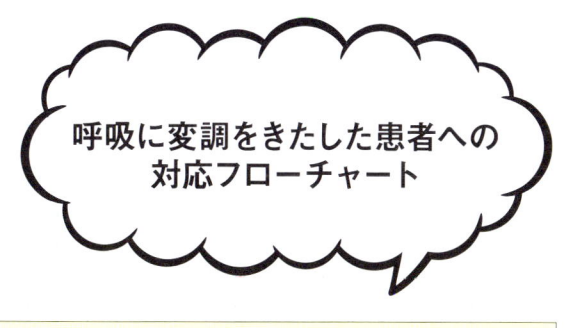

呼吸に変調をきたした患者への対応フローチャート

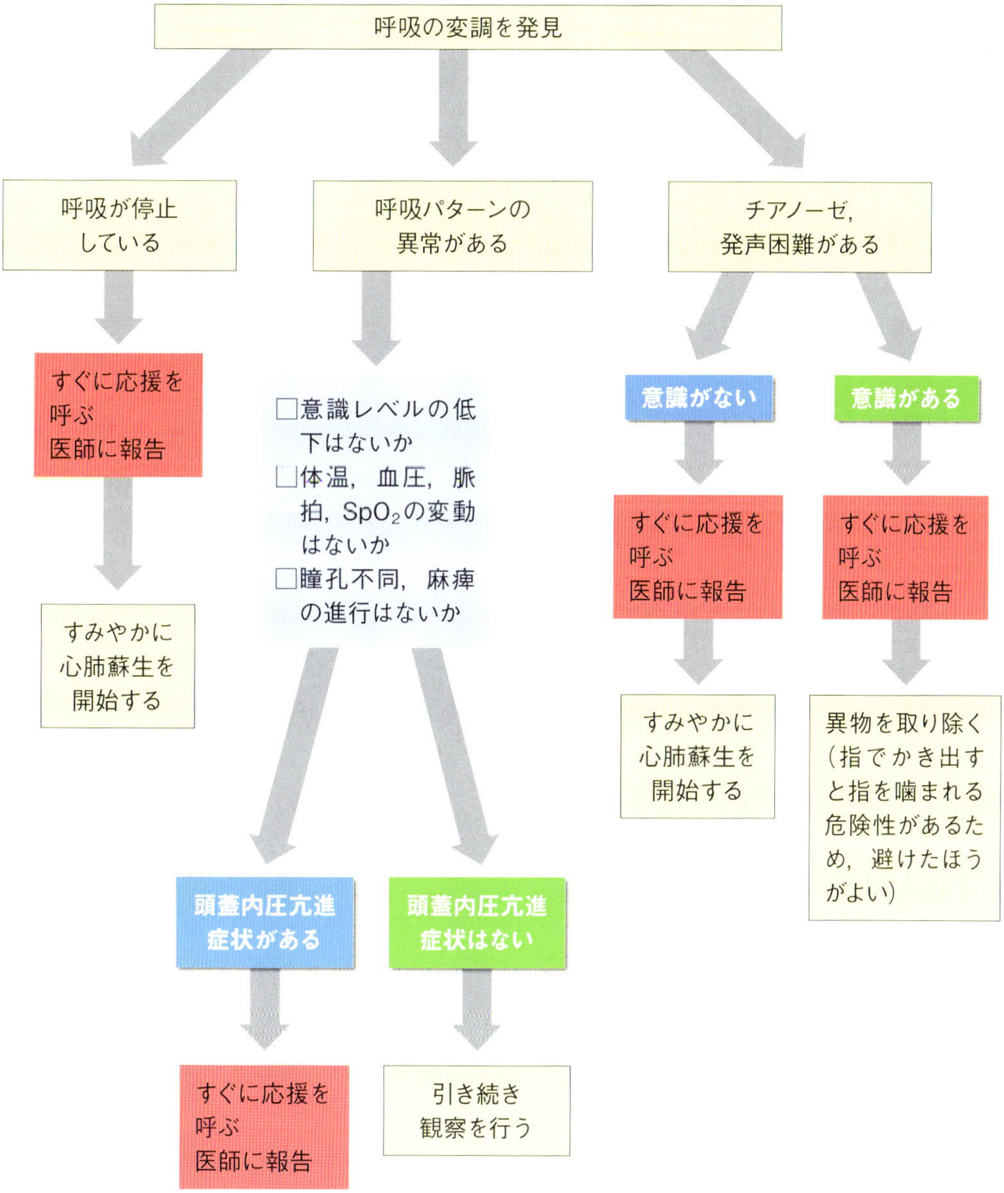

呼吸の変調を発見

呼吸が停止している
→ すぐに応援を呼ぶ　医師に報告
→ すみやかに心肺蘇生を開始する

呼吸パターンの異常がある
- □ 意識レベルの低下はないか
- □ 体温，血圧，脈拍，SpO_2の変動はないか
- □ 瞳孔不同，麻痺の進行はないか

頭蓋内圧亢進症状がある
→ すぐに応援を呼ぶ　医師に報告

頭蓋内圧亢進症状はない
→ 引き続き観察を行う

チアノーゼ，発声困難がある

意識がない
→ すぐに応援を呼ぶ　医師に報告
→ すみやかに心肺蘇生を開始する

意識がある
→ すぐに応援を呼ぶ　医師に報告
→ 異物を取り除く（指でかき出すと指を噛まれる危険性があるため，避けたほうがよい）

03 瞳孔がおかしい！

神戸市立医療センター中央市民病院SCU／脳卒中センター／
脳卒中リハビリテーション看護認定看護師
奥山拓矢 おくやま・たくや

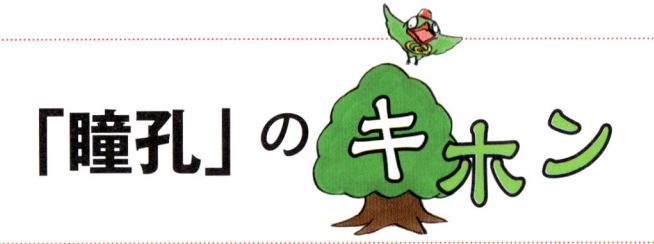

「瞳孔」のキホン

はじめに

　脳神経疾患患者を観察するときに，瞳孔所見は欠かせません．今回は，普段何げなく行っている観察の意味や根拠をもう一度振り返り，のちの3事例を通して理解を深めていきたいと思います．ではまず，①対光反射のメカニズム，②瞳孔の大きさ，③共同偏視について解説していきます．

対光反射のメカニズム

　対光反射は，眼から入った光刺激が，視交叉・両方の視索を通り，視蓋前核，Edinger-Westphal（エディンガー・ウェストファル）核を経由し，動眼神経を介して瞳孔括約筋に至り，瞳孔を縮瞳させる反応です．光を直接入れた眼の瞳孔が収縮することを直接対光反射，光を入れていない側の瞳孔が収縮することを間接対光反射と言います．図1でもう一度刺激の伝わり方を復習しておきましょう．

　頭蓋内の占拠性病変によって，もともと正常だった対光反射が鈍麻・消失することは，中脳レベルでの障害を意味しますので，すぐに報告が必要です．

視覚路

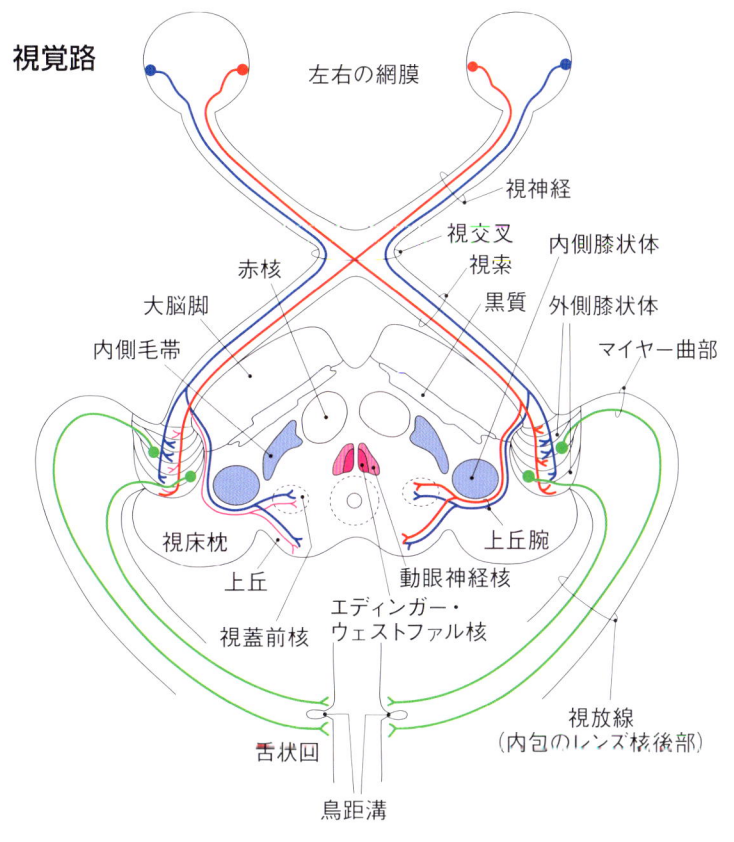

図1　対光反射の経路

瞳孔の大きさ

　まず，瞳孔径の正常値については，表1を参照してください．眼位は，正中位が正常です．共同偏視については後述します．瞳孔の大きさに関しては，周囲の明るさにも大きく左右されますが，自律神経が大きくかかわっています．副交感神経のはたらきが強くなれば縮瞳，交感神経のはたらきが強くなれば散瞳の方

表1　瞳孔径の正常，異常

	正常径	3～4mm
縮小	縮瞳	2mm以下
散大	散瞳	5mm以上
	瞳孔不同	瞳孔の大きさに0.5mm以上の左右差がある
	位置異常（共同偏視）	

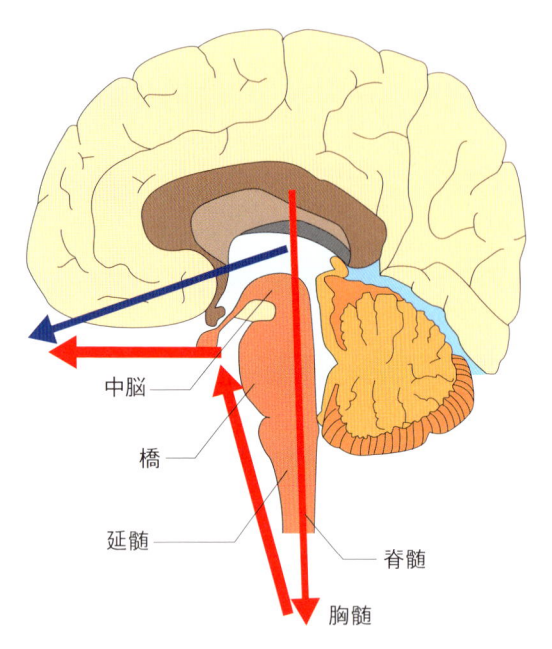

図2　瞳孔の大きさにかかわる交感神経，副交感神経

向に瞳孔は変化します．では，自律神経の走行を見てみましょう．

交感神経の高位中枢は視床下部にあり，一度胸髄レベルまで下降し，瞳孔散大筋につながっています．また，動眼神経の外側部に副交感神経成分があると言われており，その走行は，図1が示す通り，中脳から瞳孔括約筋につながっています．簡単に図で示すと，図2の赤の矢印が交感神経，青の矢印が副交感神経です．表2にあるように，視床・脳幹出血で縮瞳する理由は，瞳孔を散大させる交感神経が障害されるので，結果的に縮瞳するということになります．

表2　疾患と眼球偏位

		被殻出血	視床出血	橋出血	小脳出血
眼症状	典型的な症状	（右被殻出血の場合）			（右小脳出血の場合）
	眼位	病側への共同偏視	内下方への偏位（鼻先凝視）	正中位で固定	健側への共同偏視
	眼瞼	正常	正常	正常	正常
	瞳孔	正常	両側の縮瞳（ときに左右不同）	両側の著しい縮瞳（pinpoint pupil）	両側の縮瞳（ときに左右不同）
	その他	・対側同名半盲	・対光反射減弱または（−）	・対光反射あり ・眼球浮き運動（ocular bobbing）	・対光反射あり
全身症状，特徴		・対側の片麻痺 ・対側の感覚障害　など	・対側の片麻痺 ・対側の感覚障害 ・視床症候群	・四肢麻痺 ・強い意識障害	・同側の運動失調 ・めまい ・激しい頭痛 ・嘔吐

共同偏視

　共同偏視のメカニズムは難しいので，簡単に説明します．表2のように障害部位による症状・眼位の違いをまとめた表をよく目にすると思います．今回は，"なぜ被殻出血で病側に，小脳出血で病側と反対側に共同偏視が起こるのか"の1点に絞って説明したいと思います．

　左右に動くものを両目が同時に動いて追いかけることを，側方注視と言います．このはたらきをつかさどるのが，橋の外転神経核の近くに存在する傍正中橋網様体（PPRF：paramedian pontine reticular formation）です．前頭葉にあるとされている皮質注視中枢からの神経線維は，内包を通り，交叉後に橋にあるPPRFに至ります．PPRFは同側の外転神経（Ⅵ）核と，反対側の動眼神経（Ⅲ）核を制御しています（図3）．PPRFがある側へ両方の眼球を，つまり，右のPPRFは右に，左のPPRFは左に眼球を偏位させるはたらきがあります．正常時には，両方のPPRFがバランスよくはたらくため，眼球を正中に保つことができます．

1．被殻出血の場合

　図4で示すように，右被殻出血の場合，右皮質注視中枢からの制御が出血により障害されます．これにより，反対側の左にあるPPRFが機能しなくなり，左への眼球偏位ができなくなった結果，右への偏視が起こります．

2．小脳出血の場合

　小脳出血の場合，血腫が小脳側から脳幹を圧迫するため，PPRFが障

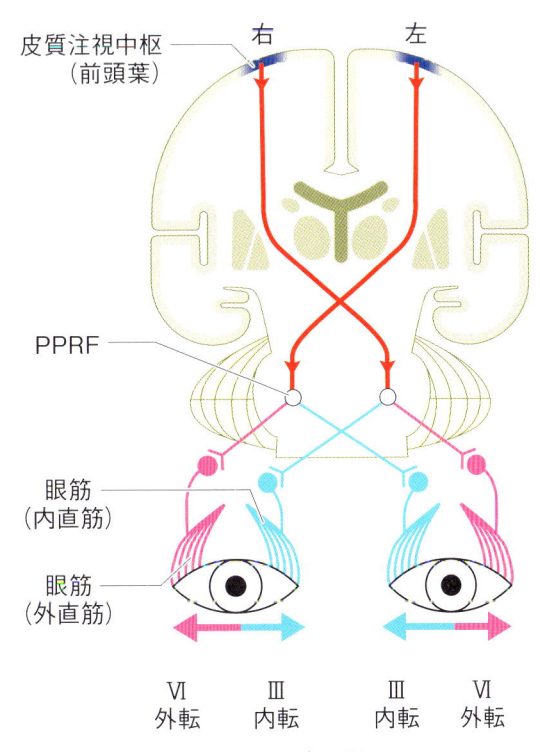

図3　眼球の動きをつかさどる神経

図4　右被殻出血による眼球偏位

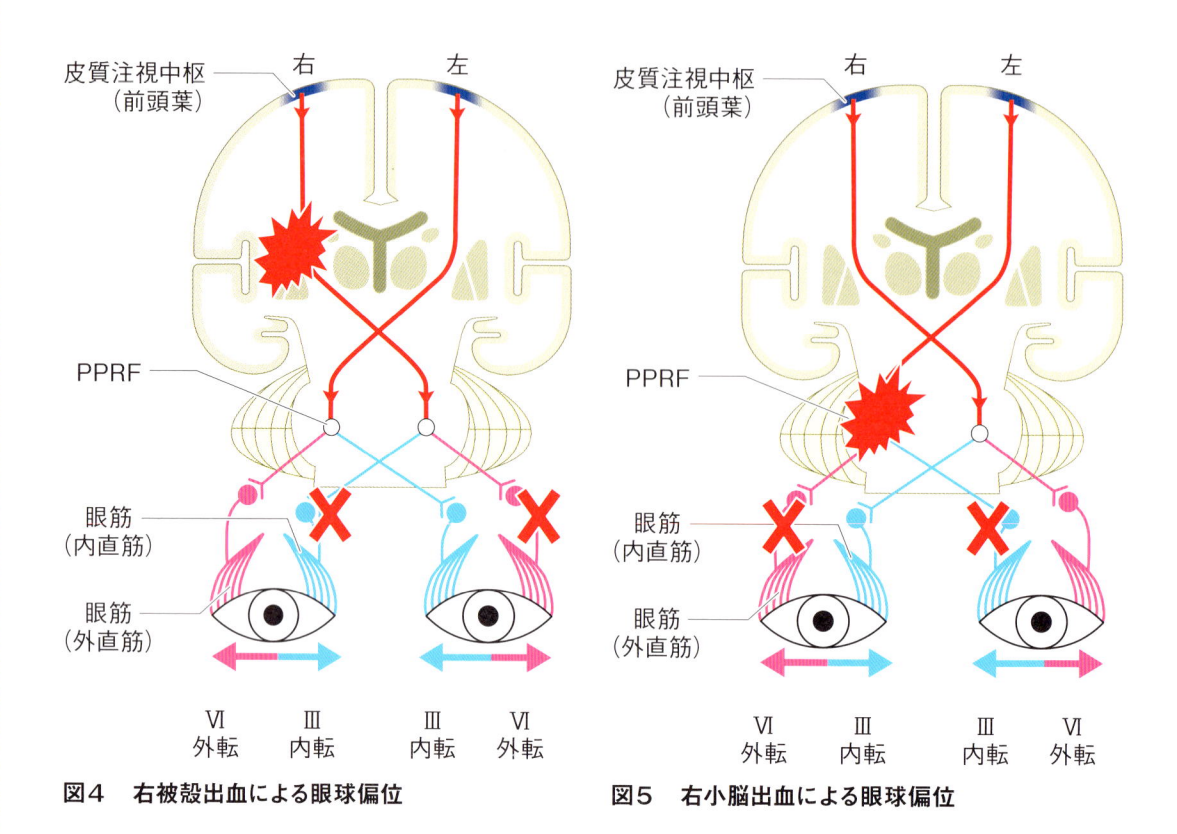

図5　右小脳出血による眼球偏位

害されることがあります．図5に示すように，右小脳出血の場合，交叉したあとで障害されているので，右側のPPRFが機能しなくなり，右への眼球偏位ができなくなった結果，左への共同偏視が起こります．

危険な瞳孔所見

以上，①対光反射のメカニズム，②瞳孔の大きさ，③共同偏視について簡単に解説しました．私たちが脳神経疾患患者の瞳孔所見を一番慎重に観察しなければいけない場面は，意識障害がある患者の場合だと思います．それは，脳ヘルニアの徴候を見逃さず，検査・治療につなげる必要があるからです．

1．テント上病変

では，具体的にどのような瞳孔所見が危険でしょうか？　障害部位別に考えてみま

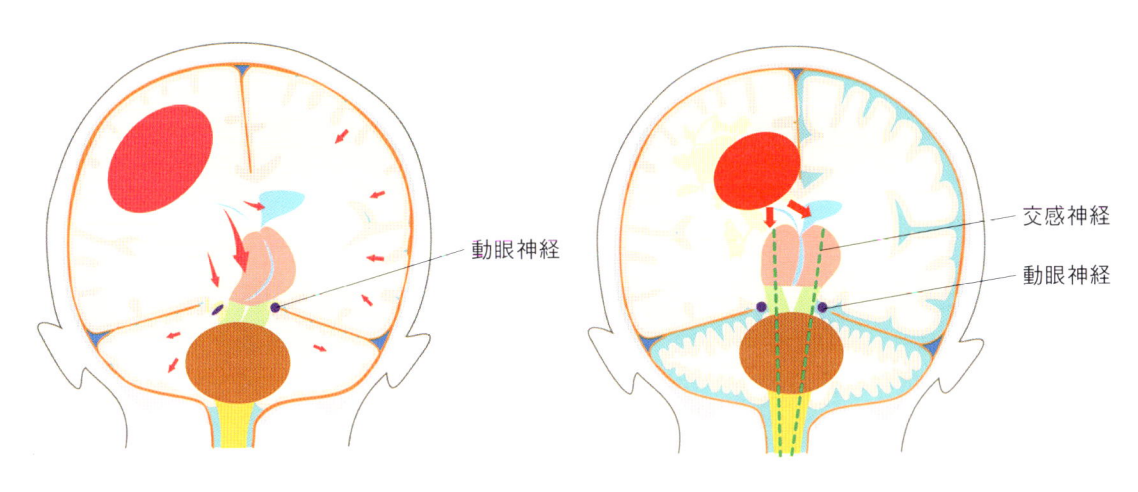

図6　鉤ヘルニア　　　　　　　　　図7　正中ヘルニア

しょう．まず，脳出血の約40％を占める被殻出血や，中大脳動脈の脳梗塞をイメージしてみましょう．

　脳梗塞の範囲や出血の大きさにもよりますが，状態が悪化した場合，図6のように，鉤ヘルニアに至り，動眼神経麻痺（図6の場合，右動眼神経麻痺）により，片側の瞳孔散大・対光反射の消失，いわゆるアニソコリアの状態になります．意識レベル低下，頭蓋内圧亢進による血圧の上昇，運動麻痺の悪化などの症状が同時に出現していれば，すぐに浸透圧利尿薬の投与や減圧術などの手術を開始しないといけない，危険な状態です．

　テント上病変でも，視床出血・脳室穿破などの場合，正中ヘルニアに移行する場合もあります．その場合，図7の緑の点線が示す交感神経の障害により，片側・両側の縮瞳を認めますが，対光反射は保たれている場合があります．もちろん，さらに頭蓋内圧亢進が続けば，対光反射の消失＝中脳レベルの障害が起こってくることが予想されますが，一概にアニソコリアだけが危険な徴候ではないことも，理解していてほしいと思います．

　テント上病変の場合，心臓の機能に問題がなければ，頭蓋内圧亢進により，血圧上昇・脈圧の拡大・徐脈が起こると予想されます．もちろん意識レベルやチェーン・ストークス呼吸などの呼吸パターンの変調にも注意して観察し，早期検査・治療につなげることが必要ですね．

2. テント下病変

では，次に小脳出血などのテント下の病態ではどうでしょうか．

図8の矢印が示す対光反射・副交感神経をつかさどる動眼神経が障害されるより，緑の点線が示す交感神経が障害されるので，縮瞳が起こります．重度の意識障害，場合によっては除脳硬直や，呼吸・循環障害が急速に起こる可能性があります．テント下は容量も少ないので，急速に病状が悪化する可能性があるため，モニタリングを行い，呼吸・循環の状態をとくに注意して観察する必要があります．

瞳孔の大きさ・対光反射の有無・眼球偏位の有無，さらに言うと，眼球運動障害や眼振の所見は，脳の障害部位を鑑別するのに非常に役立ちます．しかし，それだけで判断するのではなく，意識レベル，麻痺などその他の神経学的所見，バイタルサインと合わせて観察し，アセスメントを行うことが大切です．

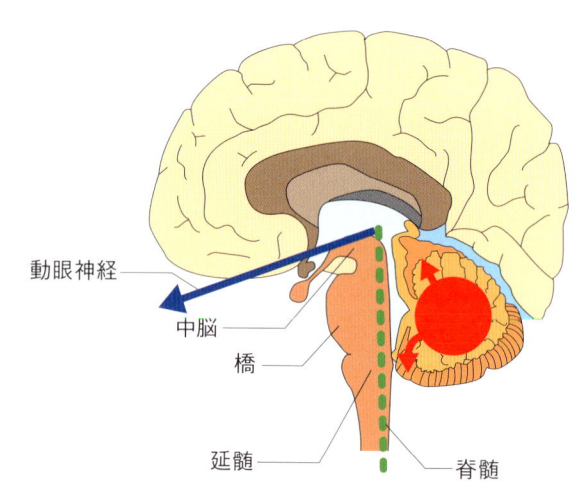

図8　テント下の病態による動眼神経の圧迫

03 瞳孔がおかしい！

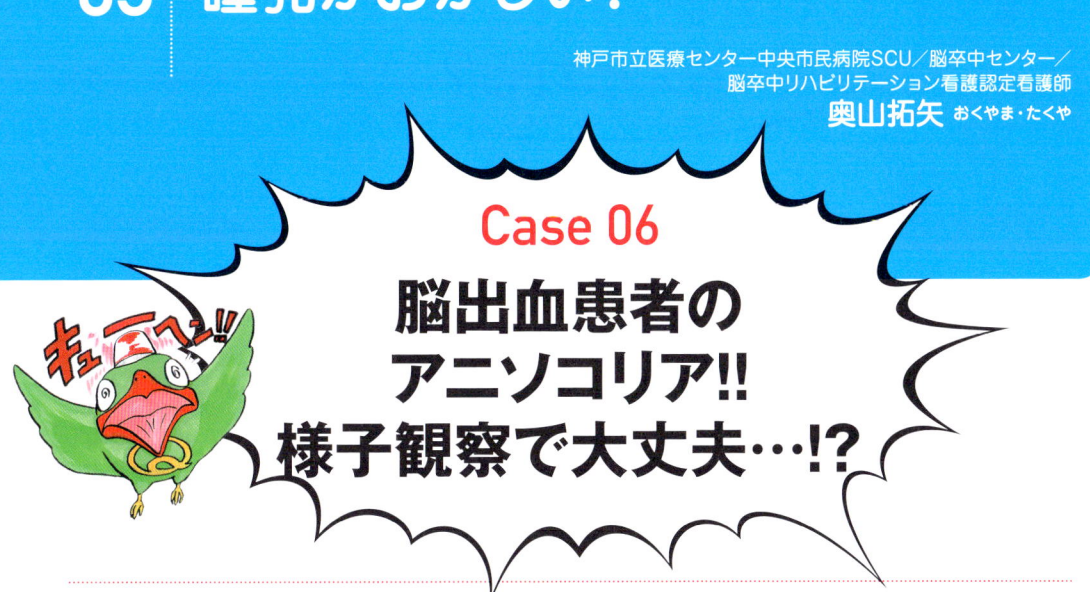

神戸市立医療センター中央市民病院SCU／脳卒中センター／
脳卒中リハビリテーション看護認定看護師
奥山拓矢 おくやま・たくや

Case 06
脳出血患者のアニソコリア!!
様子観察で大丈夫…!?

Fさん，高血圧の既往あり．頭痛で来院．頭部CT検査で，右被殻出血（約15mL）あり．

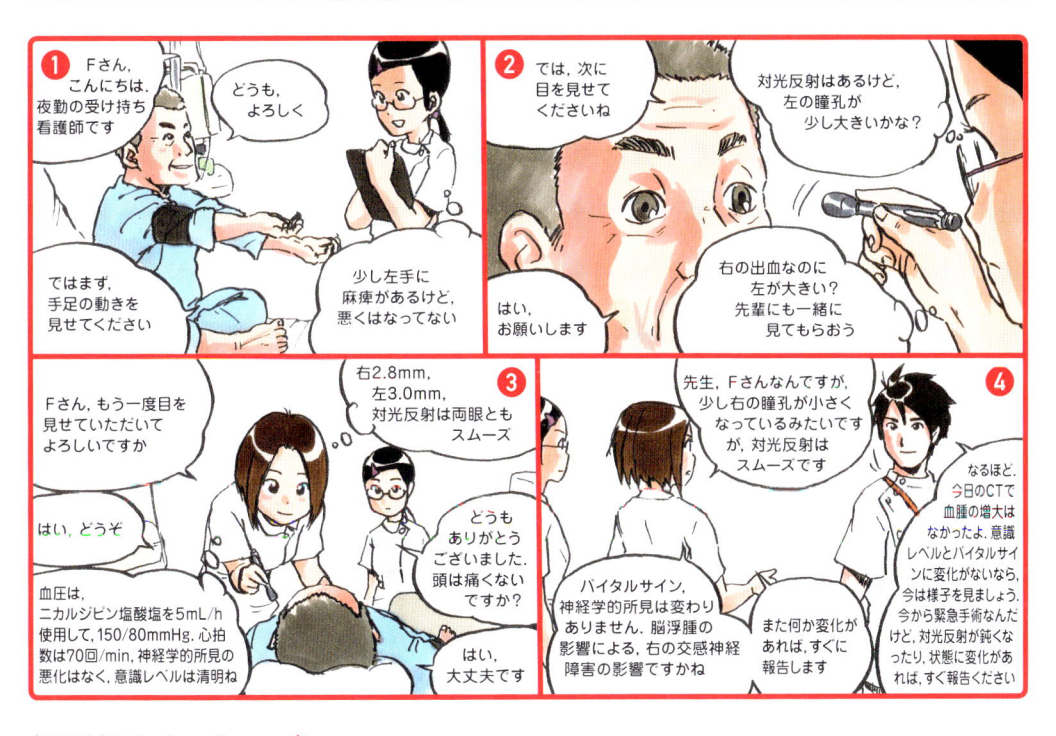

❶ Fさん，こんにちは．夜勤の受け持ち看護師です
どうも，よろしく
ではまず，手足の動きを見せてください
少し左手に麻痺があるけど，悪くはなってない

❷ では，次に目を見せてくださいね
はい，お願いします
対光反射はあるけど，左の瞳孔が少し大きいかな？
右の出血なのに左が大きい？先輩にも一緒に見てもらおう

❸ Fさん，もう一度目を見せていただいてよろしいですか
はい，どうぞ
右2.8mm，左3.0mm，対光反射は両眼ともスムーズ
どうもありがとうございました．頭は痛くないですか？
はい，大丈夫です
血圧は，ニカルジピン塩酸塩を5mL/h使用して，150/80mmHg．心拍数は70回/min，神経学的所見の悪化はなく，意識レベルは清明ね

❹ 先生，Fさんなんですが，少し右の瞳孔が小さくなっているみたいですが，対光反射はスムーズです
バイタルサイン，神経学的所見は変わりありません．脳浮腫の影響による，右の交感神経障害の影響ですかね
また何か変化があれば，すぐに報告します
なるほど，今日のCTで血腫の増大はなかったよ．意識レベルとバイタルサインに変化がないなら，今は様子を見ましょう．今から緊急手術なんだけど，対光反射が鈍くなったり，状態に変化があれば，すぐ報告ください

解説は次ページ➡

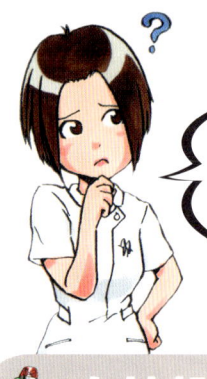

> 何が起こっていると考えられる?

右被殻出血による右側交感神経の圧迫

今回の事例の2コマ目で新人ナースは左が大きいと判断しましたが，逆に3コマ目で先輩ナースは右が小さいと判断しています．

1．先輩ナースの判断

先輩ナースが右が小さいと判断した根拠は，図1で示します．図1のとおり，右側の血腫によって右側の交感神経が圧迫されて少し障害されることにより，瞳孔が散大できなくなるので，右の瞳孔が小さくなると考えられます．意識レベルの低下や頭痛の増強，バイタルサインの変化がないことは，頭蓋内圧が亢進していないことを示唆していると考えられます．何よりも，対光反射に問題がないことは，中脳レベルへの影響がないということを意味しています．

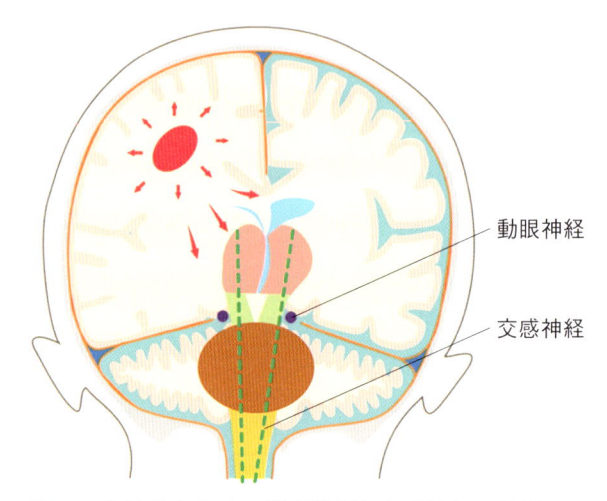

図1　右被殻出血時の動眼神経と交感神経の位置

2．新人ナースの判断

新人ナースは図2で示すように，右被殻出血だから，右の鉤ヘルニア⇒右動眼神経麻痺⇒右瞳孔散大なら，左が大きいのはおかしいと考え，患者の状態と臨床所見が合わないので，先輩に相談に行きました．まずは，おかしいと思えることが大切だと思います．

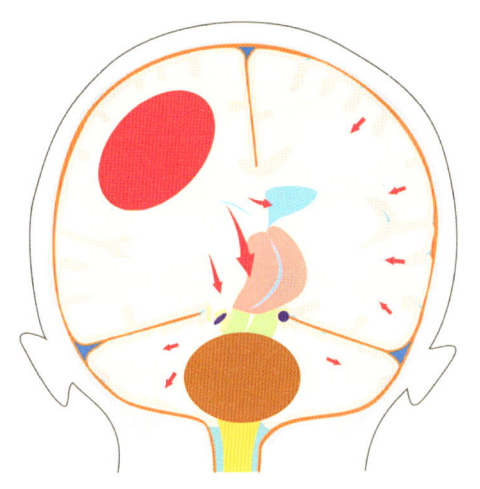

図2　右被殻出血による鉤ヘルニア 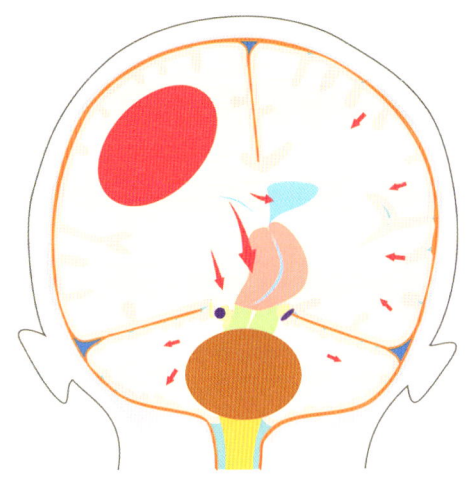　　　　　図3　右被殻出血による左動眼神経麻痺

3．その他に考えられること

　瞳孔の左右差だけで判断すると，図3で示すように，左側の動眼神経麻痺が起こりかけていて，左の瞳孔が大きくなっている場合も考えられます．この場合，左側の対光反射の鈍麻・消失や，意識レベル・神経学的所見，バイタルサインの悪化があると考えられますので，そのような所見がないか確認することが必要です．

　とくに夜勤帯は患者が眠っている場合も多いので，バイタルサインの変化をモニタリングしながら，おかしいと感じたら，神経学的所見をとることが大切ですね．

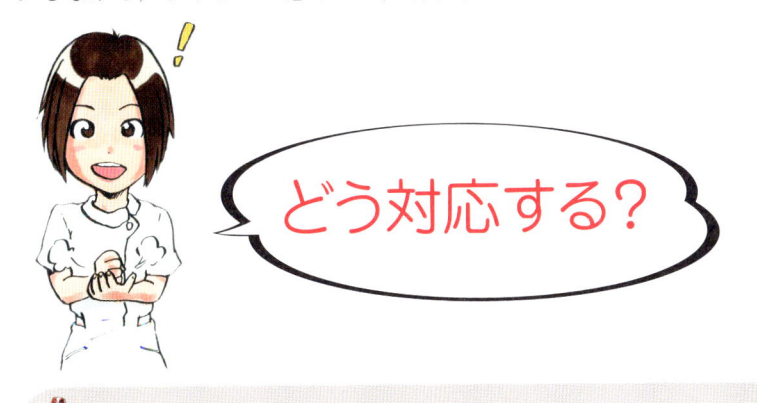

どう対応する？

観察してアセスメントした内容を医師に報告する

　日々，脳神経疾患患者の瞳孔所見を観察している看護師なら，「なぜ，アニソコリア

があるのに，意識レベルの低下がなければ様子観察なんだ!!」と一度は思ったことがあると思います．脳神経外科・神経内科医師は，報告の内容と画像所見から判断して，図1のように血腫による圧迫が視床レベルに及んでいる程度だと判断しているということを理解できれば，そのストレスもなくなりましたよね．

　新人ナースの方はまず，マンガのなかの新人ナースのように，おかしいと思えることが大切だと思います．とくに意識障害がある患者をみている場合には，瞳孔所見の解釈が一番大切ですので，経時的に観察していきながら，おかしいなと感じたら，先輩と一緒に見てもらったほうが間違いないですね．約15mLの被殻出血では，手術適応はありませんが，今後悪化する可能性を考えて観察することが求められます．

　中堅以上のナースの方は，マンガの先輩ナースのように，リーダーとして報告する立場になっていくわけですから，新人の行った観察にプラスアルファして，まとまった報告をすることが求められると思います．

　また，どのような症状が今後出現してくるか，予測しながら観察していくことができれば，なお良いですね．具体的に言うと，右被殻出血では意識障害や左片麻痺・感覚障害だけでなく，半側空間無視や同名半盲もスクリーニングできるように，ISLS（神経救急蘇生）コースなどに参加して，NIHSS（National Institute of Health Stroke Scale）の取り方を勉強すると，さらにアセスメントの幅が広がると思いますので，お勧めします．とくに脳梗塞やくも膜下出血のスパズム期の患者の場合では，バイタルサインに変化がなくても，神経徴候が悪化していることもありますので，より高度にはなりますが，勉強する価値は十分にありますし，高次脳機能障害を理解することで看護が深まると思いますよ．

　マンガの4コマ目で，脳神経外科医が画像を確認していますが，看護師が普段から画像を見ておくことも，個人的にはとても大切なことだと思います．マンガの3コマ目で，医師への報告の際に追加情報として，看護師側から「今日のCT画像上でも変化ないようです」と言うことができれば，とてもスマートだと思います．病態・画像所見と，フィジカルイグザミネーションを合わせて初めて，正しいアセスメントができると考えるからです．

今回のまとめ

1. 瞳孔所見が右＜左の場合，左が大きいのか，右が小さいのかアセスメントすることが大切です．
2. 意識レベル，神経学的所見，バイタルサインも合わせて観察することが大切です．
3. 画像もきちんと確認しておきましょう．

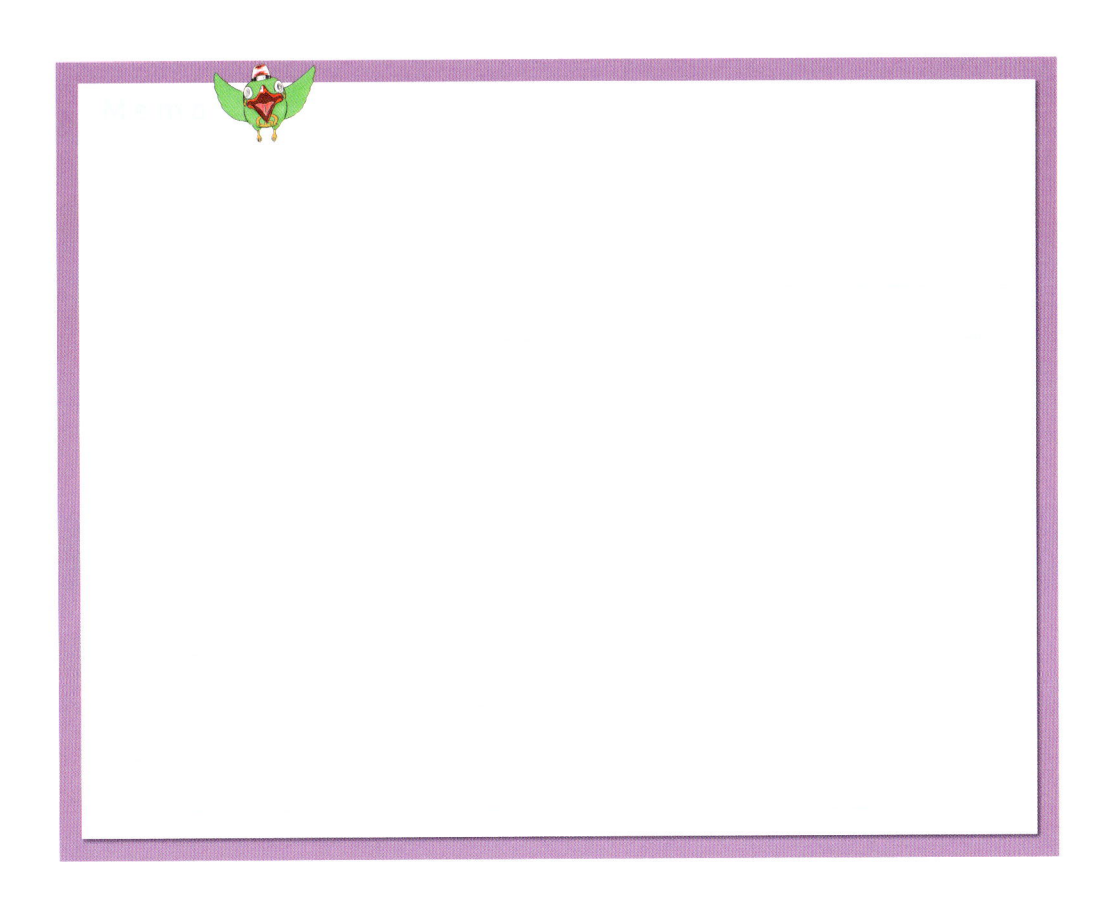

03 瞳孔がおかしい！

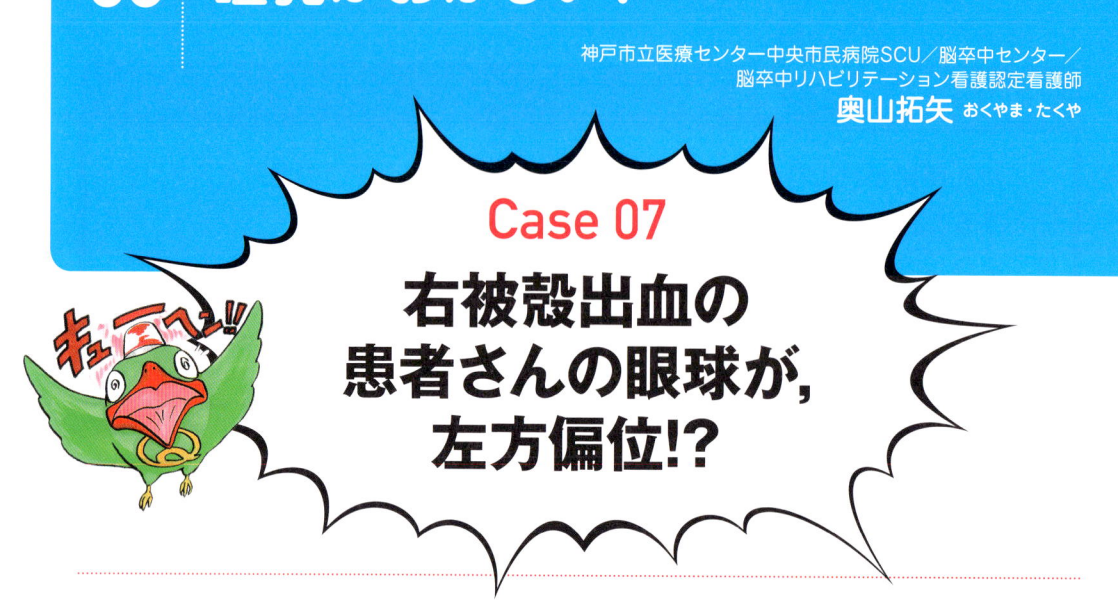

神戸市立医療センター中央市民病院SCU／脳卒中センター／
脳卒中リハビリテーション看護認定看護師
奥山拓矢 おくやま・たくや

Case 07
右被殻出血の患者さんの眼球が，左方偏位!?

Gさん，突然の意識障害で救急搬送．搬送時JCS-200．左被殻出血50mLで開頭血腫除去術施行．

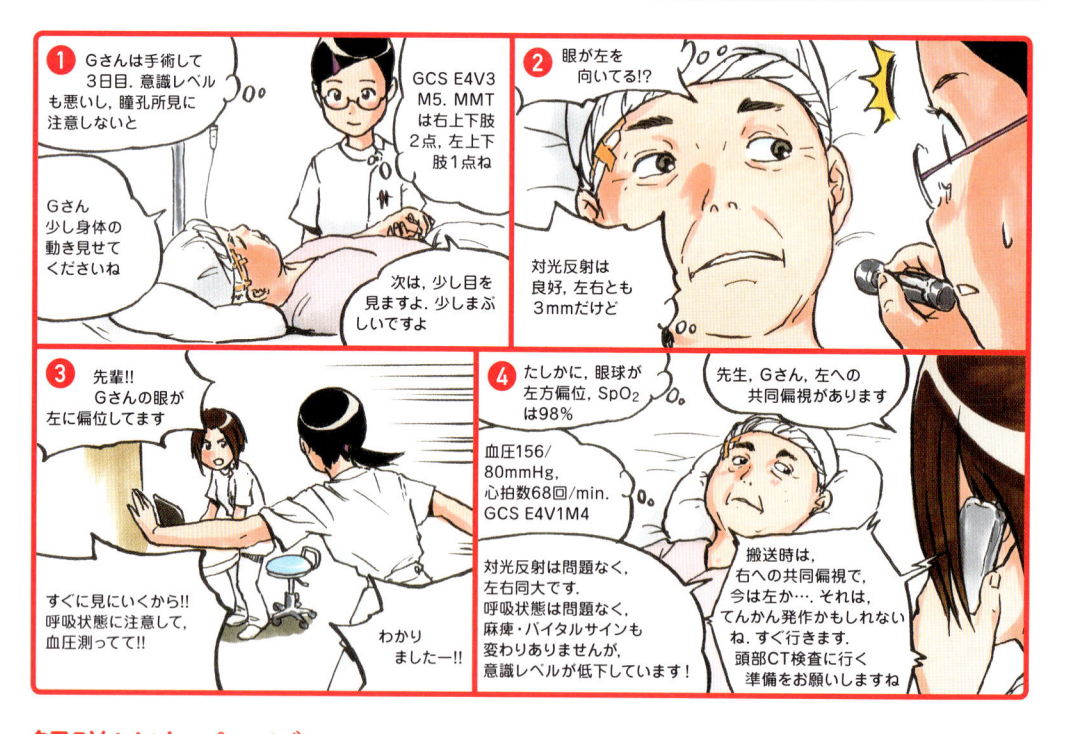

① Gさんは手術して3日目．意識レベルも悪いし，瞳孔所見に注意しないと

Gさん 少し身体の動き見せてくださいね

GCS E4V3M5．MMTは右上下肢2点，左上下肢1点ね

次は，少し目を見ますよ．少しまぶしいですよ

② 眼が左を向いてる!?

対光反射は良好，左右とも3mmだけど

③ 先輩!! Gさんの眼が左に偏位してます

すぐに見にいくから!! 呼吸状態に注意して，血圧測ってて!!

わかりました一!!

④ たしかに，眼球が左方偏位，SpO₂は98%

血圧156/80mmHg，心拍数68回/min．GCS E4V1M4

対光反射は問題なく，左右同大です．呼吸状態は問題なく，麻痺・バイタルサインも変わりありませんが，意識レベルが低下しています！

先生，Gさん，左への共同偏視があります

搬送時は，右への共同偏視で，今は左か…．それは，てんかん発作かもしれないね．すぐ行きます．頭部CT検査に行く準備をお願いしますね

解説は次ページ➡

何が起こっていると考えられる？

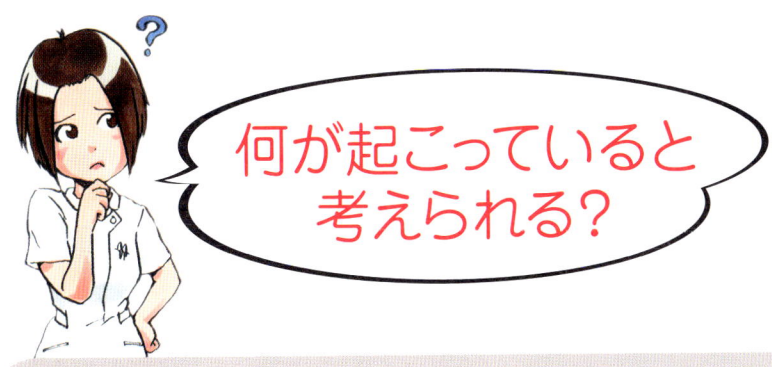

右半球のてんかん発作

　Gさんは，右被殻出血なので，典型的には図1のように右に眼球偏位が起こります．搬送時にあった，右眼球偏位は術後改善していました．では，左半球に脳梗塞や脳出血が起こったのでしょうか？　可能性は否定できませんが，右半身麻痺の所見が悪化していないことを考えると，優先順位は高くないでしょう．左小脳出血はどうでしょうか．意識レベルが悪く，残念ながら左手の失調の有無は所見がとれません．嘔吐や水平眼振の所見があれば，積極的に疑う必要があると考えます．

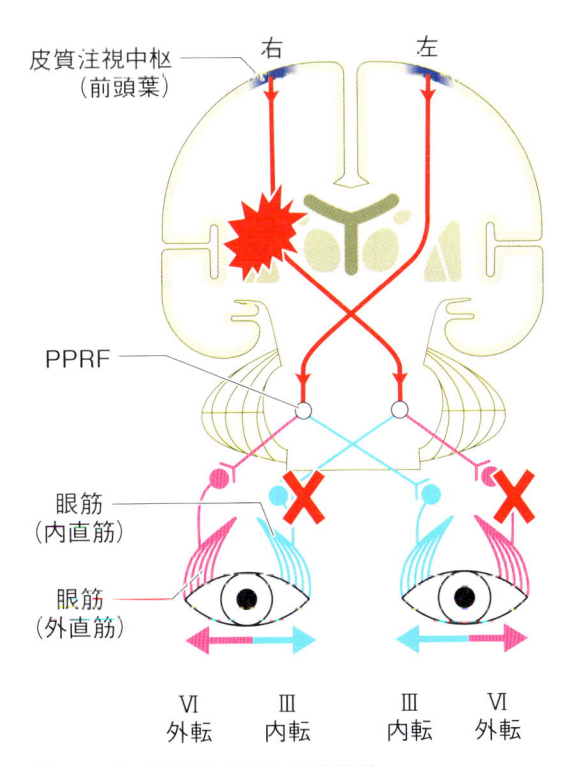

図1　右被殻出血による眼球偏位

では，右被殻出血の左側への共同偏視を，どのようにアセスメントするか考えてみましょう．

　左右への側方注視の中枢がPPRFであることは，**1章3**「瞳孔」のキホン（p.50）で述べました．てんかん発作は，大脳ニューロンの過剰な放電なので，右半球にてんかん発作が起こると，逆に右皮質注視中枢→左PPRFの経路が活性化されることがあります．その結果，左側への共同偏視が起こることがあります（**図2**）．

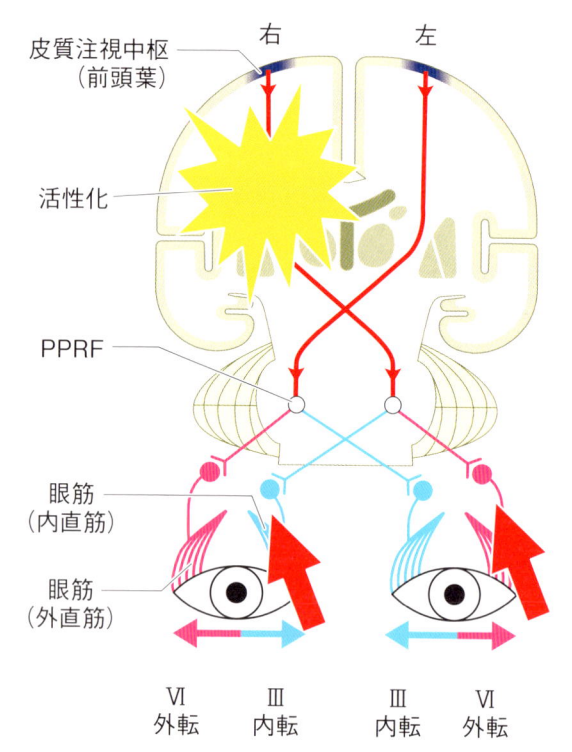

図2　右被殻出血による左側への共同偏視のメカニズム

> どう対応する？

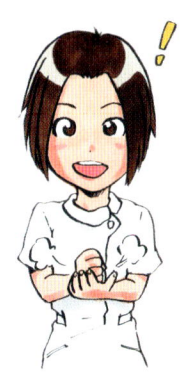

医師に報告し，検査の準備を行う

　今回の事例のように，すみやかに医師に報告し，意識障害と共同偏視の原因検索を行うことが大切です．SpO_2を測りながら，検査に行く準備をしましょう．バッグバルブマスクや酸素も持って行ったほうが安心ですね．

　今回はスペースの問題でマンガのなかでは触れませんでしたが，被殻出血で血腫除去術後に意識障害がある患者をみるときには，熱型にも注意が必要ですね．項部硬直の有無などの髄膜刺激症状，創部の状態を観察し，髄膜炎が起こっていないか注意する必要があります．意識障害もありますので，肺炎・尿路感染症の可能性もありますよね．

　中堅以上のナースの方は，ほかにてんかん発作が起こり得る原因となるようなものがないか，検索することも大切ですね．『脳卒中治療ガイドライン2009』では，脳出血急性期患者の血圧コントロールは拡張期血圧180mmHg，平均血圧130mmHg以下とあります．高血圧の既往があったり，腎機能が良くない患者に，静脈持続投与で降圧薬を投与しているときに尿量が減ることを経験することは少なくありません．また，濃グリセリンなどの浸透圧利尿薬はNaClを多量に含有しているので，採血データで電解質異常がないかみておくことも大切です．

　今回の右被殻出血のケースでは，右への共同偏視の出現も十分あり得ます．その場合，一番に再出血を疑い，すぐ医師に報告し，頭部CT検査を実施します．アニソコリアだけでなく，眼位も大切だということを忘れないでください．

今回のトリまとめ

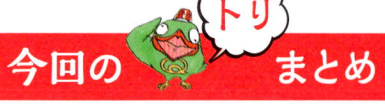

1. 大脳半球病変で反対側への共同偏視は，てんかん発作の可能性があります．
2. 検査搬送中に呼吸状態悪化の可能性があるので，物品を準備して検査に向かうことが大切です．
3. ほかにてんかん発作が起こり得る原因の検索も大切です．

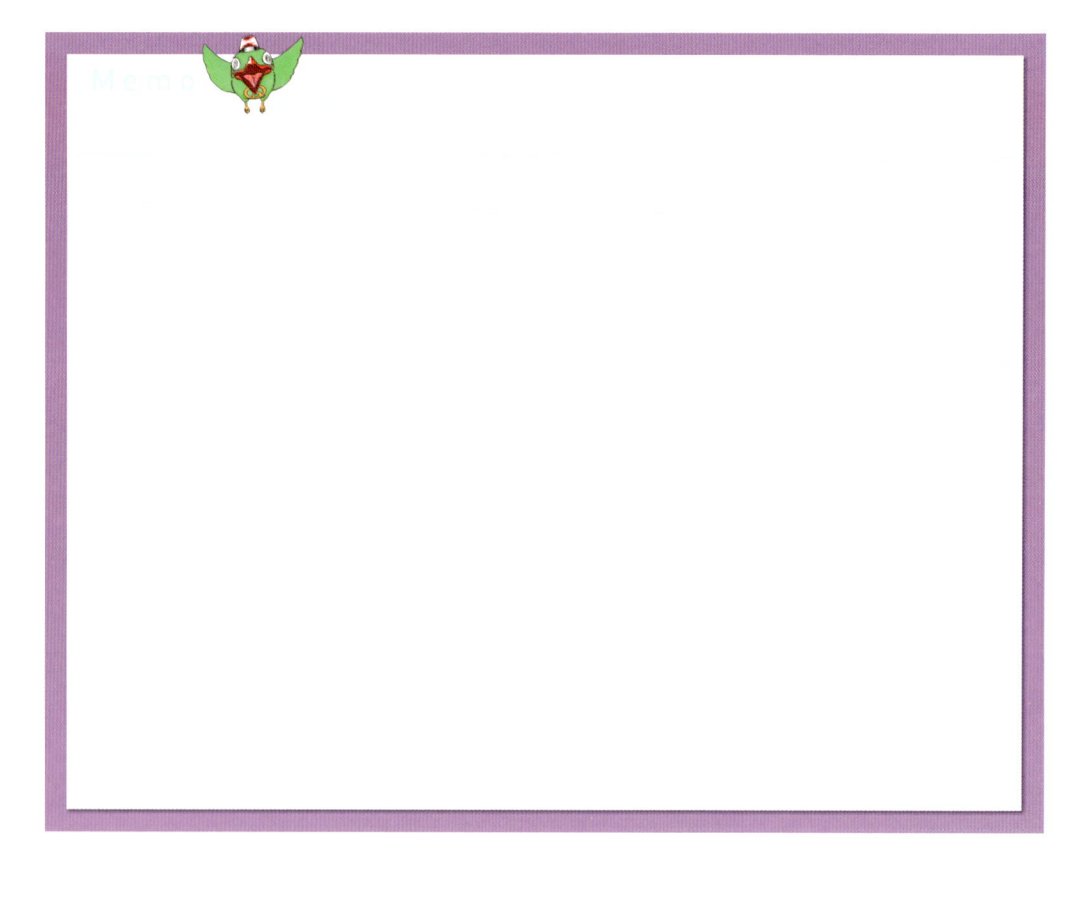

Memo

03 瞳孔がおかしい！

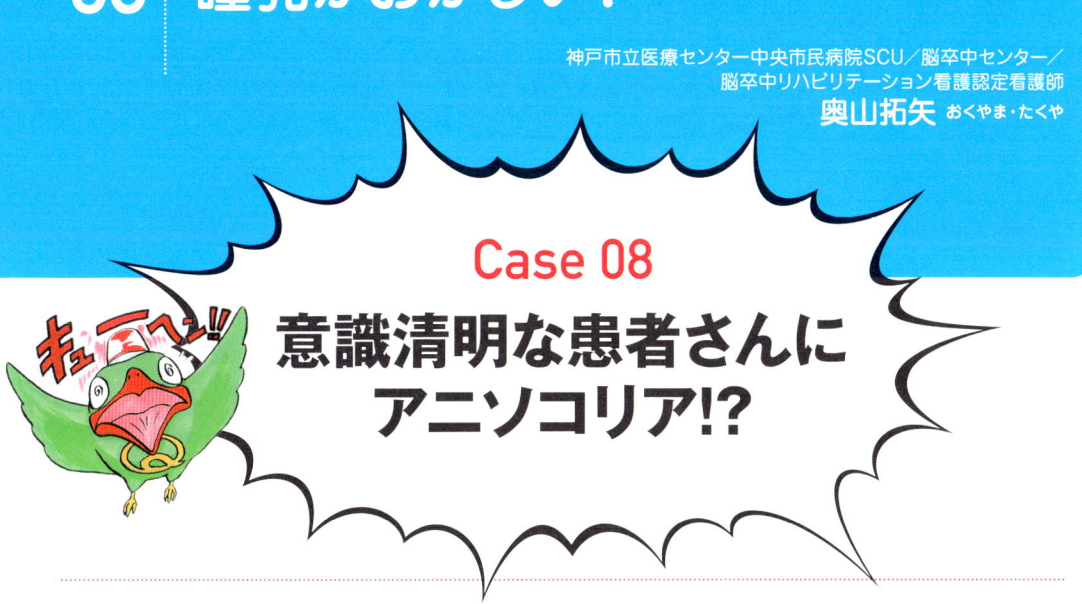

神戸市立医療センター中央市民病院SCU／脳卒中センター／
脳卒中リハビリテーション看護認定看護師
奥山拓矢 おくやま・たくや

Case 08
意識清明な患者さんにアニソコリア！？

Hさん．未破裂動脈瘤（右IC-PC）で入院中．

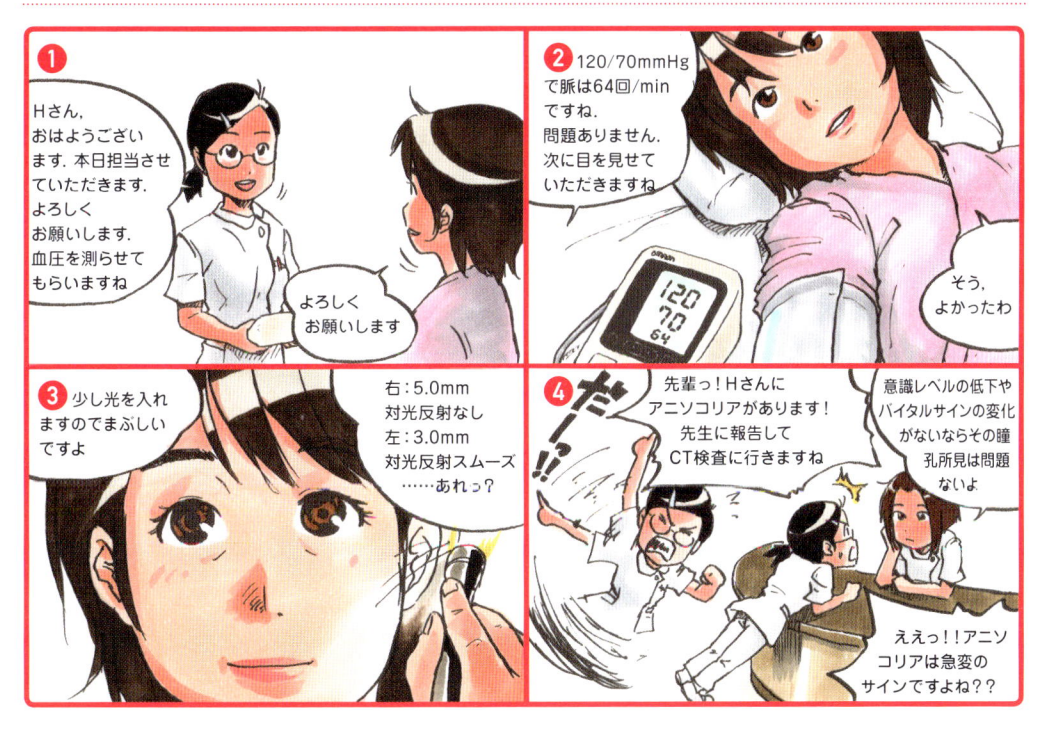

❶ Hさん、おはようございます．本日担当させていただきます．よろしくお願いします．血圧を測らせてもらいますね／よろしくお願いします

❷ 120/70mmHgで脈は64回/minですね．問題ありません．次に目を見せていただきますね／そう，よかったわ

❸ 少し光を入れますのでまぶしいですよ／右：5.0mm 対光反射なし　左：3.0mm 対光反射スムーズ……あれっ？

❹ 先輩っ！Hさんにアニソコリアがあります！先生に報告してCT検査に行きますね／意識レベルの低下やバイタルサインの変化がないならその瞳孔所見は問題ないよ／ええっ！！アニソコリアは急変のサインですよね？？

解説は次ページ➡

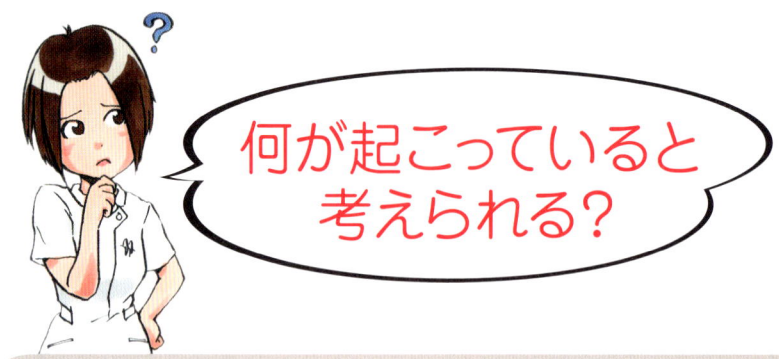

> 何が起こっていると考えられる?

未破裂動瘤の圧迫

　Hさんは，右IC-PC（内頸動脈-後交通動脈分岐部）の未破裂動脈瘤があるので，右動眼神経麻痺によって右の瞳孔散大，対光反射の消失が起こっていると考えられます（図1）．

　ここで，ウィリス動脈輪の解剖をもう一度復習しておきましょう（図2）．解剖学的に，動眼神経と非常に近い関係性があることがわかると思います．

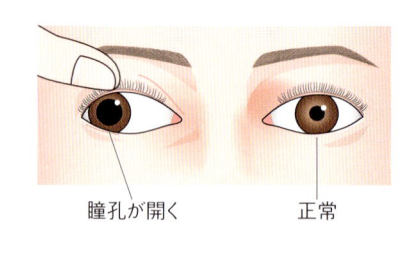

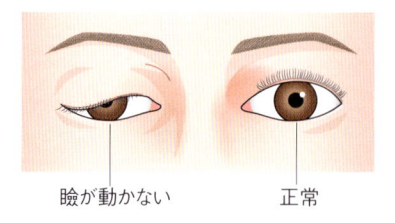

瞳孔が開く　　正常

瞼が動かない　　正常

図1　動眼神経麻痺時の瞼と瞳孔

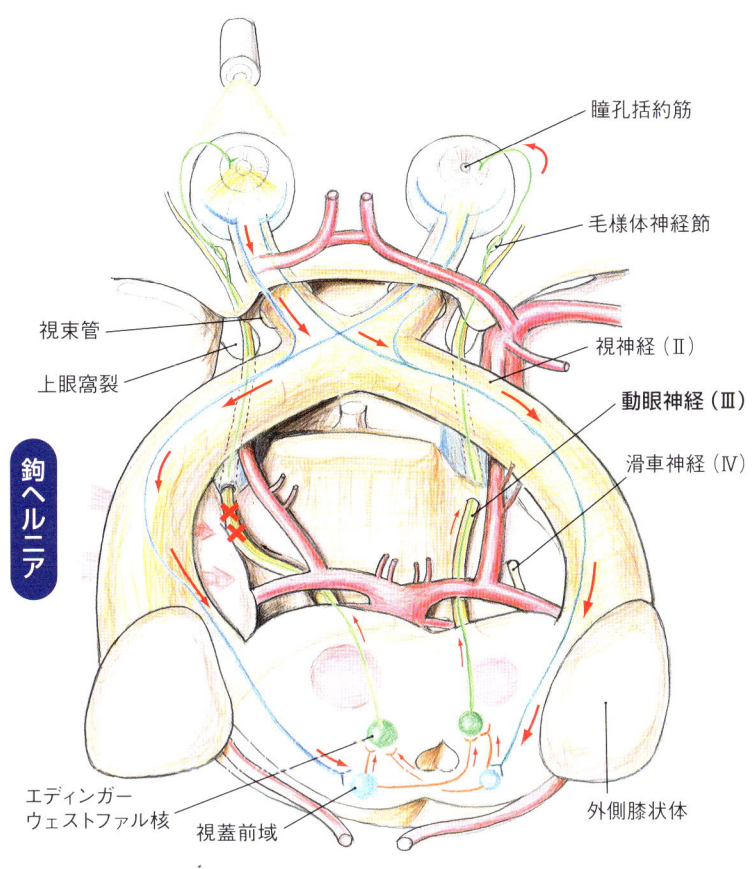

図2 動眼神経とウィリス動脈輪の位置 （文献1より）

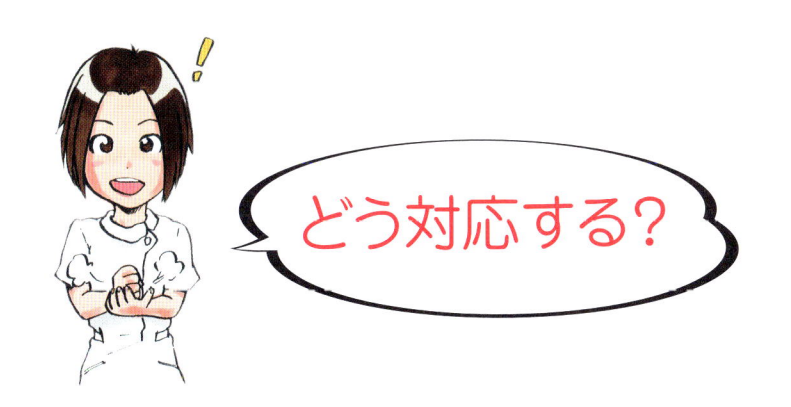

ラベル：瞳孔括約筋、毛様体神経節、視神経（Ⅱ）、動眼神経（Ⅲ）、滑車神経（Ⅳ）、外側膝状体、視蓋前域、エディンガーウェストファル核、上眼窩裂、視束管、鉤ヘルニア

どう対応する？

判断のために3つの情報を確認する

頭蓋内圧亢進による鉤ヘルニアで出現するアニソコリア以外にも，アニソコリアには

さまざまな原因がありますので，そのことを理解しておくことは大切です．私は事前の情報として，3つのことに気をつけています．

1．糖尿病の既往歴を確認する

　動眼神経の外側部に副交感神経成分（瞳孔を縮小させる），内側部に運動成分（眼球運動をつかさどる）があります．糖尿病が原因の場合は，神経の中心を走行し内側部を栄養する血管が虚血に陥るために，外眼筋麻痺による複視や眼瞼下垂が起こりやすく，瞳孔症状を欠くことがあります．

2．白内障，緑内障などの眼科疾患の既往歴を確認する

　瞳孔括約筋・散大筋などへの影響で，対光反射が消失する場合があるので，注意が必要です．

3．IC-PCなどの未破裂脳動脈瘤，海綿静脈洞瘻があるか確認する

　図2に示したように，解剖学的に動眼神経と非常に近い関係性があるので，鉤ヘルニアを含め，外側からの圧迫による障害では，初期には散瞳や対光反射の消失など自律神経障害のみが起こり，眼瞼下垂などの外眼筋麻痺は遅れて現れることが多いです．

日常生活で困ることがないか確認する

　動眼神経麻痺がある患者は，部屋をまぶしく感じたり，物が二重に見えたりします．
　未破裂脳動脈瘤がある患者であれば，自分で症状を理解し，片目に眼帯をしたりして過ごす方もいます．病態的にも急に動眼神経麻痺になることはまれなので，環境調整や，ADL上で困ることを聞きながら，対応することが必要です．

今回のトリまとめ

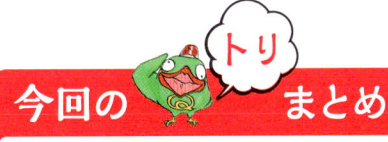

1. 既往歴の情報収集も大切です．
2. 動眼神経麻痺の症状を理解し，ケアに生かすことが大切です．

引用・参考文献
1) 升森義昭．"対光反射の経路"．塗って覚えて理解する！脳の神経・血管解剖．窪田惺監．大阪，メディカ出版，2008，108．

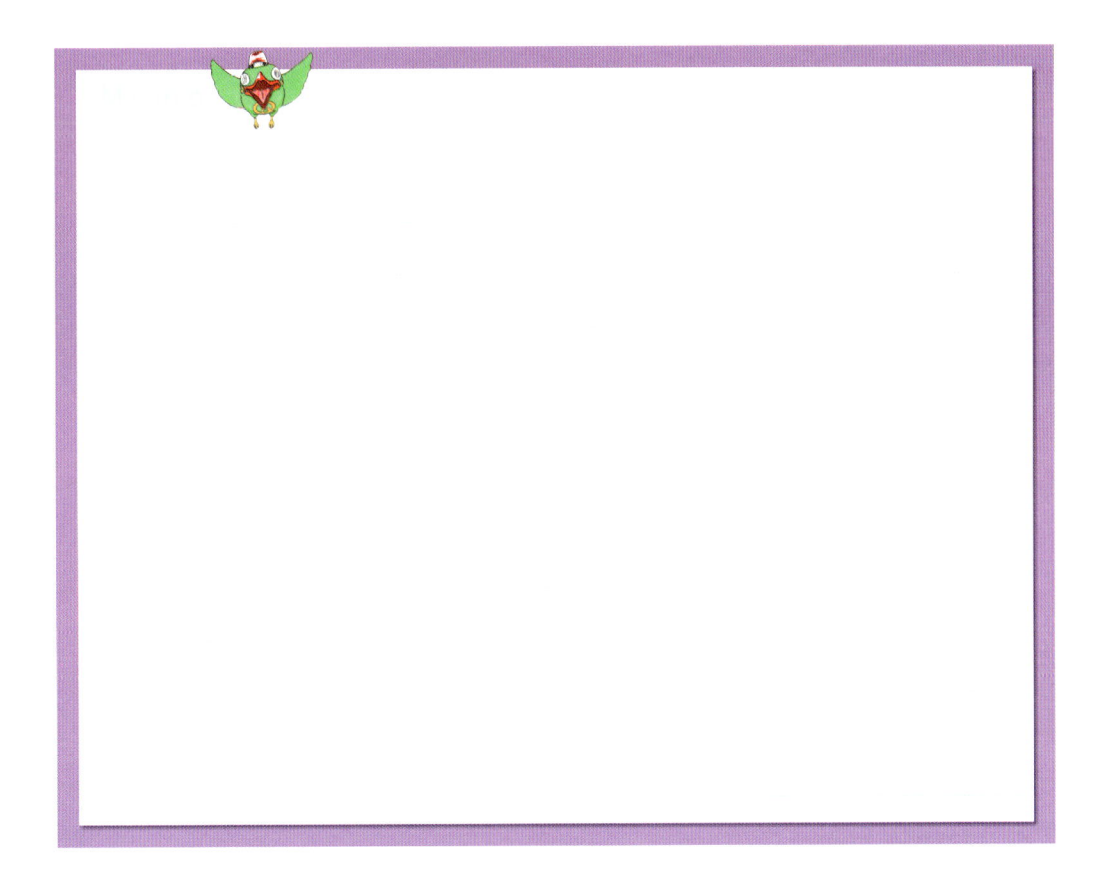

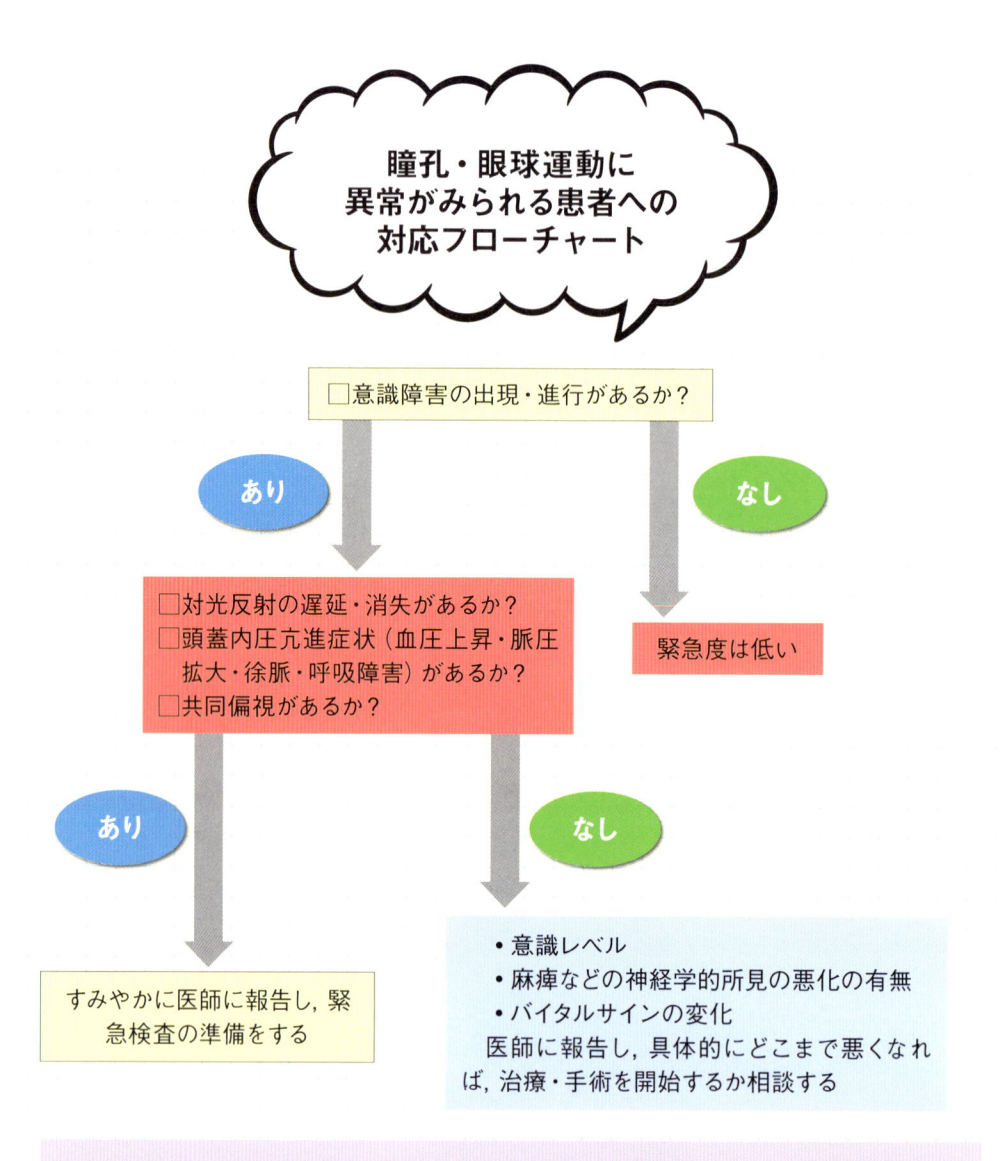

瞳孔・眼球運動に異常がみられる患者への対応フローチャート

□意識障害の出現・進行があるか？

- あり
  - □対光反射の遅延・消失があるか？
  - □頭蓋内圧亢進症状（血圧上昇・脈圧拡大・徐脈・呼吸障害）があるか？
  - □共同偏視があるか？
    - あり → すみやかに医師に報告し，緊急検査の準備をする
    - なし →
      - 意識レベル
      - 麻痺などの神経学的所見の悪化の有無
      - バイタルサインの変化

      医師に報告し，具体的にどこまで悪くなれば，治療・手術を開始するか相談する
- なし → 緊急度は低い

- 基本的には，意識レベル・麻痺などの神経学的所見の悪化の有無・バイタルサインの変化を経時的に観察しながら，瞳孔不同が出現する前の段階で，検査・治療に結び付けることが重要です．意識障害の出現・悪化時には，神経学的所見・バイタルサインの変化とともに医師に報告し，具体的にどこまで悪くなれば，治療・手術を開始するか相談しましょう．たとえば，40mLの被殻出血の患者をみている場合，開眼しなくなれば（意識レベルがJCS-30以下），頭部CT検査に行くという基準を医師・看護師間で確認しておくことが大切です．
- もともと正常な対光反射の遅延・消失は，中脳レベルでの障害を意味しますので，緊急に対応することが求められます．意識障害が重度の場合，救急のABC（A：気道，B：呼吸，C：循環）をチェックして，安全に検査を受けられる状態なのか評価することも重要です．

04 血圧がおかしい！

愛媛大学医学部附属病院脳神経外科病棟看護師
松家祥智 まつか・よしとし

同SCU看護師
山本可奈 やまもと・かな

同脳神経外科病棟・SCU看護師長／
脳卒中リハビリテーション看護認定看護師
地久里公美 ちくり・くみ

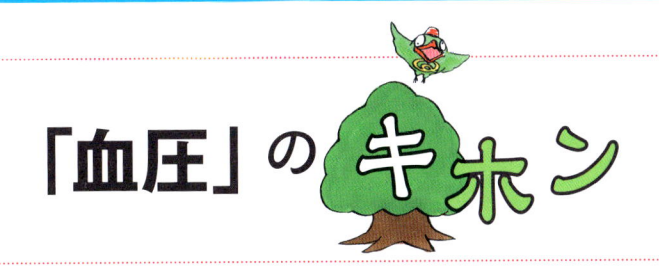

「血圧」のキホン

血圧の正常範囲

　血圧とは，左心室から出た血液が動脈壁を押す力のことで，ヒトの生命維持活動にとても大事な役割の一つです．

血圧＝心拍出量×末梢血管抵抗　で表すことができます．

　収縮期血圧（SBP：systolic blood pressure）とは，左室が収縮したときの血圧を表します．拡張期血圧（DBP：diastolic blood pressure）とは，左室が拡張したときの血圧を表します（表1）．

表1　血圧の分類（文献1より）

分類		収縮期血圧		拡張期血圧
正常域血圧	至適血圧	＜120	かつ	＜80
	正常血圧	120〜129	かつ/または	80〜84
	正常高値血圧	130〜139	かつ/または	85〜89
高血圧	Ⅰ度高血圧	140〜159	かつ/または	90〜99
	Ⅱ度高血圧	160〜179	かつ/または	100〜109
	Ⅲ度高血圧	≧180	かつ/または	≧110
	（孤立性）収縮期高血圧	≧140	かつ	＜90

脳神経外科領域における血圧コントロール

脳神経外科領域では，血圧コントロールはとても重要です．高くても低くても，疾患によっては脳に悪影響を及ぼす可能性があります．

脳血管には脳循環自動調節能という機能があり，血圧が変動しても一定の範囲内であれば，血管を収縮・拡張させて脳灌流を維持させるはたらきがあります．

脳灌流圧＝平均血圧－頭蓋内圧 で表すことができます．

脳卒中急性期の血圧管理を**表2**に示します．

1．脳梗塞

脳梗塞は，脳動脈の狭窄や閉塞により，灌流域が脳虚血状態に陥って脳神経細胞が壊死した状態を言います．梗塞部位によりさまざまな神経症状が出現します．

脳梗塞超急性期は，脳循環自動調節能が障害されているために，血圧が低下すると脳灌流量も低下します．よって血圧を下げすぎないようにするのが基本です．ただし，収縮期血圧が220mmHg以上または拡張期血圧が120mmHg以上の高血圧が持続する場合や，合併症がある場合に限り，降圧療法が『脳卒中治療ガイドライン2009』で推奨されています[2]．また，rt-PA静注療法を予定している場合は，収縮期血圧が185mmHg以上，拡張期血圧が110mmHg以上の場合に，静脈投与による降圧療法が同じようにガイドラインで推奨されています[2]．

表2　脳卒中急性期の血圧管理

	血圧目標
脳梗塞	・基本的に降圧しない．ただし収縮期血圧220mmHg以上または拡張期血圧120mmHg以上が続く場合に限り降圧する． ・rt-PA血栓溶解療法を予定している場合は収縮期血圧185mmHg以上，拡張期血圧110mmHg以上の場合に降圧する．
脳出血	収縮期血圧180mmHg未満，または平均血圧130mmHg未満でコントロールする．
くも膜下出血	収縮期血圧120〜150mmHg以下を目安にコントロールする．

2. 脳出血

　脳出血の約80％は高血圧が原因です．脳出血患者の46％は高血圧の治療中，24％は未治療者から発症していると言われています[3]が，脳出血発症後高血圧が続くと頭蓋内出血が続いたり，再出血をきたすこと，また，血腫周囲の脳実質の浮腫が増悪する可能性があるため，予後不良となります．そのため，すみやかに血圧を下げる必要があります．『脳卒中治療ガイドライン2009』では，収縮期血圧を180mmHg未満，または平均血圧130mmHg未満でコントロールすることが推奨されています[2]．

3. くも膜下出血

　くも膜下出血の原因には，脳動脈瘤の破裂，脳動静脈奇形からの出血などがあります．くも膜下出血の急性期は，脳出血時と一緒で再出血を予防することを目的に降圧療法が推奨されています．

　外科的治療後は，脳血管攣縮（スパズム）による脳虚血を予防するために，血圧は下げすぎないようにすることが必要です．脳血管攣縮が起こると，血管が部分的に細くなり脳梗塞と同じような状態になり，必要な血流が維持できません．そのため血圧は下げすぎないことが必要なのです．脳血管攣縮が発生する時期は，くも膜下出血の発症後4〜14日と言われています．

脳神経外科領域で急性期に使用される薬剤

1. 降圧薬

1）Ca拮抗薬

　血管平滑筋を弛緩させ，末梢血管抵抗を減らすと同時に心収縮力を抑制することで血圧を低下させます．

①ニカルジピン塩酸塩（ペルジピン®）

　わが国では，「頭蓋内出血で止血が完成していないと推定される患者」や「脳卒中急性期で頭蓋内圧が亢進している患者」には使用禁忌となっています[3]．

②ジルチアゼム塩酸塩（ヘルベッサー®）

　降圧作用と徐脈作用を有します．脳卒中疾患での禁忌はないものの，Ⅱ度以上の房室ブロック，洞不全症候群，重篤なうっ血性心不全に対しては禁忌となっています．投与中は心電図モニターでモニタリングを行い，完全房室ブロック，高度徐脈，心停止などに注意する必要があります．

2）硝酸薬

　直接的に血管平滑筋を弛緩させます．高用量で動脈の拡張作用がみられます．
①ニトログリセリン（ミリスロール®）
　頭部外傷や脳出血例に対しては，慎重投与の必要があります．投与時は，塩化ビニル製の輸液セットなどに吸着されるので使用器材に注意が必要です．

3）β遮断薬

　カテコールアミンβ受容体を遮断して，心拍数が減少し降圧作用がみられます．
①プラノール塩酸塩（インデラル®）
　脈拍と血圧を同時に下げるので，頻脈を伴う例では有効です．ただし，気管支喘息や気管支けいれんの恐れのある患者，糖尿病性ケトアシドーシスや代謝性アシドーシスのある患者，房室ブロック，洞房ブロック，洞不全症候群のある患者に対しては使用禁忌です．

2．昇圧薬

　原因に応じて薬剤を選択します．通常，心拍出量の増大（β刺激作用）か全末梢抵抗の増加（α刺激作用）により昇圧させます．

1）ドパミン（イノバン®，カタボン®）

　通常，1～5μg/kg/minを点滴で静脈投与します．患者の病態に応じ，20μg/kg/minまで増量することができます．おもにβ刺激作用を有しますが，15～20μg/kg/minでα刺激作用が出現します．腎血流量増加による利尿作用があります．

2）ドブタミン（ドブトレックス®）

β刺激作用がおもで，心収縮力増加作用はドパミンの4倍です．

3）アドレナリン（ボスミン®，アドレナリン注0.1%）

α，β両方の刺激作用があります．気管支喘息発作やアナフィラキシーショックに多用されますが，脳神経外科領域ではおもに心肺蘇生に用いられます．

4）エチレフリン（エホチール®）

α，β両方の刺激作用があります．急性低血圧に用いますが，持続投与することはまれです．

引用・参考文献
1）日本高血圧学会．高血圧治療ガイドライン2014．日本高血圧学会編．東京，ライフサイエンス出版，2014．
2）脳卒中合同ガイドライン委員会．"脳卒中一般の管理：脳卒中急性期の呼吸・循環・代謝管理（2）血圧"．脳卒中治療ガイドライン2009．篠原幸人ほか編．東京，協和企画，2009，7-8．
3）前掲書2），130．
4）二木芳人ほか．今日の治療薬2010．浦部晶夫編．東京，南江堂，2010，636-8．

04 血圧がおかしい！

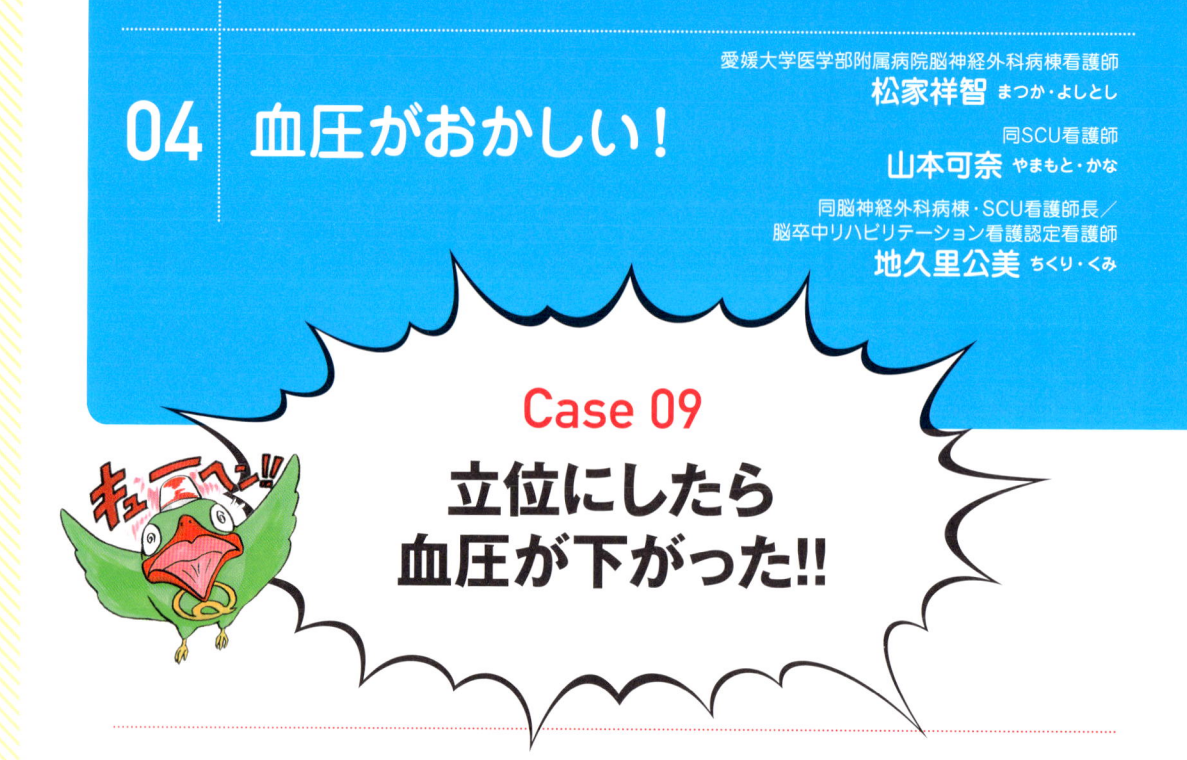

愛媛大学医学部附属病院脳神経外科病棟看護師
松家祥智 まつか・よしとし

同SCU看護師
山本可奈 やまもと・かな

同脳神経外科病棟・SCU看護師長／
脳卒中リハビリテーション看護認定看護師
地久里公美 ちくり・くみ

Case 09
立位にしたら血圧が下がった!!

Iさん，TIAで緊急入院．右内頸動脈狭窄を指摘され，発症5日目にステント留置術を施行．翌日に離床を開始．

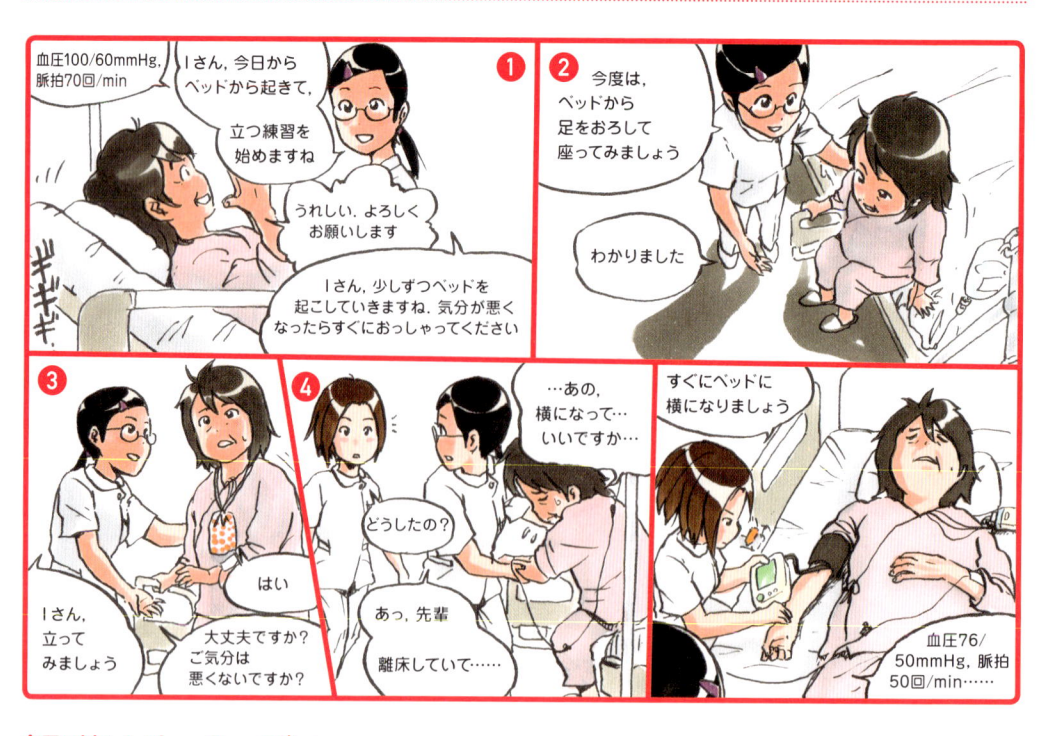

① 血圧100/60mmHg，脈拍70回/min
「Iさん，今日からベッドから起きて，立つ練習を始めますね」
「うれしい，よろしくお願いします」
「Iさん，少しずつベッドを起こしていきますね．気分が悪くなったらすぐにおっしゃってください」

② 「今度は，ベッドから足をおろして座ってみましょう」
「わかりました」

③ 「Iさん，立ってみましょう」
「はい」
「大丈夫ですか？ご気分は悪くないですか？」

④ 「…あの，横になって…いいですか…」
「どうしたの？」
「あっ，先輩離床していて……」

「すぐにベッドに横になりましょう」
血圧76/50mmHg，脈拍50回/min……

解説は次ページ➡

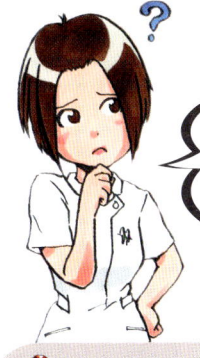

何が起こっていると考えられる？

起立性低血圧

　Ｉさんは，右内頸動脈狭窄症の診断で内頸動脈のステント留置術を受けました．そして5日間の臥床安静の後に離床を始め，臥位から座位をとり，立位になった際に，立ちくらみがして気分が悪くなってしまいました．また，血圧の低下は，収縮期20mmHg，拡張期10mmHgほどみられていました．

　WHOの基準では，収縮期血圧で100mmHg以下，拡張期血圧で60mmHg以下が低血圧とされています[1]．低血圧には，①本態性低血圧，②症候性（二次性）低血圧，③薬物性低血圧，④起立性低血圧がありますが，このほかに入浴時や運動時，夜間睡眠時，食後にも低血圧をきたすことがあります．

　今回の事例の場合，「起立後3分以内に少なくとも収縮期血圧の低下が20mmHg以上，または拡張期血圧の低下が10mmHg以上」[2]という起立性低血圧の診断基準を満たしていることから，起立性低血圧と考えられます．

　ヒトが直立すると，重力により500〜700mLの血液が上半身（胸腔内）から下半身（下肢や腹部内臓）へ移動します．そのため心臓への還流血液量が減少し，右心房圧が低下し，心拍出量が減少します．この循環動態の急激な変化に対して，血圧を維持しようと調節機構がはたらきます．頸動脈洞と大動脈弓に存在する圧受容器は，血圧の低下を感知し，脳幹（延髄）へ信号を送ります．脳幹（延髄）からは，自律神経を介して神経伝達物質が心臓や末梢血管へ分泌され，心拍数が上昇，末梢血管が収縮することによって血圧が維持されるのです（図1）．

　Ｉさんは，内頸動脈のステント留置術を受けていますが，この血管内治療の合併症として挙げられるのが頸動脈洞反射です．これは，頸動脈洞にある圧受容器が術中操作の刺激によって「圧上昇」と感知し，その結果，徐脈となり血圧低下をきたすものです．術中から低血圧となり，術後数日間昇圧薬が必要となる場合があります．Ｉさんは，昇圧薬が必要なほどではありませんでしたが，血圧は100/60mmHgと低めでした．また，

3日間の臥床後，頭部挙上時に末梢血管の収縮があまり行われず，血圧上昇がみられないことがあるとも言われている[4]ため，離床する際は注意が必要でした．

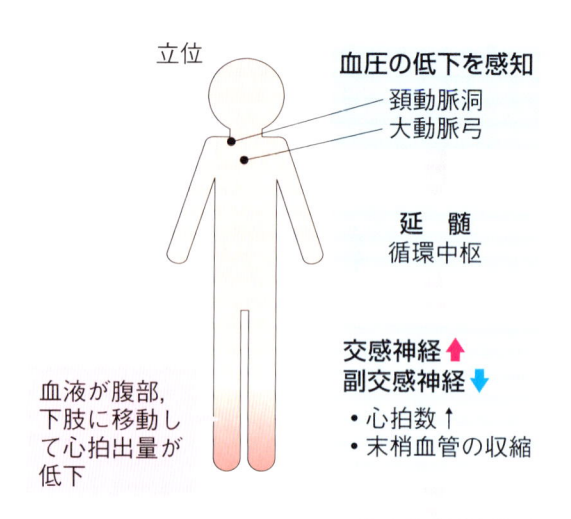

図1　血圧調節のメカニズム（文献3より）

立位
- 血圧の低下を感知
  - 頸動脈洞
  - 大動脈弓
- 延髄　循環中枢
- 交感神経↑　副交感神経↓
  ・心拍数↑
  ・末梢血管の収縮
- 血液が腹部，下肢に移動して心拍出量が低下
- 血圧を保つ

どう対応する？

Iさんは，3日以上の臥床期間がありました．また，内頚動脈ステント留置術を受け，術後初めての離床でしたが，新人ナース1名で行いました．

離床が可能かどうか判断する

手術後や一定期間の臥床の後に離床を行う場合は，血圧低下に十分注意する必要があります．医師から離床の許可があった場合も，離床する前にかならずバイタルサインの測定や神経学的所見の観察をきちんと行い，離床が可能かどうかを判断しましょう．

2人以上で対応する

次に，不測の事態に備えるため環境を整えます．血圧低下だけでなく失神の可能性を

考えて，初回の離床は，新人ナースだけで行うのではなく，医師や先輩ナースと一緒に対応すると安心です．失神による転倒により二次的な障害を引き起こす可能性があるためです．また，一定の臥床期間のあとの離床は，低血圧だけでなく深部静脈血栓症に伴う肺塞栓の危険性もあります．心電図モニターやSpO$_2$モニターは，介助者から見える位置に設置し，離床後も異常がないことを確認してから外しましょう．筆者の職場では，初回の離床は医師と行うことにしています．2回目以降は看護師のみで行いますが，低血圧となる可能性やその他のリスクがある場合は，医師が病棟にいることを確認したうえで行っています．

今回の事例では，臥位からすぐに立位になるのではなく，臥位からベッドの頭側のギャッチアップから始め，端座位，立位と段階的に進めていました．異常がないことを確認しながら進めるには，臥位時だけでなく，ギャッチアップ時，端座位時で血圧などのバイタルサイン測定や神経徴候の変化がないかを確認するとよいでしょう．施設によっては，ギャッチアップの角度やその維持時間などについても詳細な基準があると思います．いずれにしても，慎重に行うことが肝要です．

今回のまとめ

1. 病状やバイタルサインなどから，離床が可能かどうか判断しましょう．
2. 初回の離床は，安全な環境を整備したうえで，2人以上で行いましょう．
3. 初回の離床は段階的に行いましょう．

引用・参考文献

1) 岩瀬敏．"低血圧の定義"．知っていますか？食事性低血圧：新たな血圧異常の臨床．高橋昭監．東京，南山堂，2004, 27.
2) 岩瀬敏．"低血圧の病態とその発症因子"．前掲書1), 28.
3) 医療情報科学研究所．病気がみえる vol.7 脳・神経．東京，メディックメディア，2011, 208.
4) 家田俊明ほか．"診断基準"．前掲書1), 49.

04 血圧がおかしい！

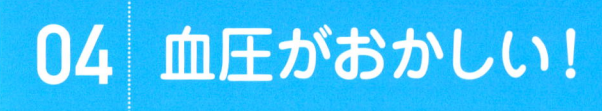

愛媛大学医学部附属病院脳神経外科病棟看護師
松家祥智 まつか・よしとし

同SCU看護師
山本可奈 やまもと・かな

同脳神経外科病棟・SCU看護師長／
脳卒中リハビリテーション看護認定看護師
地久里公美 ちくり・くみ

Case 10 脳梗塞患者が吐き気を訴えたあと血圧が上がった!!

Jさん，心原性脳塞栓症を発症し入院4日目．ヘパリン持続投与中．右片麻痺MMT3/V点，失語症なし．

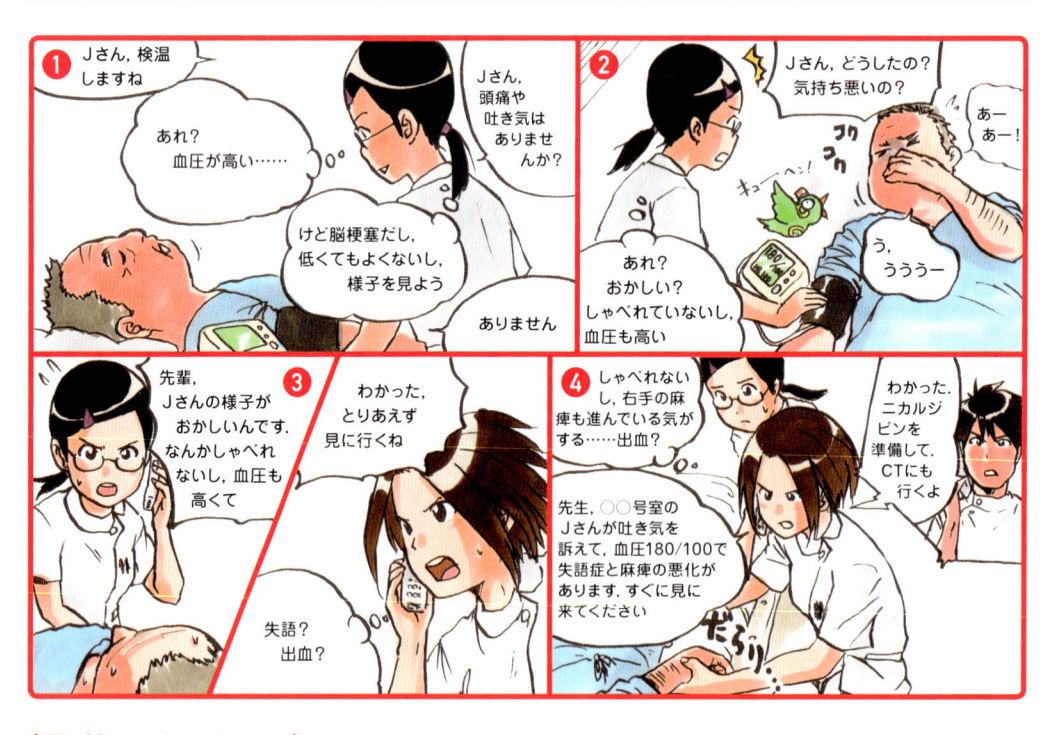

❶ Jさん，検温しますね／Jさん，頭痛や吐き気はありませんか？／ありません／あれ？血圧が高い……／けど脳梗塞だし，低くてもよくないし，様子を見よう

❷ Jさん，どうしたの？気持ち悪いの？／あー あー！／う，ううう―／あれ？おかしい？しゃべれていないし，血圧も高い

❸ 先輩，Jさんの様子がおかしいんです．なんかしゃべれないし，血圧も高くて／わかった，とりあえず見に行くね／失語？出血？

❹ しゃべれないし，右手の麻痺も進んでいる気がする……出血？／先生，○○号室のJさんが吐き気を訴えて，血圧180/100で失語症と麻痺の悪化があります．すぐに見に来てください／わかった．ニカルジピンを準備して．CTにも行くよ

解説は次ページ➡

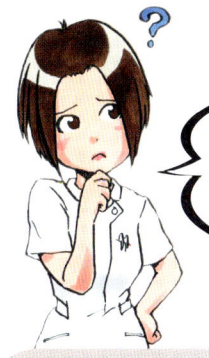

何が起こっていると考えられる？

出血？　浮腫？　再梗塞？

　心原性脳塞栓症は，心房細動などの不整脈や感染性心内膜炎などにより，心臓内（とくに左房内）に形成された血栓が血流によって運ばれ，脳動脈が突然閉塞されることにより起こります．また，病型別の出血性梗塞の頻度として，心原性脳塞栓症は24％とほかの病型に比べて有意に高く，発症時期としては，脳梗塞発症後7日以内の急性期と10日～3週間ごろの亜急性期に多いとされています[1]．また，心原性脳塞栓症は，広範な脳梗塞を起こすことが多く，多くは脳浮腫を伴います．そのため，浮腫に対する対症療法も必要となります．

　Jさんは心原性脳塞栓症（左中大脳動脈領域）の発症4日目に，著明な血圧上昇，失語症の出現，右片麻痺の増悪を認めました．脳梗塞後の症状増悪の原因としては，再梗塞によるもの，傷んだ脳組織の浮腫によるもの，梗塞巣からの出血（出血性梗塞）によるものなど，さまざまなものが考えられます．

　今回の事例では，まず著明な血圧上昇が認められました．出血の場合も再梗塞の場合も血圧上昇を認めますので，その両方の可能性が考えられます．

　その次に，Jさんは言葉を話すことができなくなっています．口元を押さえながらモゴモゴと何かを訴えていますが，言葉になりません．ここでは吐き気によって話せないのか，言葉を発すること自体ができなくなっているのかを見極める必要があります．

　Jさんの場合は，看護師が話しかけ続けますが，言葉を発することができません．言葉を発してもらうために名前や物の名前を聞いてみるのもよいでしょう．ここまで観察して初めて「話せない」と判断できます．

　「失語症」は，一般に優位側大脳半球の障害により起こります．優位半球とは，言語中枢がある半球を意味し，右利きの人の95％以上と左利きの人の約50％以上は，左大脳半球が優位側です[2]．Jさんも右利きでした．左中大脳動脈領域の脳梗塞で左大脳半球が障害され失語症が出現したと考えられ，病態と症状が一致していると言えます．こ

の症状からは，出血，浮腫，再梗塞のすべての可能性が考えられます．

　最後に麻痺が増悪しています．もともとあった麻痺と同側の麻痺の増悪は，同側の脳が障害されたことを示します．Jさんの場合，心原性ですから再梗塞を起こす場合，反対側に起こす可能性もあります．今回の症状は同側に起こっており，現在ある症状がさらに増悪した状態と言えることから，出血性梗塞が最も疑わしいと言えるでしょう．

　しかし，最終的には画像所見の確認が必要となります．状態変化にすぐに対応できるように検査には医師に同行してもらい，所見も一緒に確認しましょう．

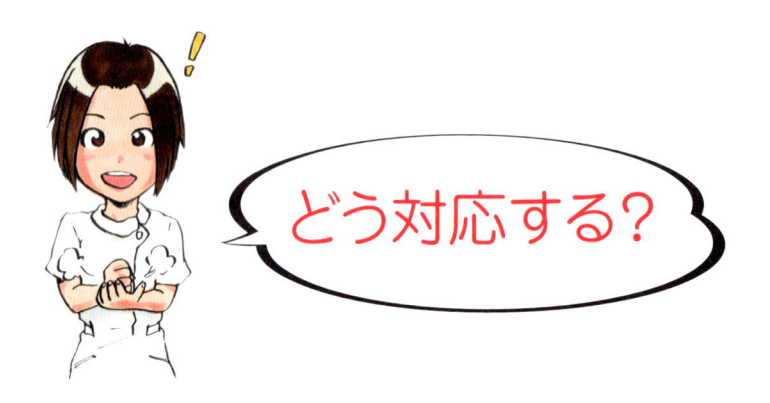

血圧コントロール

　脳梗塞急性期の血圧管理では，血圧が低下すると脳血流量が低下すると考えられることから，積極的な降圧は行わないのが基本です．しかし，いくら脳梗塞であっても，収縮期血圧が220mmHgを超えるほど高くなると脳内出血の可能性が出てくるため，降圧が必要になってきます．また，心原性脳塞栓症の場合，出血性梗塞を起こす可能性があるため，ある程度の降圧が必要となってきます．そのため，脳梗塞患者のバイタルサインを観察する際には，医師に血圧の指示範囲を確認する必要があります．

　今回の事例で，新人ナースは1コマ目の検温時に血圧がやや高いと感じています．その後，頭痛や吐き気などの血圧以外の情報をとるところまではできていますが，誰にも相談することなく自己判断で経過観察としています．ここで先輩ナースに相談していれば，医師に指示を確認することができたかもしれません．判断の根拠として，医師の血圧指示範囲があれば血圧目標が明確となり，その指示をもとに様子を見てよいものか，報告すべきものかを判断することができます．指示範囲を逸脱した場合は，ただちに患

者に安静臥床してもらい、臥床後、再度血圧を測定します。それでも高い場合、医師に報告し、指示された薬剤の投与などの処置を行う必要があります。

このように、「いつもと違う」「おかしい」と感じる感覚はとても大切です。患者の一番近くにいる看護師である自分の感覚を信じ、大切にし、ささいなことでも先輩や医師に相談し、早期に対応することで大きな急変となる前に対処できることがあります。

血圧管理は、脳梗塞の再発予防においても重要です。高血圧は動脈硬化の原因となります。また、心原性脳塞栓症の再発予防の第一選択薬は、ワルファリンが推奨されています。再発予防のために内服を行う必要がある一方で、ワルファリンによる脳内出血の合併の可能性があり、回復期になってからも血圧管理が重要となってきます。患者自身にも内服薬は確実に内服すること、血圧測定を行い、記録する習慣をつけることを指導することが必要です。ちなみに、2011年にダビガトランエテキシラート（プラザキサ®）をはじめとした新規抗凝固薬がワルファリンに代わる新薬として発売されています。

心原性脳塞栓症の治療

脳梗塞の患者が入院してきたときには、まず病型にかかわらずrt-PA静注療法の適応を検討しながら、CT・MRIなどの画像検査、12誘導心電図、採血などの生理検査が行われます。適応となれば、rt-PA静注療法やMerci®やPenumbra®などの血管内治療が行われる可能性があります。

発症24時間以内である場合、脳保護療法（エダラボンの投与）が開始になります。病巣が広範であったり、脳浮腫を伴う場合、抗脳浮腫療法（濃グリセリンの投与）を行います。そして病型により、抗凝固・抗血小板療法が行われます。

心原性脳塞栓症の場合、急性期に再発予防のために抗凝固療法を行う必要がありますが、一方で、閉塞した血管の再開通による出血性梗塞もこの時期に多くみられるため、抗凝固療法の開始時期は、症例ごとに検討されています。

Jさんの場合も、脳梗塞の急性期であり、心原性脳塞栓症であることから、再梗塞や、出血性梗塞の出現の可能性があります。看護師は、このような病型に応じた治療内容や、病期に応じた観察ポイントを理解し、観察を行い、アセスメントしていく必要があります。

今回のまとめ

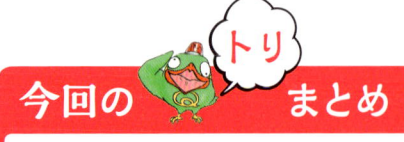

1. わずかな血圧変動にも注意しましょう．
2. 病態と病期を理解して観察を行いましょう．
3. おかしい思う自分の感覚を信じ，勇気をもって報告・相談しましょう．
4. 急変時は，その場を離れずヒトとモノを集めましょう．

引用・参考文献
1) 窪田惺．"バージョンアップ編"．脳神経外科バイブルⅠ：脳血管障害を究める．改訂第2版．大阪，永井書店，2009，448-50．
2) 田崎義昭ほか．ベッドサイドの神経の診かた．改訂17版．東京，南山堂，2010，252．
3) 小林祥泰ほか．脳卒中データバンク2009．小林祥泰編．東京，中山書店，2009，70-1．
4) 脳卒中合同ガイドライン委員会．脳卒中治療ガイドライン2009．篠原幸人ほか編．東京，協和企画，2009．

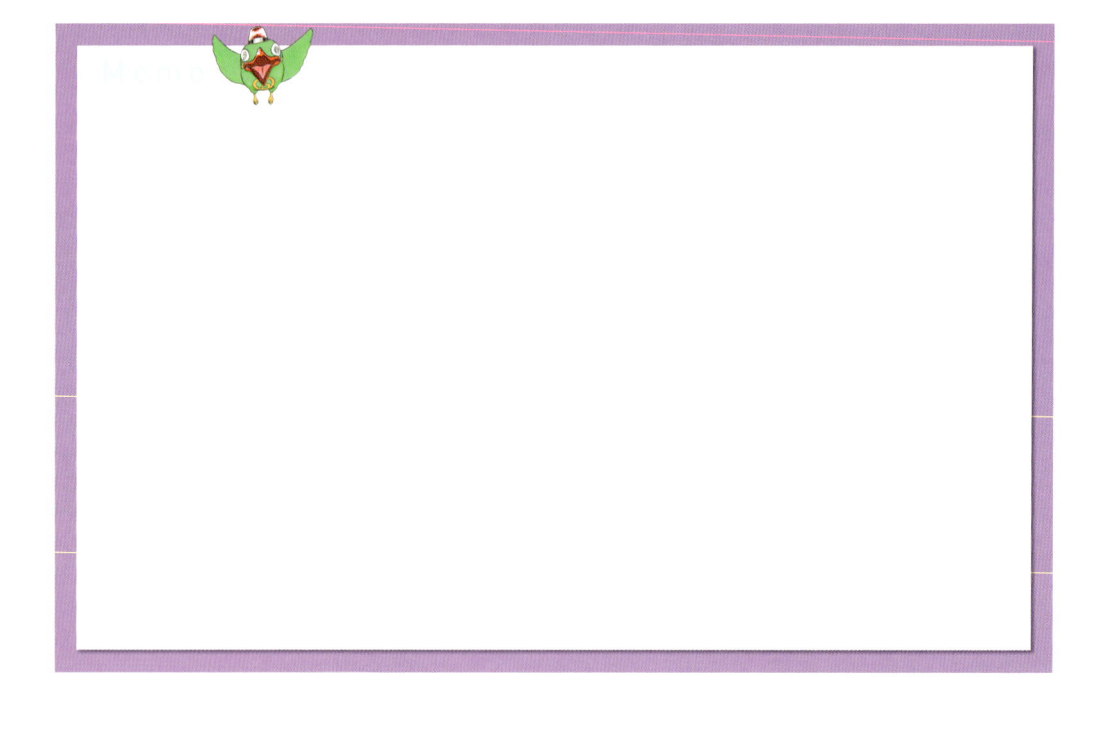

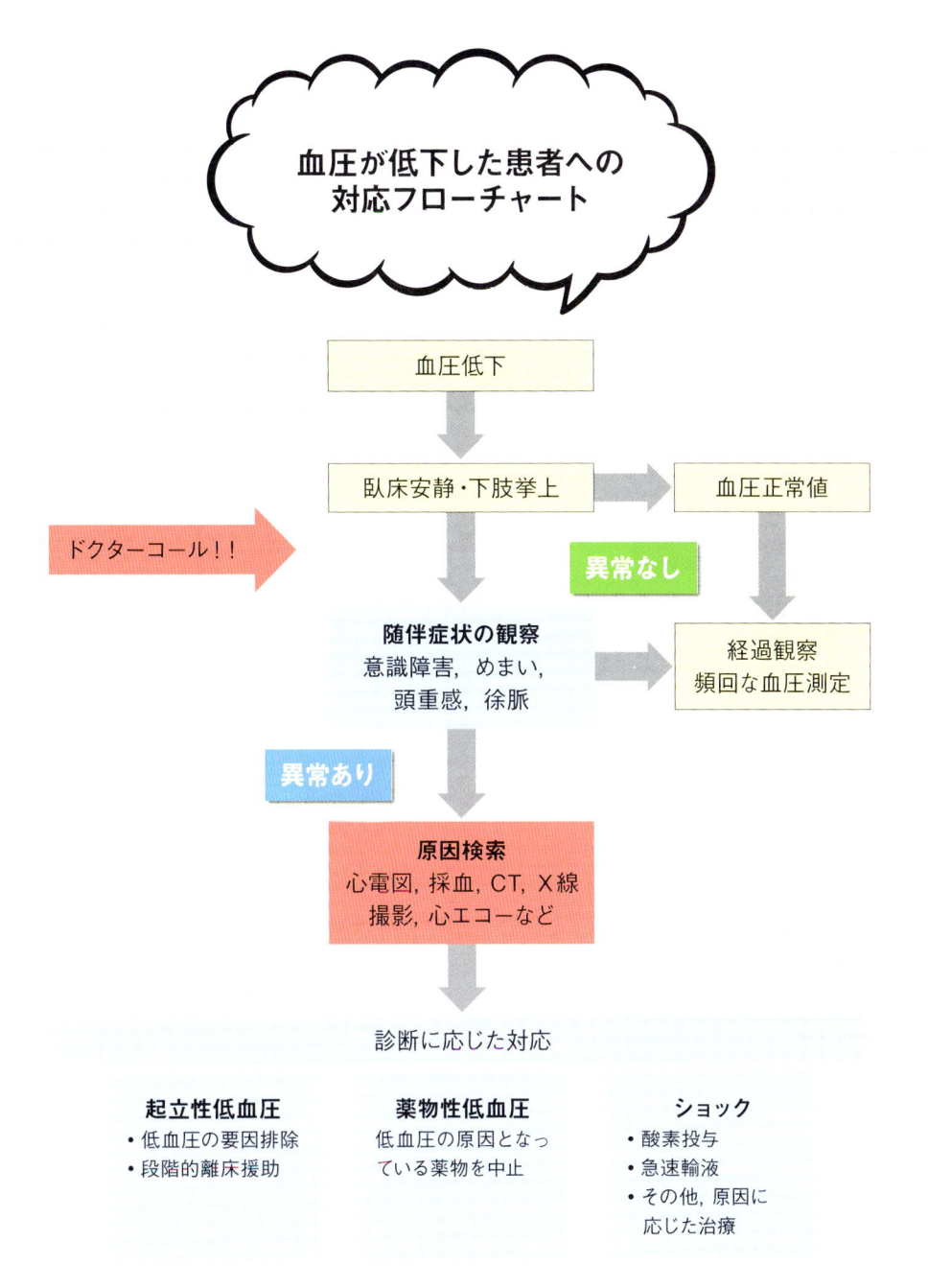

血圧が低下した患者への対応フローチャート

血圧低下
↓
臥床安静・下肢挙上 → 血圧正常値【異常なし】→ 経過観察 頻回な血圧測定
↓
随伴症状の観察
意識障害, めまい, 頭重感, 徐脈

←ドクターコール！！

【異常あり】
↓
原因検索
心電図, 採血, CT, X線撮影, 心エコーなど
↓
診断に応じた対応

起立性低血圧
- 低血圧の要因排除
- 段階的離床援助

薬物性低血圧
低血圧の原因となっている薬物を中止

ショック
- 酸素投与
- 急速輸液
- その他, 原因に応じた治療

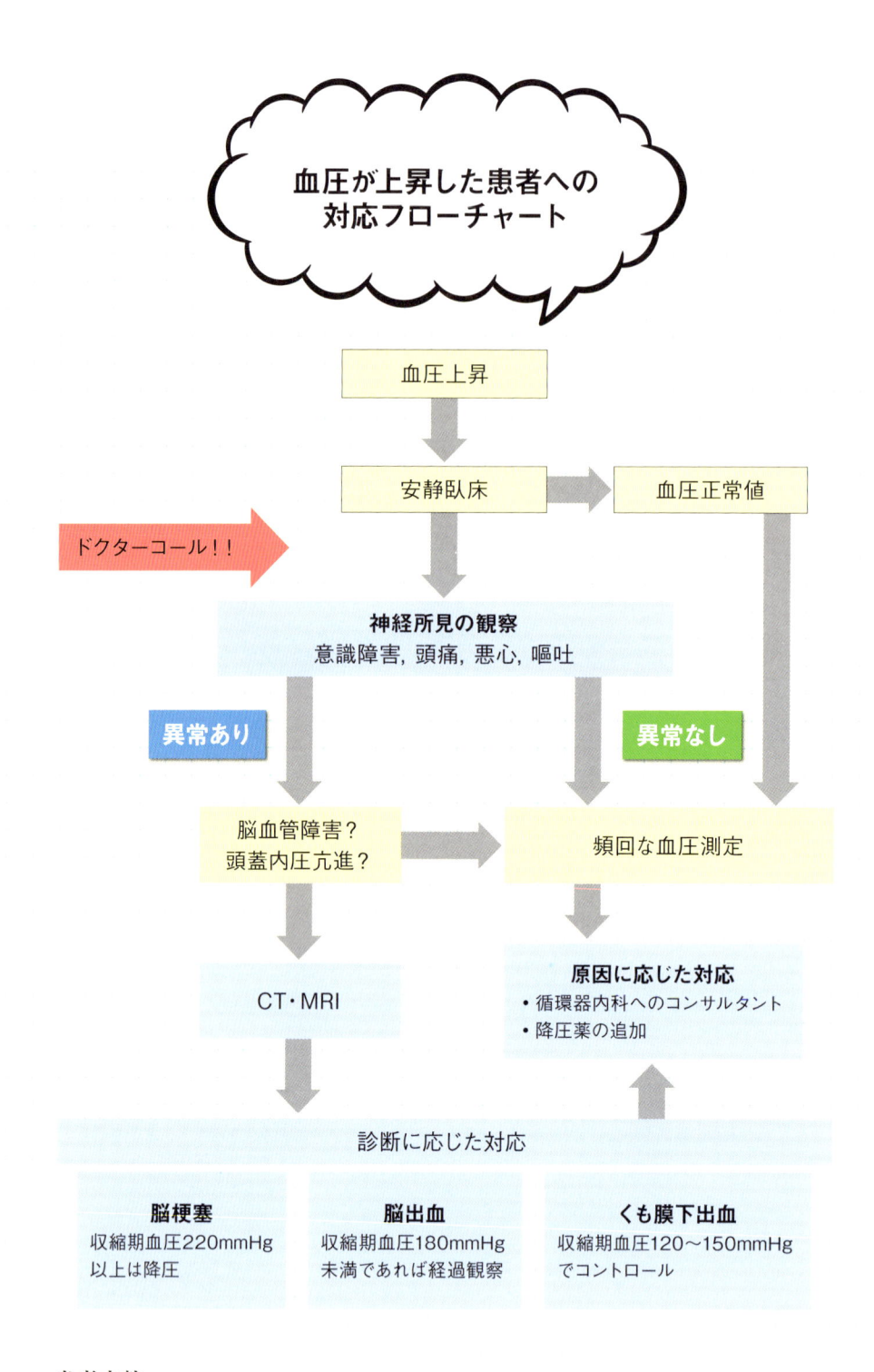

血圧が上昇した患者への対応フローチャート

```
血圧上昇
   ↓
安静臥床 → 血圧正常値
   ↓
←ドクターコール！！
神経所見の観察
意識障害, 頭痛, 悪心, 嘔吐
   ↓
異常あり / 異常なし
```

- **異常あり** → 脳血管障害？頭蓋内圧亢進？ → CT・MRI → 診断に応じた対応
- **異常なし** → 頻回な血圧測定 → 原因に応じた対応
  - 循環器内科へのコンサルタント
  - 降圧薬の追加

診断に応じた対応

脳梗塞
収縮期血圧220mmHg
以上は降圧

脳出血
収縮期血圧180mmHg
未満であれば経過観察

くも膜下出血
収縮期血圧120～150mmHg
でコントロール

参考文献

1) 赤羽敦也ほか．"症状とその対処法：血圧の低下／上昇"．脳神経看護ポケットナビ．落合慈之監．東京，中山書店，2007，42-5．

05 けいれんだ！

医療法人社団新進会おさか脳神経外科病院脳神経外科病棟／
脳卒中リハビリテーション看護認定看護師
下元昭二 しももと・しょうじ

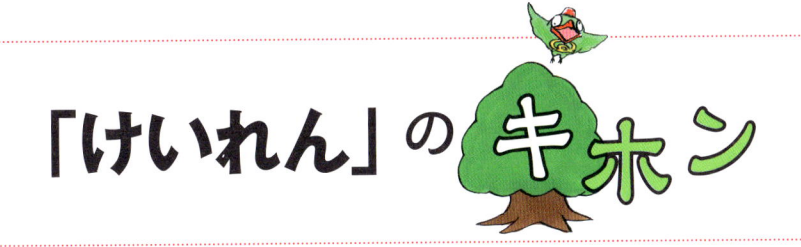

「けいれん」のキホン

けいれんが起こる原因

けいれんは、おもに発作的に起こり、自分の意思にかかわらず生じる骨格筋の収縮のことです。けいれんが体の一部に起きるものは局所性、全身に起こるものは全身性と言います（表1, 2）。

おもな原因としては不明なものもありますが、大きく分けると、脳が原因で起こるも

表1　けいれんの分類（文献1より）

分類	特徴
局所性けいれん	一側の上肢，下肢，手指，足指，顔に局所的にけいれんが起こる
全身性けいれん	全身にかつ対称的にけいれんが起こる

表2　代表的なけいれん (文献1より)

間代発作	・手足をガクガクと一定のリズムで曲げたり伸ばしたりする．顔やまぶたも同様． ・唇や顔がチアノーゼとなる．
強直発作	全身の突っ張り，体感のねじれなどが起こる．また，叫び声のあと呼吸が止まり，唇や顔面がチアノーゼとなる．
強直間代発作	まず強直発作になり，その後間代発作が並行して起こり，体の筋肉が緩み力が抜けてもうろう状態で終わり，呼吸が再開する．

表3　けいれんの原因

脳	その他の疾患によるもの
・脳腫瘍，脳卒中（脳梗塞／脳出血／くも膜下出血など），外傷や手術による脳の損傷 ・脳膿瘍，脳炎，先天性奇形，脱髄性疾患（多発性硬化症など），変性疾患（パーキンソン病など） ・症候性てんかん ・突発性・潜因性てんかん	・低血糖，不整脈，電解質異常 ・腎不全，肝不全，熱発，膠原病，低酸素 ・心因性（ヒステリー） ・末梢神経障害，筋障害など

のと脳以外の全身性疾患による二次的な障害で起こるものがあります（表3）．脳が原因の場合は脳腫瘍，脳卒中，てんかん発作，外傷による脳の損傷，脳の先天性奇形や脳炎，脱髄性疾患や変性疾患があります．脳神経外科領域での手術後に起こるけいれんと

しては，既存の頭蓋内病変や手術による脳のダメージ，髄膜炎，また頸動脈内膜剥離術後などに起こる過灌流症候群が原因となります．

全身疾患の場合，電解質異常・低血糖・発熱・不整脈などによるもの，片方のみの顔面けいれんのような末梢神経障害などがあります．

てんかんとけいれんの違い

「けいれん」の原因のなかに，「てんかん」という病名があります．しかし，てんかんはかならずしもけいれんを伴いません．

『てんかん治療ガイドライン2010』によると，「てんかんとは慢性の脳の病気で，大脳の神経細胞が過剰に興奮するために，脳の症状（発作）が反復性（2回以上）に起こるものである．発作は突然に起こり，普通とは異なる身体症状や意識，運動および感覚の変化が生じる．明らかなけいれんがあればてんかんの可能性は高い」とあります[2]．また，WHO（世界保健機関）の『てんかん事典』には，「てんかんは，種々の成因によってもたらされる慢性の脳疾患であって，大脳ニューロンの過剰な発射（てんかん発射）から由来する反復性の発作を主徴とし，それに，さまざまな臨床症状ならびに検査所見を伴う」と定義されています[3]．2つの定義を見ると，てんかんは脳が原因で2回以上繰り返す発作と言えます．

原因のアセスメント

けいれんの原因が脳卒中なのか，全身性疾患なのか，てんかん発作なのか診断する必要があります．そのため，病歴や，けいれんの状況を詳しく確認し，必要な検査へと進みます．意識障害を伴うけいれんで，患者本人から情報を得ることが困難な場合，けいれんを目撃した家族などからその様子を聞きます．本人から話が聞ければ意識障害のない部分発作の可能性があります．

入院中の場合は，カルテなどで既往歴や家族歴は確認できます．けいれんの状況を聞くときのポイントを表4にまとめました．もちろん，看護師が目撃したときの観察項目の一つにもなります．表5は，けいれんがみられた患者に対するおもな検査です．

表4　けいれんに対する情報収集

①病歴	現病歴，既往歴，家族歴，出産歴，職歴，アルコール歴，薬物歴．初めてのけいれんか否か．2回目なら初発年齢
②発作の状況 目撃者から	部位・範囲の変化，左右差，強直か間代か，時間的経過，意識状態，呼吸状態，外傷，眼球偏位の有無，前触れ（前駆症状），尿失禁，舌咬．発作後の状況（意識状態・麻痺の出現），バイタルサイン
③発作の状況 本人から	①＋②，感覚異常「ピリピリ・しびれ」，幻聴・幻視，嗅覚・味覚異常

表5　けいれんに対するおもな検査

- 血液検査（低血糖，代謝障害，電解質異常など）
- 心電図（重篤な不整脈）
- 画像検査 CT・MRI（脳の器質的障害の有無）
- 脳波（特徴的なてんかん波の有無）
- 髄液検査（脳炎）
- ビデオ脳波モニター検査

抗てんかん薬

　身体全体のけいれんを発見した際は，すみやかに止める必要があります．けいれんが起こると脳の代謝が亢進し酸素消費量は上がり，一時的に呼吸も止まるためさらに低酸素となり，二次的な障害の恐れやけいれんを再発させることがあります[1]．薬液の指示があれば使用し，ない場合には医師に早急に確認しましょう．

　現在起こっているけいれんに対しジアゼパム（セルシン®）を静脈注射し，状況に応じフェニトイン（アレビアチン®），フェノバルビタール（ノーベルバール®）などを静脈注射します（表6，7）．それらが無効な場合は，麻酔導入薬を使用することもあります．ジアゼパムなどは呼吸抑制などがあり，かならずモニターを装着し観察しましょう．

　初回発作では，原則として抗てんかん薬の投与は開始しません．しかし，『てんかん治療ガイドライン2010』では，「初回発作でも神経学的異常，脳波異常ないしは，てんかんの家族歴が陽性の症例では再発率が高いため治療を開始する．2回目の発作が出現した場合は，1年以内の発作出現率が高く，抗てんかん薬の治療開始が推奨される」とあります[1]．

　抗てんかん薬の作用はてんかん発作を抑えるもので，有効な効果を得るために血中濃

表6 おもな抗てんかん薬

薬剤名	おもな製品名	おもな副作用
フェニトイン	アレビアチン®	眼振，眠気，失調
フェノバルビタール	フェノバール®	意欲低下，発疹
バルプロ酸ナトリウム	デパケン®	肝障害
カルバマゼピン	テグレトール®	複視，白血球減少
ゾニサミド	エクセグラン®	無気力，食欲低下
クロバザム	マイスタン®	発疹，めまい，ふらつき
ガバペンチン	ガバペン®	眠気，めまい
トピラマート	トピナ®	視力低下，尿・腎結石
ラモトリギン	ラミクタール®	皮膚症状（重症化注意）
レベチラセタム	イーケプラ®	皮膚粘膜障害

■は比較的新規の抗てんかん薬．効果の範囲が広く，副作用・有害事象も少ないと言われている．

表7 抗てんかん薬の適応とてんかん発作の分類

	全般発作に適応	部分発作に適応	両方に適応
特徴	**脳の全体が興奮して起こる** ・強直間発作→けいれん，意識障害あり ・脱力発作，欠神発作，ミオクロニー発作の3つは新生児から小児期に多い	**脳の一部が興奮して起こる** ・単純部分発作→意識障害なし，体の一部のけいれんや感覚発作，精神発作 ・複雑部分発作→意識障害あり，部分発作で始まる	
薬剤	バルプロ酸ナトリウム（デパケン®）	カルバマゼピン（テグレトール®） フェニトイン（アレビアチン®） ガバペンチン（ガバペン®）	ゾニサミド（エクセグラン®） トピラマート（トピナ®） レベチラセタム（イーケプラ®） フェノバルビタール（フェノバール®） ラモトリギン（ラミクタール®）

度を測定しながら用量を調節します．最初は少量から開始し，漸増することがあります．医師の指示のもと，薬の量だけでなく，抗てんかん薬の種類が増えることもあるため注意が必要です．また，内服治療を開始しても，けいれんなどの症状を起こすこともあります．

　副作用は，内服開始後から眠気，眼振，発疹，めまい，失調などがあり，出現すれば薬剤の変更の可能性もあるため，医師に報告します．意識障害がある場合，看護師の経

時的な観察が重要になります．

抗てんかん薬を服用する患者への指導

　服用は医師の指示を原則とし，自分の判断で服用を中止したり，用量を変えたりしないこと，副作用があったらどんな症状でも医師に伝えること，薬の飲み合わせや，サプリメントや健康食品などでも効果に影響することがあることを伝えましょう．

　飲み始めの急性期に起こる副作用として，アレルギー反応，発疹，眠気，疲労感，ふらつきやめまいなどがあります．長期間服用することで起こる副作用は皮膚症状，肝機能障害，血小板減少，記憶力の低下などがあります．

引用・参考文献
1）近藤靖子編．"術後けいれんの観察・対応"．はじめての脳神経外科看護：カラービジュアルで見てわかる．大阪，メディカ出版，2014，78-81．
2）「てんかん治療ガイドライン」作成委員会編．てんかん治療ガイドライン 2010．日本神経学会監．東京，医学書院，2010，1，72．
3）WHO（世界保健機関）編．てんかん事典．東京，金原出版，1974，180p．
4）三國信啓ほか．これだけ押さえる！けいれんへの対応＆てんかんの治療・看護．ブレインナーシング．29(8)，2013，720-54．
5）辻省次編．てんかんテキスト NewVersion．東京，中山書店，2012，5．
6）医療情報科学研究所．"症候"．病気がみえる Vol. 7．脳・神経．東京，メディックメディア，2011，467．
7）前掲書6），372-7．

05 けいれんだ！

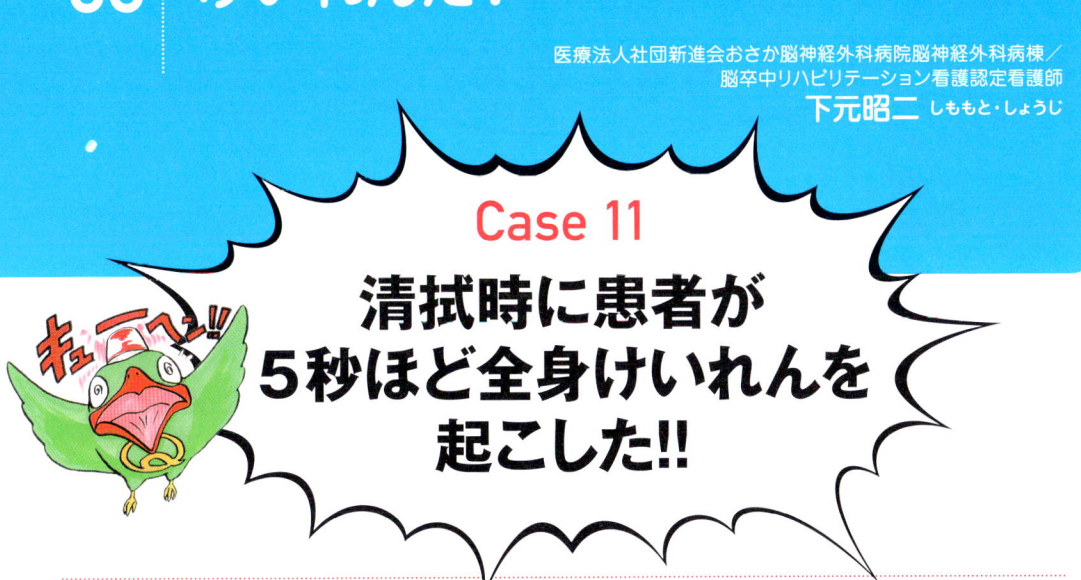

医療法人社団新進会おさか脳神経外科病院脳神経外科病棟／
脳卒中リハビリテーション看護認定看護師
下元昭二 しももと・しょうじ

Case 11
清拭時に患者が5秒ほど全身けいれんを起こした!!

Kさん，TIA（一過性脳虚血発作）で入院2日目．MRIにて，左側頭葉に軽度の慢性虚血性変化を認める．

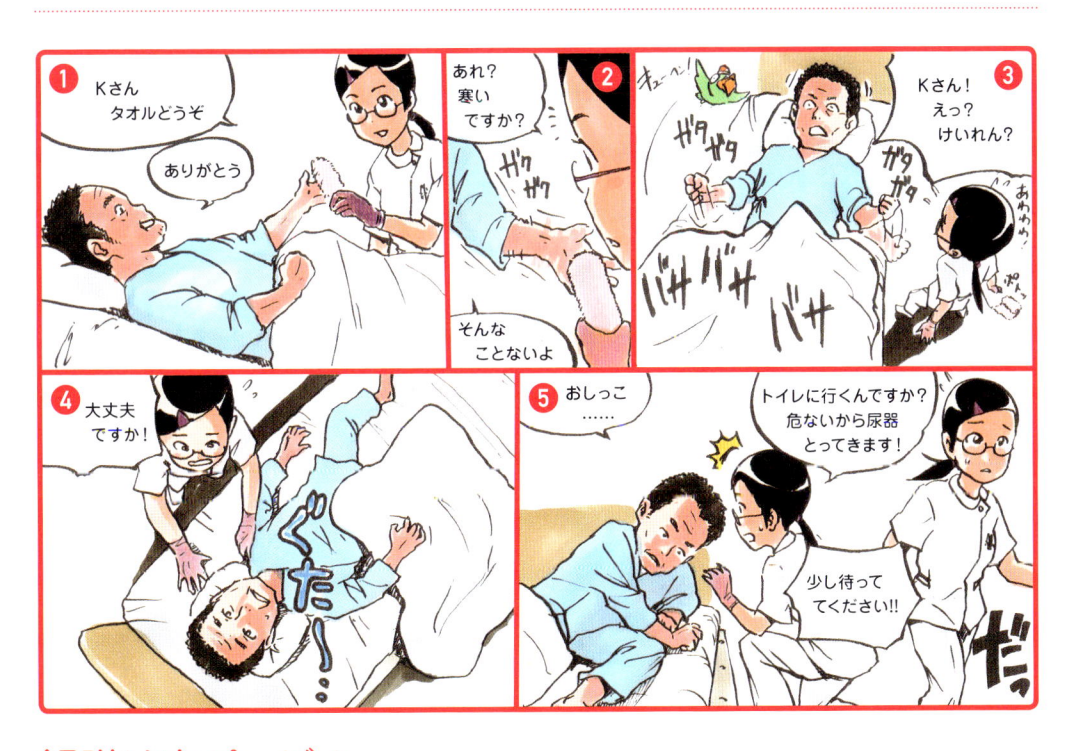

❶ Kさん タオルどうぞ／ありがとう

❷ あれ？寒いですか？／そんなことないよ

❸ Kさん！えっ？けいれん？

❹ 大丈夫ですか！

❺ おしっこ……／トイレに行くんですか？危ないから尿器とってきます！／少し待ってください!!

解説は次ページ➡

何が起こっていると考えられる？

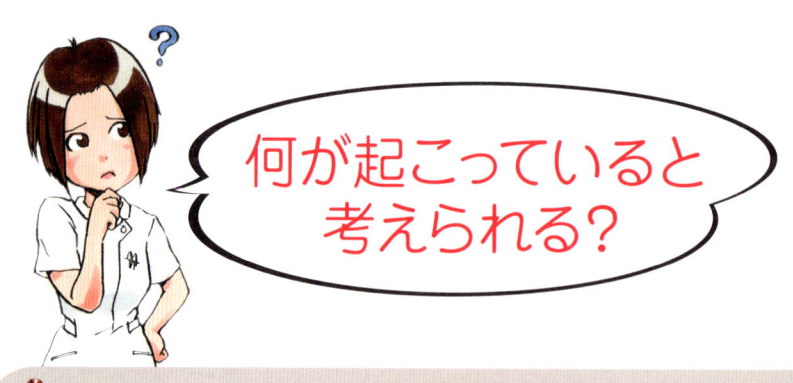

症候性てんかんによる全身性間代発作

　てんかん発作は前駆症状が出現する場合もありますが，突然に起こるけいれん発作が多く，予測がつきません．脳の器質的な病変がある患者の合併症の一つです．

　けいれんは骨格筋が本人の意思とは関係なく突然に収縮する病態です．最初は不自然な動きで判断できない場合もありますが，自身の意思では止められないという点が1つのポイントです．

　Kさんの場合，左上肢のけいれんから全身がガクガクするけいれんへと広がりましたが，さいわい5秒ほどで消失しました．Kさんは意識障害を主訴としたTIA（一過性脳虚血発作）で，左の側頭葉に慢性の虚血性変化を認めていました．今回，脳血管障害を背景とした症候性てんかんを起こし，意識がもうろう状態となりました．左の脳から出たけいれんの電気刺激が反対側の上肢をけいれんさせ，その後，脳全体に電気刺激が波及したものと思われます．

　発作の大部分は短時間で，数秒～数分，多くは1～2分で消失します．全身けいれんは体の酸素やエネルギーを消耗させ，意識は良いように見えても混濁，または，もうろう状態になります．さらに発作が最初に出た身体部分に一過性の運動麻痺が出現することがあり，一般的には数分～数時間，なかには数日残るトッド（Todd）麻痺が起こる可能性もあります．

　全身発作のあとの患者は正確な状況判断や体の動きが不十分なために，1人にしてしまうと外傷・転落などにつながる危険があります．また，けいれんを繰り返す恐れもあり，引き続き注意が必要です．

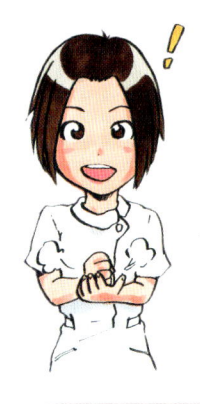

「どう対応する？」

応援を呼んで，その場を離れない

　けいれん発作を医療者自身が目撃した場合に共通することは，まず慌てないことです．

　今回の事例の場合，短時間でしたが，今後のKさんの診断・治療の参考になるので，持続時間などけいれんの状態観察を怠ってはいけません．医師に報告する場合に必要なことは，けいれんが最初に起こった部位（今回は左上肢），そして限局性か，その後全身に広がったか，意識はあったかなどです．全身けいれんが起きた場合，程度にかかわらずナースコールを押して応援要請を行い，けっしてその場を離れてはいけません．そのときにけいれんの状態（続いているか否か），呼吸状態，意識障害の有無の確認が最低限必要です．

全身の観察を行う

　応援のナースが来るまでの間に患者の全体を観察し，全身の外傷の有無や，意識レベル，麻痺の状態，瞳孔などをチェックしましょう．血圧計や，酸素飽和度モニターがない場合，応援ナースに持ってきてもらい測定します．

　意識が清明であり運動麻痺もなく，バイタルサインが安定していればひとまず安心ですが，観察を強化するため，なるべくナースステーションに近い部屋への移動や，心電図モニターなどを装着することも医師と相談し考慮しましょう．発作後の最初の移動や食事は看護師の付き添いが必要です．

　医師には観察した内容や持続時間，バイタルサイン，意識，麻痺，瞳孔，眼球の向きなどを報告します．また，採血や脳波測定，CTなどの必要な指示を受けます．

今回のまとめ

1. 慌てず，患者さんの状態を観察しましょう．
2. 応援を要請しましょう．
3. けいれんが消失したあとでも，患者のそばから離れてはいけません．
4. 意識レベルの低下やトッド麻痺に注意が必要です．

引用・参考文献

1) 近藤靖子編．"術後けいれんの観察・対応"．はじめての脳神経外科看護：カラービジュアルで見てわかる．大阪，メディカ出版，2014，78-81．
2) 三國信啓ほか．これだけ押さえる！けいれんへの対応＆てんかんの治療・看護．ブレインナーシング．29(8)，2013，720-54．
3) 辻省次編．てんかんテキスト NewVersion．東京，中山書店，2012，5．
4) 医療情報科学研究所．"症候"．病気がみえる Vol. 7．脳・神経．東京，メディックメディア，2011，467．
5) 前掲書4)，372-7．

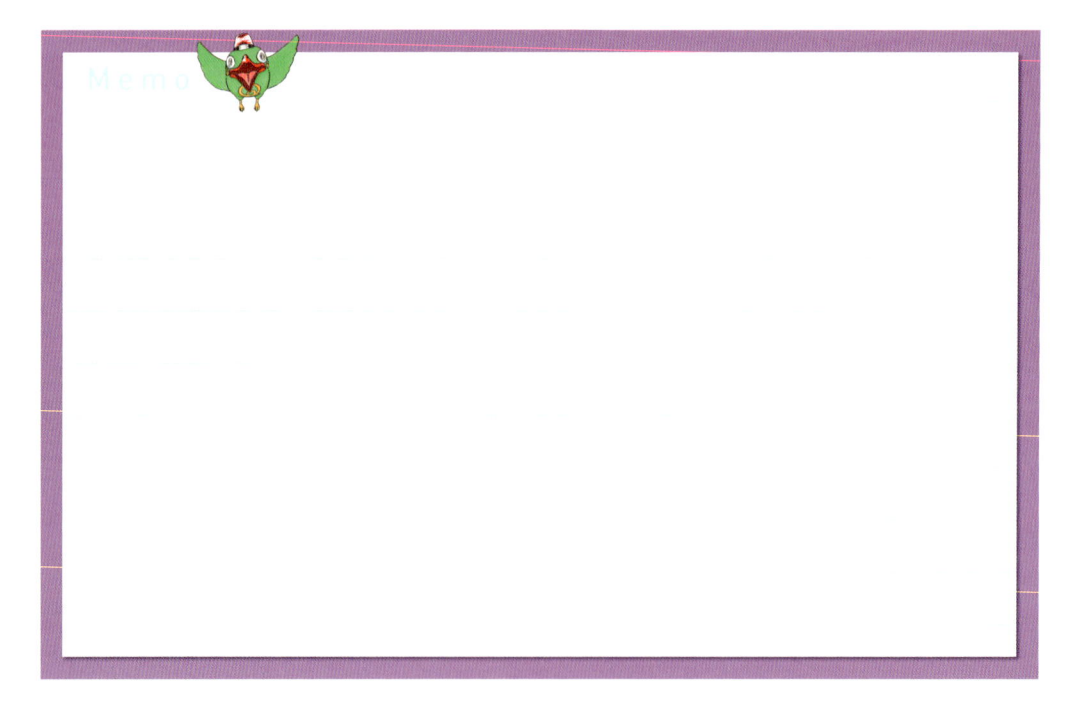

Memo

05 けいれんだ！

医療法人社団新進会おさか脳神経外科病院脳神経外科病棟／
脳卒中リハビリテーション看護認定看護師
下元昭二 しももと・しょうじ

Case 12
けいれん患者に鎮静薬を投与するがけいれんが止まらず，意識レベルも低下した!!

Lさん．けいれん発作，脳梗塞の既往症あり，軽度の左麻痺あり．

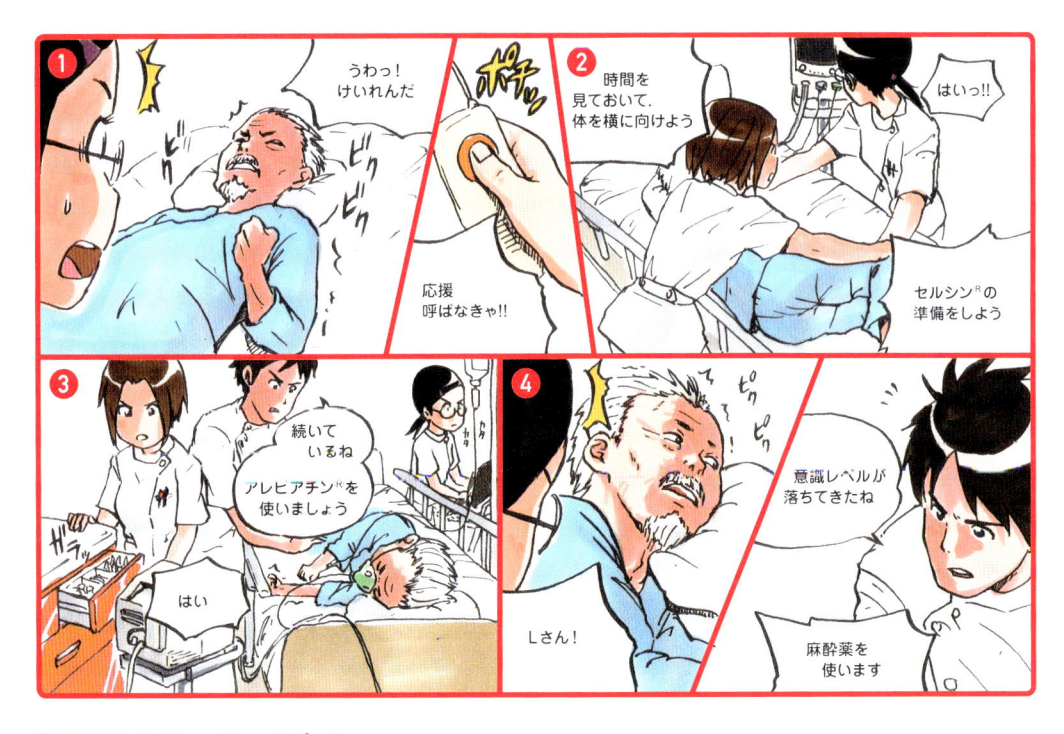

①　うわっ！けいれんだ　　応援呼ばなきゃ!!

②　時間を見ておいて，体を横に向けよう　　はいっ!!　　セルシン®の準備をしよう

③　続いているね　アレビアチン®を使いましょう　　はい

④　Lさん！　　意識レベルが落ちてきたね　麻酔薬を使います

解説は次ページ➡

何が起こっていると考えられる？

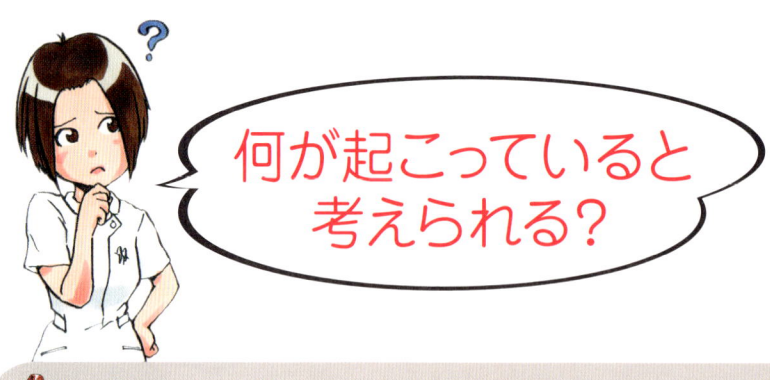

脳血管障害に基づく症候性てんかん重積状態

　脳梗塞など脳の器質的障害がある今回のけいれん発作は，脳血管障害に基づく症候性てんかんと考えます．初発部位が左の上肢で，そこから左半身に間代性のけいれんが5分以上続きました．ジアゼパム（セルシン®）を続けて使用し，フェニトイン（アレビアチン®）使用中も効果なく，その後意識状態が悪くなり，それに合わせて呼吸状態が悪化してしまいました．けいれん重積状態として麻酔薬を使用し，ICUで呼吸管理のため気管内挿管の処置を受けることになりました．そのとき，左の眼球偏位を認めていました．

　共同偏視は脳卒中の場合，病側に偏位します．てんかんでは，脳の機能が強調されます．左を向く際は右の脳からの命令ですので，その機能が強くなり両目は左を向きます．右の脳の機能が強調されるということは，けいれん発作の原因は，右脳から発せられたてんかん放電と考えられます．

　国際抗てんかん連盟によると，てんかん重積は発作がある程度の長さ以上続くか，または，短い発作でも反復し，その間の意識の回復のないものと言われています．「ある程度の長さ」の定義は示されていませんが，最短でも5分以上，最長で30分とされています[1]．

どう対応する？

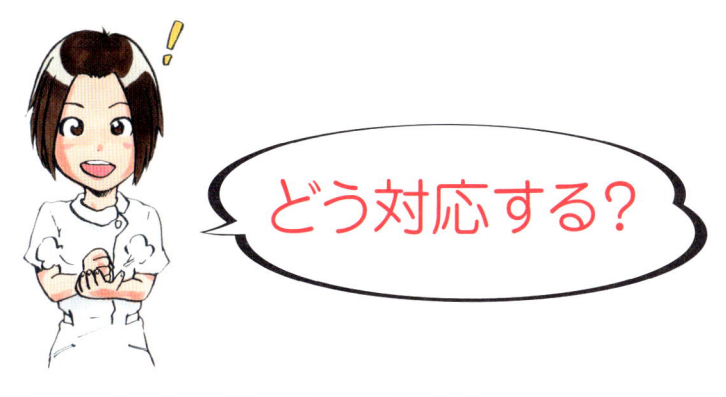

応援を要請する

Case11（p.95）でも記したように，慌てることなくけいれんの状態を観察します．同時に外傷の危険を避けるため，患者の周囲に目を配り，必要のないものは遠ざけます．発作中は思いもよらない動作が重大な外傷の原因となります．打撲や転倒・転落には注意しましょう．意識状態や呼吸の有無を確認ながら応援を要請します．けいれんの状態，意識，呼吸の有無を簡潔に伝えましょう．

気道を確保する

意識障害がある場合には，呼吸状態が悪化することを前提に気道確保を行います．下顎挙上は有効な方法ですが，けいれんにより姿勢の維持が困難な場合があります．嘔吐の恐れも考慮し，完全に側臥位にするほうが嘔吐物の誤嚥と舌根沈下の双方に効果があり，発見者自身も次の処置などに参加できます．

応援要請で人が集まりました．けいれんが続いていれば，各種モニターを装着し，けいれん発作時の指示を確認後，ジアゼパム（セルシン®）を静脈注射します．

けいれん発作の鑑別診断に，栄養障害性急性脳症（ビタミンB_1欠乏）と低血糖発作があります．前者はビタミンB_1製剤（アリナミン／メタボリンなど）を投与します．後者は血糖値を測定したうえで，必要があればブドウ糖を投与します．

ジアゼパム（セルシン®）使用後は呼吸抑制に注意し，モニタリングを行い，酸素投与を始めます．次にフェニトイン（アレビアチン®）を使用します．その場合，ブドウ糖で結晶化してしまうので，既存の輸液ラインからの投与には注意しましょう．直接静脈からの投与が適している場合もあります．近年，フェノバルビタールナトリウム凍結乾燥製剤（ノーベルバール®）の静注用があり，使用されています．

最終的にLさんは，けいれんが止まらないまま意識障害，呼吸障害になりました．ま

ずは徒手的な補助呼吸が必要なので，バッグバルブマスクを医師に手渡します．その場で気管内挿管などの処置を行う場合もあるので，自分が応援要請側なら各種モニター装置，必要な薬剤のほかに救急カートを忘れずに用意しましょう．

ICUへの移動の連絡調整や搬送などを行います．家族への連絡も忘れてはいけません．

今回のまとめ

1. 状態観察，安全の確保，意識，呼吸の確認を同時に行い，応援を要請しましょう．
2. 気道確保，各種モニター装着，酸素投与，薬剤を投与しましょう．
3. 投与後のけいれんの状態，バイタルサイン，意識状態，呼吸抑制に注意が必要です．
4. 重積化すれば麻酔薬を使用します．そのためバッグバルブマスク，気管内挿管の準備をします．

引用・参考文献
1) 近藤靖子編．"術後けいれんの観察・対応"．はじめての脳神経外科看護：カラービジュアルで見てわかる．大阪，メディカ出版，2014，78-81．
2) 三國信啓ほか．これだけ押さえる！けいれんへの対応＆てんかんの治療・看護．ブレインナーシング．29(8)，2013，720-54．
3) 辻省次編．てんかんテキスト NewVersion．東京，中山書店，2012，5．
4) 医療情報科学研究所．"症候"．病気がみえる Vol. 7．脳・神経．東京，メディックメディア，2011，467．
5) 前掲書4)，372-7．

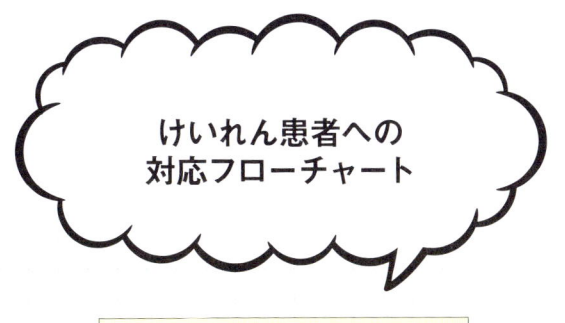

けいれん患者への対応フローチャート

けいれんの発見！
↓
状態の観察　□部位　□経過時間　□広がりの有無　□嘔吐
　　　　　　□意識レベル　□呼吸の有無　□眼球の向き
↓
安全の確保　□危険回避　□打撲，転倒・転落などがないか
↓
意識障害がある / **意識障害がない**

意識障害がある → 気道確保
↓
応援要請　観察の内容を簡潔に伝える・ドクターコールの要請
「けいれんの様子・意識・呼吸状態の3つを伝える」
↓
応援が来る → モニターの装着，酸素投与・吸引の準備
↓
血管確保
↓
栄養障害性急性脳症への対応 → 塩酸チアミン（ビタミンB_1）静注後50％ブドウ糖を静注
↓
1回目　ジアゼパム（セルシン®）の静注
↓
2回目　ジアゼパム（セルシン®）の静注
↓
フェニトイン（アレビアチン®）の静脈投与
↓
けいれんが止まらない場合はけいれん重積として対応
↓
麻酔薬の使用，バッグバルブマスク，気管内挿管
↓
原因検索のための各種検査

けいれんが消失した

以後の注意点
- 意識レベル
- 麻痺の有無（トッド麻痺）
- 呼吸状態
- バイタルサイン
- 外傷の確認
- 患者を1人にしない
- ベット周辺の安全管理

06 体温が異常だ！

高知県立幡多けんみん病院西5病棟／
脳卒中リハビリテーション看護認定看護師
加用樹里 かよう・じゅり

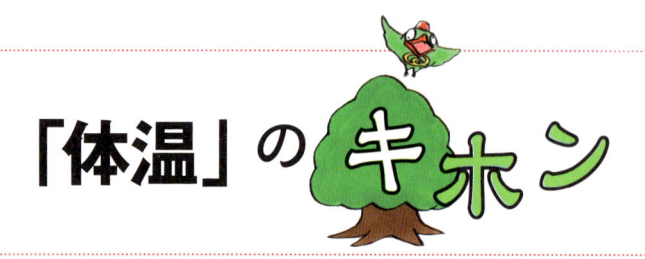

「体温」のキホン

体温調節のメカニズム

　恒温動物であるヒトの体内には，温度変化に対し非常に弱い脳の細胞を守るため，体温を一定に保とうとする機能が備わっています．体温を調節するメカニズム（図1）としては，まず周囲環境の温度を皮膚などの温度受容器が感知します．感知した温度は視床下部にある体温調節中枢に伝達され，セットポイント（目標としている体温）とずれが生じている場合，体温調節中枢から筋肉や血管，汗腺などの体温調節効果器官にずれ

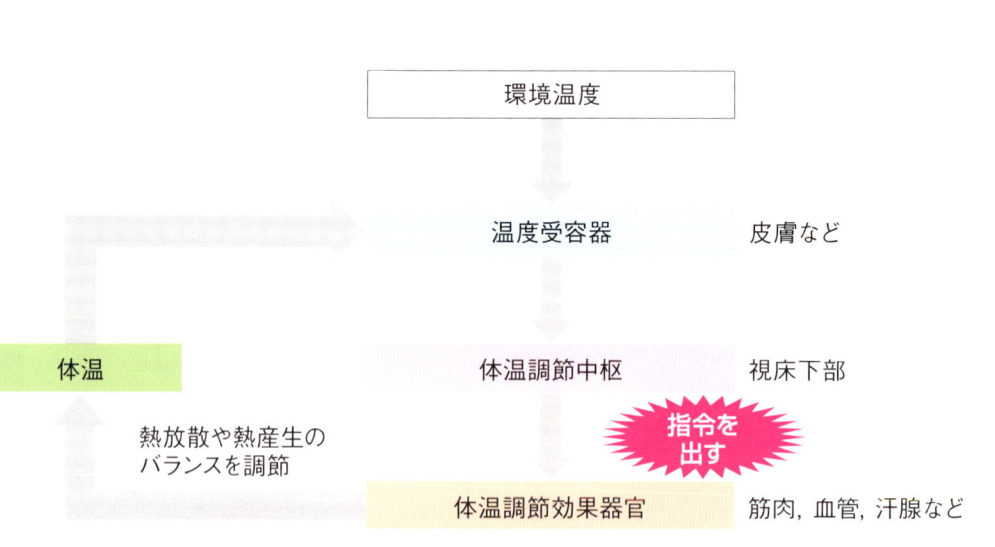

```
環境温度
   ↓
温度受容器        皮膚など
   ↓
体温調節中枢      視床下部
   ↓    （指令を出す）
体温調節効果器官   筋肉, 血管, 汗腺など
   ↓
体温 ← 熱放散や熱産生のバランスを調節
```

図1　体温調節のメカニズム（文献1より改変）

を修正するように指令を出して熱放散や熱産生などにて調節していきます．

　熱放散には輻射，伝導，蒸発，発汗などがあり，熱産生には基礎代謝，筋肉運動，食事などがあります．そのほか，血管の拡張・収縮も体温調節に関与しています．

　体温には，末梢温と中枢温があります．私たちが普段測定することの多い腋窩部は末梢温であるため，周囲環境の温度変化に左右されることがあります（図2）．腋窩温は個人差が多少ありますが，36.0℃前後です．中枢温は，体温調節中枢である視床下部を流れる温度のことを言い，37.0℃前後で一定しています．その部位の温度（中枢温）を直接測定することは困難なため，その代用として，環境温度の影響を受けにくい鼓膜温や食道温，膀胱温，直腸温を測定します．

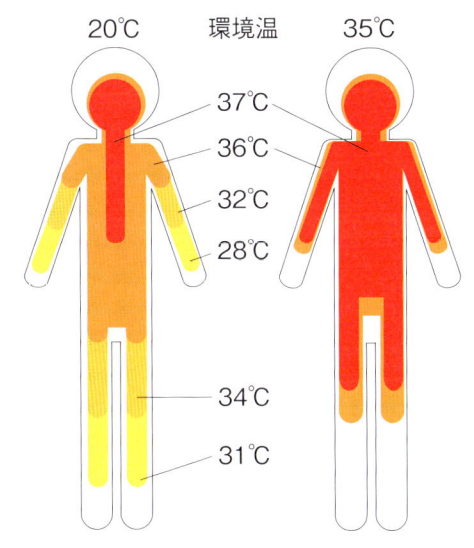

図2　環境温20℃と35℃における身体内部の温度勾配（文献2より）

脳神経外科領域でみられる高熱の原因

　脳神経外科領域の臨床でよく遭遇する高熱には，感染症（髄膜炎や脳炎などの中枢神経系の感染，呼吸器感染や尿路感染などの中枢神経系以外の感染）や体温調節中枢の障害によって起こるものがあります．

1. 感染症

　感染症によって高熱となるメカニズム（図3）について説明します．細菌やウイルスなど（外因性発熱物質）が体内に侵入すると，単球やマクロファージなどの免疫担当細胞が刺激を受け，IL-1（インターロイキン），TNF（腫瘍壊死性因子），IL-6，IL-12などの炎症性サイトカイン（内因性発熱物質）を産生します．サイトカインは血液脳関門（BBB：blood-brain barrier）を通過することができないため，"メディエイター"と呼ばれる情報伝達物質「プロスタグランジンE_2（PGE_2）」の産生を促します．そして，メ

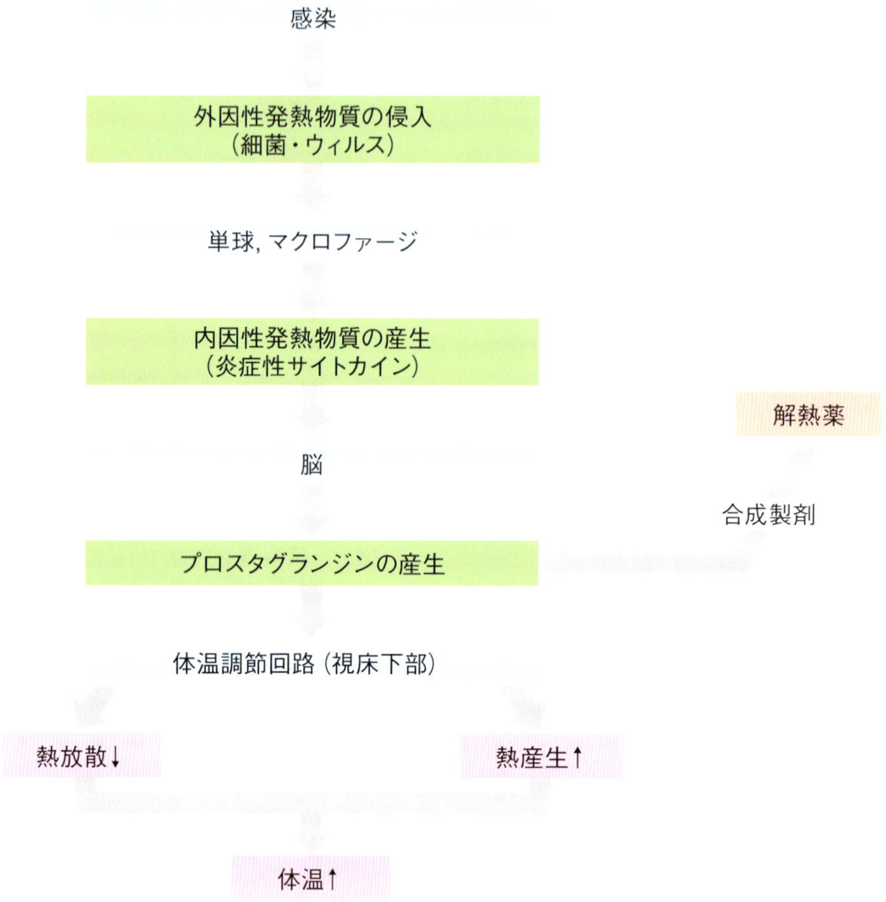

```
            感染
             ↓
    ┌─────────────────┐
    │ 外因性発熱物質の侵入 │
    │  （細菌・ウィルス）  │
    └─────────────────┘
             ↓
        単球, マクロファージ
             ↓
    ┌─────────────────┐
    │  内因性発熱物質の産生  │         解熱薬
    │  （炎症性サイトカイン）  │
    └─────────────────┘         合成製剤
             ↓
             脳
             ↓
    ┌─────────────────┐
    │  プロスタグランジンの産生  │
    └─────────────────┘
             ↓
      体温調節回路（視床下部）
          ↙      ↘
    熱放散↓        熱産生↑
          ↘      ↙
            体温↑
```

図3　発熱の機序（文献3より）

ディエイターが体温調節中枢である視床下部に作用することによってセットポイントを高く設定し発熱を引き起こします.

　発熱は，細菌と戦うために必要な生体防御反応としての役割を果たしているため，「発熱しているからすぐに解熱薬使用！」と考えるのではなく，高熱が患者に悪影響を及ぼすような状況と考えられた場合に解熱薬の使用を検討します.

　クーリング（冷罨法）に関しても，シバリング時（セットポイントに向けて積極的に熱産生しているとき）に施行すると，さらに酸素消費量や代謝が亢進し，余計にエネルギーを消費してしまうので，セットポイントが下がった解熱期に入ってから開始します.

1）中枢神経系の感染

　中枢神経系のおもな感染症としては髄膜炎や脳炎，脳膿瘍などがあります．感染性髄膜炎には細菌性，結核性，真菌性，ウイルス性があります．脳神経疾患病棟では，脳室・脳槽・腰椎ドレナージチューブの長期挿入時や術後髄液漏をきたしている場合などに，細菌性髄膜炎を合併し高熱をきたすことがあります．中枢神経系の感染では，BBBがあり薬物が病巣に到達しにくいこと，ほかの部位に比べ免疫反応が弱いこと，閉鎖された空間であることなどにより，しばしば重篤な転帰をとります[4]．そのため，創部や脳内と交通しているドレーンなどを取り扱う際には厳重な感染予防対策をとっていく必要があります．

2）中枢神経系以外の感染

　脳神経疾患では意識障害や嚥下障害，嘔吐による誤嚥性肺炎などの呼吸器感染，排尿障害や長期尿道カテーテル留置による尿路感染など，中枢神経系以外の感染によって高熱をきたす場合があります．

　誤嚥性肺炎の予防対策としては，早期離床や体位の調整，口腔ケア，気管内挿管や気管切開している状態であればカフ圧の管理を適切に行います．

　尿路感染の予防対策としては，可能な限り早期に尿道カテーテルを抜去します．

2．体温調節中枢の障害

　体温調節中枢である視床下部が直接障害された場合，高熱をきたすことがあります．臨床では，中枢性高体温や中枢性過高熱と表現されます．

　感染による高熱とは異なり，体温調節機構が破綻しているため，熱放散を十分行うことができず，体内に熱がこもった状態となります．中枢性高体温の多くは，重症頭部外傷や脳腫瘍，脳室穿破を伴うような重症の視床出血や脳幹出血，脳底動脈閉塞，くも膜下出血などで脳が広範に障害され，高度に頭蓋内圧が亢進した場合に認められます．

　中枢性高体温の特徴としては，体温が39.0～40.0℃前後まで上昇すること，体温の変動がほとんど認められないこと，体幹・頭部・顔面は紅潮しているにもかかわらず四肢は蒼白で末梢は冷たく発汗が少ないこと，解熱薬の効果が得られにくいことなどが挙げられます．

中枢性高体温への対応は解熱薬の効果が得られにくいため，クーリングが中心となります．

高熱が脳に与える影響

　体温が1℃上昇すると代謝は7〜13%亢進します[5]．体温上昇に伴う脳の代謝亢進により，脳に必要な酸素やエネルギーの消費量も増加します．また，高熱が長時間続くと血管内皮が障害され，BBBが破綻[6]し，脳浮腫の増悪や頭蓋内圧の亢進を招いてしまう可能性があります．そのほか，脱水を伴った場合には，血液循環量の低下や血液の凝縮により，脳虚血状態を引き起こす可能性もあります．

脳神経疾患における体温測定の注意点

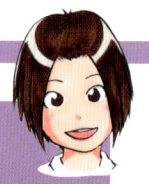

　腋窩で体温を測定する場合，麻痺側では体温計の固定が困難なことが多く，骨格筋における熱産生の低下や循環血液量の減少によって実際より低い体温になる可能性もあるため，測定は健側で行います．集中治療の現場では，腋窩などの末梢温のみだけでなく，中枢温（鼓膜温や食道温，膀胱温，直腸温）を測定し，体温管理をしていきます．膀胱温を測定することが多いですが，尿量減少時などには信頼性が低くなります．体温測定では患者の状態に応じて，安全で確実に測定できる部位の選択が必要となります．

引用・参考文献
1）尾野敏明．"体温管理"．クリティカルケア看護技術の実践と根拠．道又元裕編．東京，中山書店，2011，105．
2）Aschoff and Wever. Nat. Wiss. 45, 1985, 477.
3）彼末一之．"体温とその調節"．標準生理学．本郷利憲ほか監．東京，医学書院，2005，831-42．
4）渡辺高志．"炎症性疾患"．標準脳神経外科学．第11版．山浦晶ほか監．東京，医学書院，2009，346．
5）池松裕子．"クリティカルな代謝・内分泌疾患患者の看護"．クリティカルケア看護の基礎：生命危機状態へのアプローチ．東京，メヂカルフレンド社，2011，294．
6）加藤文太ほか．"体温"．わかる！アセスメントできる！脳神経疾患病棟のバイタルサインマスターブック．ブレインナーシング夏季増刊．藤井清孝監．大阪，メディカ出版，2006，60．
7）藤野智子．"高体温患者の看護"．クリティカルケア看護Ⅱ：アセスメントと看護ケア．池松裕子編．東京，メヂカルフレンド社，2011，313．
8）入來正躬．"体温の調節と調節中枢"．体温のバイオロジー：体温はなぜ37℃なのか．山蔭道明監．東京，メディカル・サイエンス・インターナショナル，2005，2-12．（LiSA増刊）．
9）前掲書1），104-12．
10）遠藤祐子．"Q12：アイスパックや氷枕による腋窩や鼠径部のクーリング"．エキスパートナースが答える！超急性期の体温管理Q&A．道又元裕ほか監．愛知，日総研出版，2010，30-1．（重症集中ケア特別編集号）．
11）大藤純．"脳神経疾患とバイタルサイン"．3ステップでわかる脳神経疾患看護技術．ブレインナーシング春季増刊．田村綾子監．大阪，メディカ出版，2010，67-8．
12）大川智恵子ほか．"体温の測定・観察，管理法と看護"．前掲書6），66-70．
13）馬場元毅．絵でみる脳と神経：しくみと障害のメカニズム．第2版．東京，医学書院，2003，87．
14）一ツ松勤．熱がでた！．ブレインナーシング．27（8），2011，791-6．
15）井川洋子．"Q20：脳障害がある場合の感染症と中枢性の判別"．前掲書11），49-51．

06 体温が異常だ！

高知県立幡多けんみん病院西5病棟／
脳卒中リハビリテーション看護認定看護師
加用樹里 かよう・じゅり

Case 13
ドレーン挿入患者が高熱を出している!!

Mさん．くも膜下出血を発症し，6日前にクリッピング術を施行．脳槽ドレーンを挿入している．

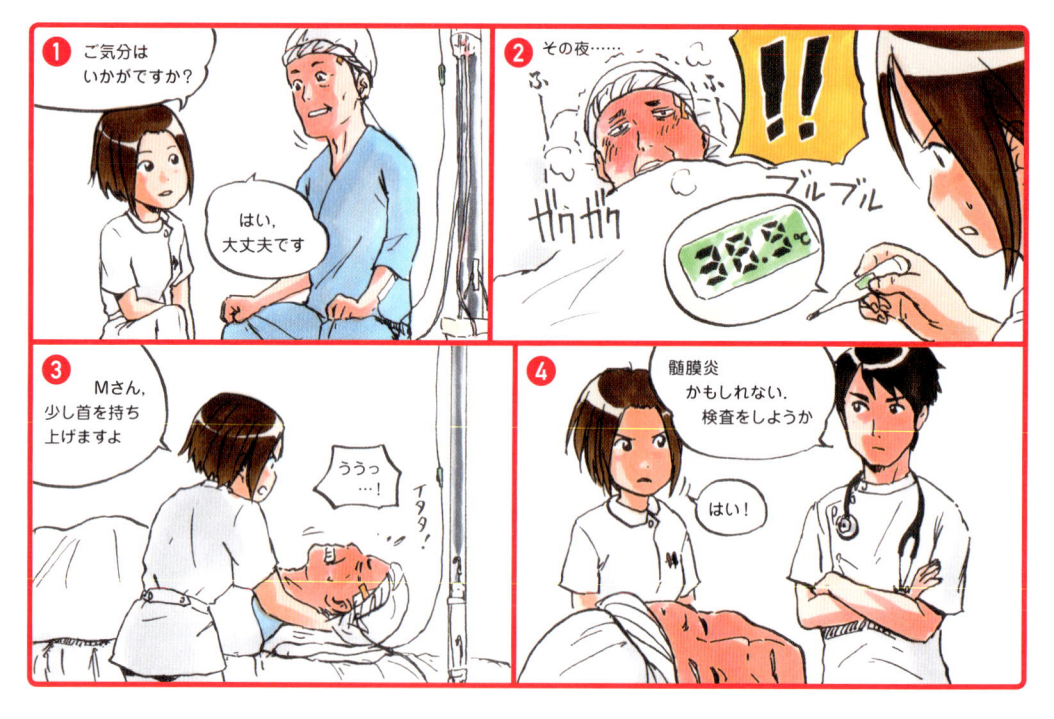

❶ ご気分はいかがですか？
はい，大丈夫です

❷ その夜……
ぶるぶる
39.3℃
ガクガク

❸ Mさん，少し首を持ち上げますよ
ううっ…！
イタタ

❹ 髄膜炎かもしれない．検査をしようか
はい！

解説は次ページ➡

何が起こっていると考えられる？

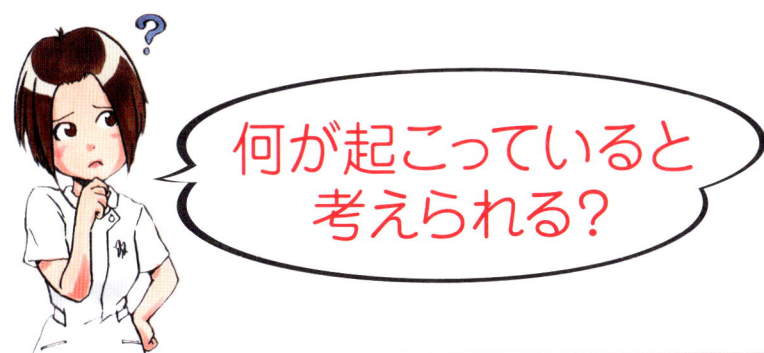

細菌性髄膜炎

　くも膜下出血発症後6日目で脳槽ドレーン留置中，順調に経過し離床も進められていた患者が急に発熱し，意識レベルの低下や項部硬直が認められたという状況から，第一に疑うのは細菌性髄膜炎です．

　細菌性髄膜炎は髄膜に生じた感染による炎症で，脳神経外科病棟に入院している患者では長時間の脳の手術や長期間の髄腔へのドレーン留置，術後髄液漏をきたした場合に起こりやすい合併症です．

　今回の事例のように，無菌である頭蓋内に長期間ドレーンを挿入している場合には，髄膜炎の症状がないかどうか注意しなければなりません．高熱以外の症状として頭痛や嘔吐，意識障害，けいれんなどが認められることもあります．そして項部硬直・ケルニッヒ徴候（図1）などの髄膜刺激症状が出現します．しかし，くも膜下出血患者の場合，くも膜下出血自体でも髄膜刺激症状が出現している場合が多く，症状から髄膜炎の合併の有無を判断するのは困難な場合があります．

項部硬直　　　　　　　　　　ケルニッヒ徴候

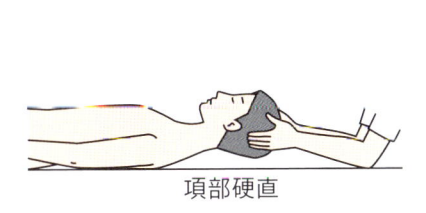

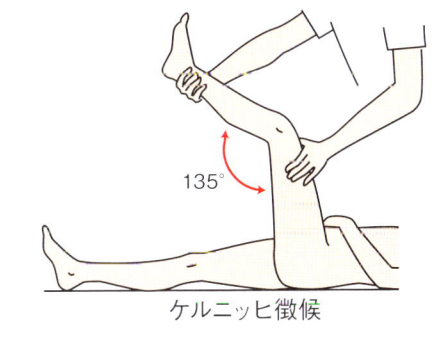

図1　髄膜刺激症状（文献1より）
項部硬直：頚部を他動的に動かしたとき，正常時より強い抵抗を感じた場合を言う．
ケルニッヒ徴候：仰臥位で検者が下肢を持ち上げると，膝関節が屈曲してくる徴候で，135°以上伸展しない．

看護師は高熱を呈しているという状況から，患者に何が起こっているのか病態を予測して，必要な情報（たとえば今回の事例のように細菌性髄膜炎が疑われる場合，熱型とほかのバイタルサインの変化，意識レベル，髄膜刺激症状やけいれんの有無，ドレーン排液の性状，挿入部の皮膚の状態など）を医師に報告します．

　細菌性髄膜炎が疑われる場合には，髄液検査（表1）を施行します．髄液検査では，髄液の外観，圧，細胞数，タンパク，糖を測定するとともに，培養検査で起因菌の特定，抗菌薬に対する感受性を調べます．そして，血糖も併せて測定し，髄液糖の低下の有無を確認します．塗抹検査ができる施設では，グラム染色でおおまかな菌の確認を行います．

表1　髄液検査所見（正常髄液と細菌性髄膜炎）（文献2より）

	髄液検査所見						
	外観	圧 (mmH$_2$O)	細胞		タンパク (mg/dL)	糖 (mg/dL)	その他の所見
			数 (/mm^3)	種類			
正常	水様透明	70〜180	0〜5		15〜45	50〜80	
細菌	混濁	200〜	500〜数万	好中球 (多形核球)	50〜1,500	0〜20	起炎菌検出（塗抹・培養や細菌抗原診断・PCR法による）

どう対応する？

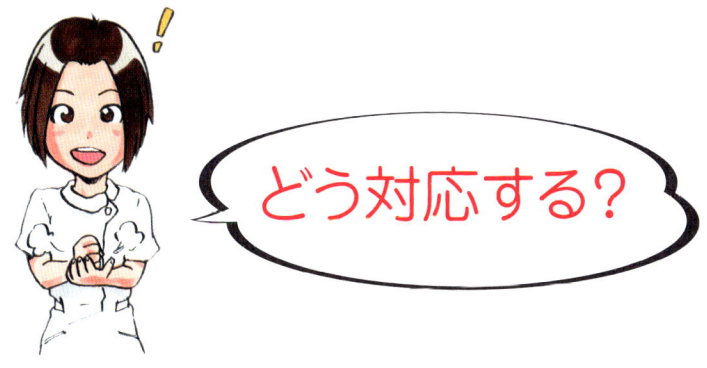

　この事例は脳槽ドレーンを介して生じた細菌性髄膜炎による高熱を想定していますので、その対応について説明していきます。

脳槽ドレーンの抜去

　高熱の原因が脳槽ドレーンである可能性が高い場合は、ドレーンを抜去します。
　ここで、脳槽ドレーン挿入中の感染予防（図2）について説明します。頭蓋内は感染に弱く、感染してしまうと重篤化する場合もあるため、頭蓋内と交通しているドレーン

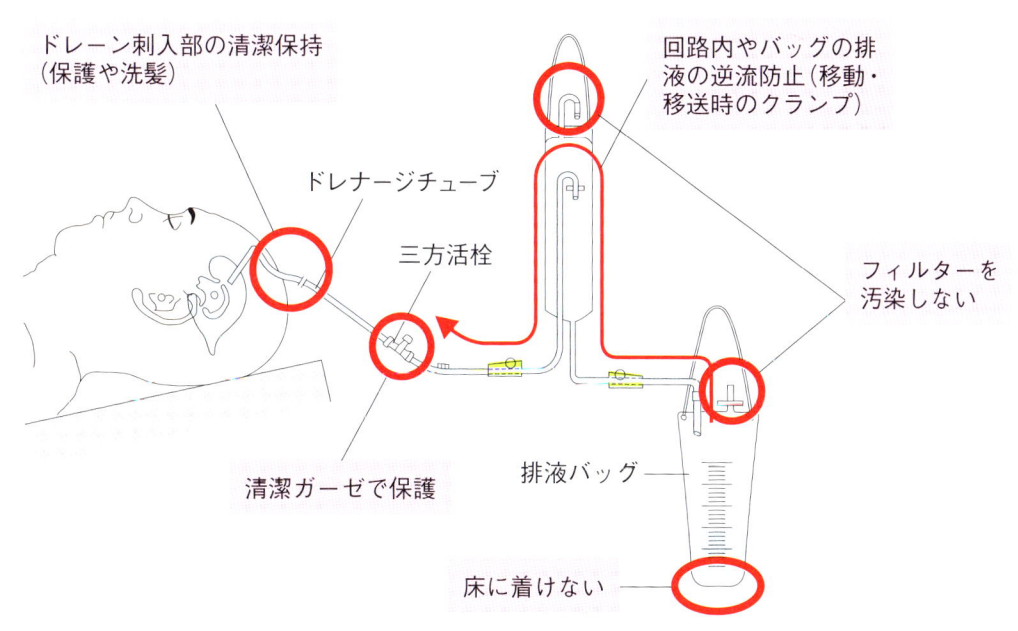

図2　ドレーン挿入中の感染予防

（脳室ドレーン，脳槽ドレーン，腰椎ドレーン）を扱う際には，清潔が保持できるように細心の注意が必要です．標準予防策はもちろんですが，回路内やバッグに貯留した排液の逆流やエアフィルターの汚染がないように留意します．また，脳槽ドレーンを介しての感染の場合，起因菌は表皮ブドウ球菌などのグラム陽性球菌が多く，術後早期から洗髪を行って頭皮をできるだけ清潔に保つことも必要となります．

薬剤投与

細菌性髄膜炎の場合，抗菌薬の投与を行いますが，抗菌薬は起因菌が特定される前から，髄液移行性や投与量を考慮して静脈投与または髄腔内投与を行い，起因菌が確定次第，感受性がある抗菌薬に切り替え治療を行っていきます．

高熱が持続する場合は，解熱薬（非ステロイド性抗炎症薬〔NSAIDs〕，非ピリン系解熱鎮痛薬など）を使用し，セットポイントを下げます．

薬剤の投与時には，副作用の出現にも注意した観察が必要となります．

クーリング

クーリングは，解熱薬と併用して実施する場合もありますが，シバリング時期は避けて行います．

その他

頭痛や嘔吐などの症状緩和を行うとともに，室温や衣服・掛け物などの環境温度の調整や水分・電解質のバランス調整，栄養補給，清潔の保持に努め，安楽な体位の調整や面会の制限などを行い，休息できるように援助します．

今回のトリまとめ

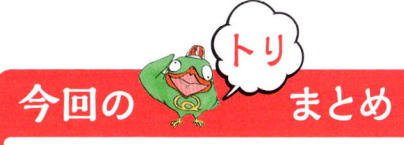

1. 高熱の原因をアセスメントすることが大切です.
2. 脳室, 脳槽, 腰椎ドレーン挿入中は感染予防対策を行いましょう.
3. 脳室, 脳槽, 腰椎ドレーン挿入中の高熱は髄膜炎を疑います.

引用・参考文献

1) 南川貴子ほか. "開頭術後合併症の予防と対策". 3ステップでわかる脳神経疾患看護技術. ブレインナーシング春季増刊. 田村綾子監. 大阪, メディカ出版, 2010, 231-4.
2) 医療情報科学研究所. 病気がみえる vol.7：脳・神経. 東京, メディックメディア, 2011, 359.
3) 相原英夫ほか. 髄膜炎. ブレインナーシング. 24 (2), 2008, 129-132.
4) 一ツ松勤. 熱がでた！. ブレインナーシング. 27 (8), 2011, 791-6.
5) 小泉希代子. "Q15：解熱剤使用のタイミングと主な薬剤". エキスパートナースが答える！超急性期の体温管理Q&A. 道又元裕ほか監. 愛知, 日総研出版, 2010, 37-9. (重症集中ケア特別編集号).
6) 井上辰幸. "Q10 クーリングの適切なタイミング". 前掲書6), 25-7.
7) 谷岸悦子. "体温異常時のアセスメントとケア". わかるバイタルサインA to Z. 平孝臣ほか編. 東京, 学習研究社, 2006, 27-34.
8) 加用樹里. 高熱が出ている！. ブレインナーシング. 28 (10), 2012, 1008-11.

06 体温が異常だ！

高知県立幡多けんみん病院西5病棟／
脳卒中リハビリテーション看護認定看護師
加用樹里 かよう・じゅり

Case 14
視床出血の患者の体温が高い!!

Nさん，発見時，頭痛，嘔吐を認め，構音障害，左片麻痺を呈していた．脳室穿破を伴った右視床出血の診断で入院して8時間後．

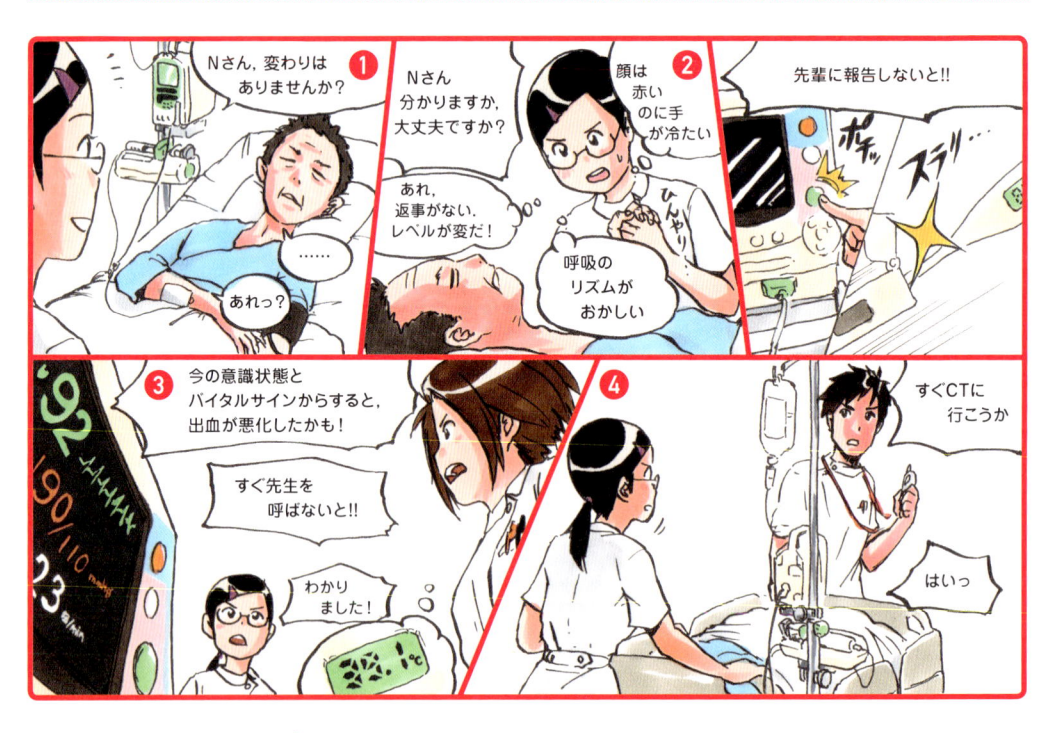

❶ Nさん，変わりはありませんか？ ……　あれっ？
❷ Nさん分かりますか，大丈夫ですか？　あれ，返事がない．レベルが変だ！　顔は赤いのに手が冷たい　ひんやり　呼吸のリズムがおかしい
先輩に報告しないと!!　ポチッ　スラッ…
❸ 今の意識状態とバイタルサインからすると，出血が悪化したかも！　すぐ先生を呼ばないと!!　わかりました！
❹ すぐCTに行こうか　はいっ

解説は次ページ➡

何が起こっていると考えられる？

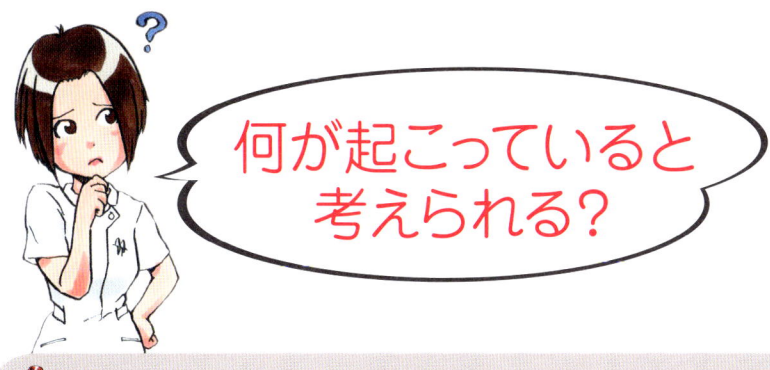

中枢性高体温

　軽度の脳室穿破を伴った視床出血で入院したNさんは，8時間後に状態が悪化しました．
　状態悪化時のバイタルサインですが，体温は39.1℃，呼吸状態はチェーン・ストークス様になっています．血圧は入院後，降圧薬の持続点滴を行い140/80mmHg程度に低下していましたが，状態悪化時には190/110mmHgと血圧の上昇が認められています．そして，意識レベルもGCSでE1V1M4と悪化しているという状況から，視床出血の増悪や急性水頭症の合併などによる頭蓋内圧亢進が考えられます．高熱の原因としては，体温調節中枢のある視床下部（図1）の障害が疑われ，顔面の紅潮や末梢の冷感が認められていることも踏まえ，中枢性高体温が考えられます．

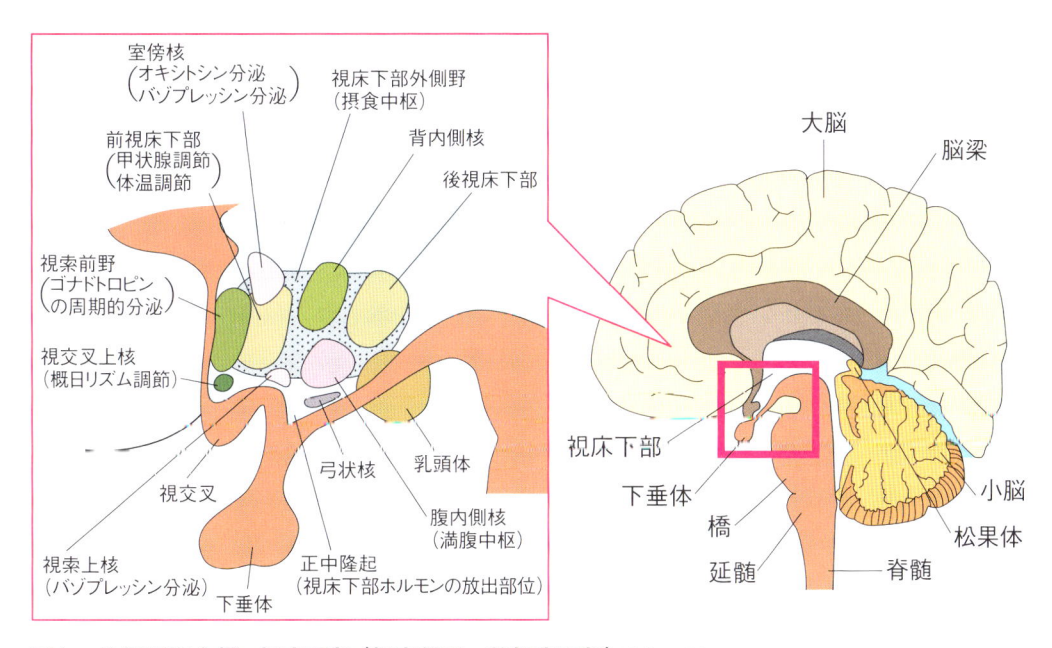

図1　体温調節中枢：視床下部（視索前野，前視床下部）（文献1より）

誤嚥性肺炎

この症例では，もう一つ考慮しておかなければならない高熱の原因があります．それは，嘔吐による誤嚥性肺炎です．Nさんは，視床出血に関連した口腔咽頭内の麻痺や感覚障害があることによって誤嚥リスクが高い状態にあったと考えます．そのため，吐物などを誤嚥して肺炎を起こした可能性も否定できません．

高熱の原因として中枢性高体温が最も疑わしい状態であっても，今回の事例のように脳神経疾患患者の場合は，誤嚥性肺炎など何らかの感染症のリスクが潜んでいる可能性が高いため，バイタルサインの変化や臨床症状，症状悪化時までの経過など総合的に判断していく必要があります．

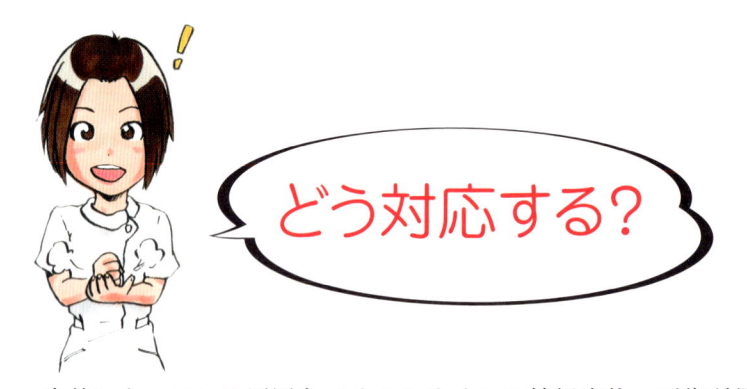

どう対応する？

高熱になっている原因をバイタルサインや神経症状，画像所見などからアセスメントし，高熱によって症状の悪化を助長してしまうことが予測される場合，病状に応じた解熱を図っていく必要があります．

高熱に対する処置・ケア

1．クーリング（冷罨法）

体温調節中枢の障害によって起こる中枢性高体温の場合，薬物療法による効果は得ら

れにくいため，積極的に冷却を図っていく必要があります．クーリングを施行する場合は，体熱を効果的に放散させる必要があるため，全身を巡る太い動脈がある頸部・腋窩部・鼠径部や背部などの体幹に氷枕や氷嚢を当てるようにします（図2）．部分的なクーリングでなかなか解熱できない場合は，クーリングブランケットの使用を考慮します．

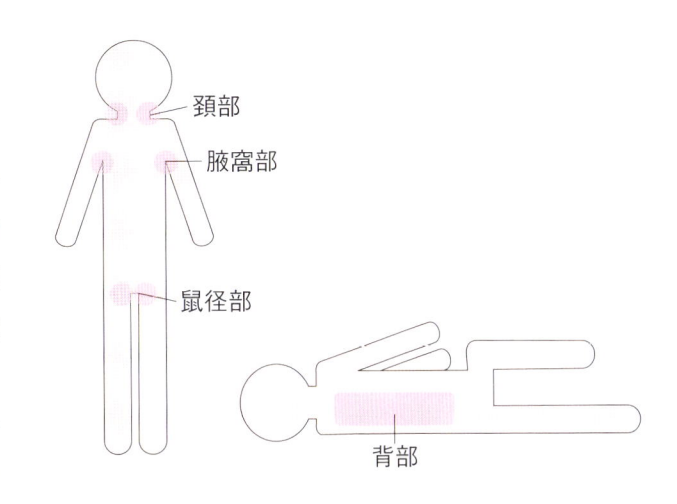

図2　クーリングを行う部位

　頭部の冷却は，疼痛の緩和や爽快感が得られる効果はありますが，体温を下げる効果は期待できません．

　クーリング中は，体位変換・体動時にカバーが外れて直接皮膚に氷枕や氷嚢が当たってしまうことや，長時間の使用により凍傷を引き起こす可能性があります．そのため，クーリング部位をこまめに観察し，皮膚の異常がないか確認します．また，体温測定を腋窩で行う場合は，クーリング部位を避けて行います．シバリングが生じている際は，熱産生を助長しないように保温に努め，シバリングが治まってからクーリングを開始します．

2．薬物の投与

　誤嚥性肺炎の可能性もあるため，熱型や呼吸音，喀痰の性状や量の変化などについても観察し，肺炎が疑われる場合は，胸部X線撮影などの画像診断，血液検査，喀痰培養を実施し起因菌を検索し，抗菌薬を投与します．そして，今回の事例のように高熱の原因が中枢性の高体温か感染症か判別することが難しい場合は，解熱薬を使用して解熱薬の効果の有無を観察していきます．解熱薬の効果がなければ，中枢性の高体温の可能性が高くなります．

　また，発熱による脱水や視床下部障害による尿崩症などを合併する場合もあり，補液によって水分や電解質バランスを整えていく必要があります．

3．その他

　口腔ケアを充実させ，口腔内環境を清潔にするなどの予防ケアも重要になってきます．
　室温や衣服・掛け物などの環境温度の調整や栄養補給，清潔の保持に努め，安楽な体位の調整や面会の制限などを行い，休息できるように援助します．

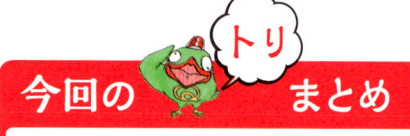

今回のまとめ

1. 状態悪化のサインを見逃してはいけません．
2. 中枢性高体温を疑っても，マスクされている感染症はないかアセスメントします．
3. 中枢性高体温の場合は，クーリングで対応します．

引用・参考文献
1）黒澤美枝子．"自律神経系の中枢"．標準生理学．本郷利憲ほか監．東京，医学書院，2006，423．
2）藤野智子．"高体温患者の看護"．クリティカルケア看護Ⅱ：アセスメントと看護ケア．池松裕子編．東京，メヂカルフレンド社，2011，310-4．
3）尾野敏明．"体温管理"．クリティカルケア看護技術の実践と根拠．道又元裕編．東京，中山書店，2011，104-12．
4）遠藤祐子．"Q12：アイスパックや氷枕による腋窩や鼠径部のクーリング"．エキスパートナースが答える！超急性期の体温管理Q&A．道又元裕ほか監．愛知，日総研出版，2010，30-1，（重症集中ケア特別編集号）．
5）加用樹里．高熱が出ている！．ブレインナーシング．28（10），2012，1008-11．

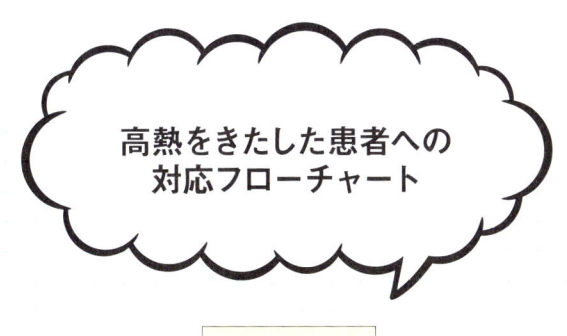

高熱をきたした患者への対応フローチャート

高熱を発見！
↓
- □ 意識レベルの低下はないか？
- □ 血圧の変動はないか？
- □ 呼吸状態の悪化はないか？
- □ 神経所見の悪化はないか？

あり → ただちに医師に報告！ → 医師の指示に従って対応（検査の準備や処置など）

なし → 発熱の指示に応じて対応（解熱薬・クーリング） → 医師に報告

【観察・アセスメント項目】

＜体温の変化＞
- 熱型
- 解熱薬やクーリングの反応

＜高熱の原因＞
- 頭痛や髄膜刺激症状はないか
- 創部の異常はないか
- ドレーンや尿道カテーテルからの排液の性状に異常はないか
- 喀痰の性状変化, 量の増加はないか
- 関節の疼痛・腫脹はないか
- 使用薬剤の種類

など

医師への報告が必要な場合とその内容

- 脳神経外科病棟で緊急性を要する高熱は, 意識レベルの低下や神経症状の悪化, 血圧の変動, 呼吸状態の悪化などを伴った状態で, 中枢神経障害の悪化や敗血症性ショックなどが予測されるような状況です. そのような場合には, ただちに医師に報告する必要があります.
- それ以外の場合にも, 全身状態から高熱の原因となり得る症状はないか観察を行い, 医師に報告する際には, "熱が出ている"という情報だけでなく, アセスメント内容も合わせて報告します.

07 嘔吐した！

高知県・高知市病院企業団立高知医療センターSCU／
脳卒中リハビリテーション看護認定看護師
久保光恵 くぼ・みつえ

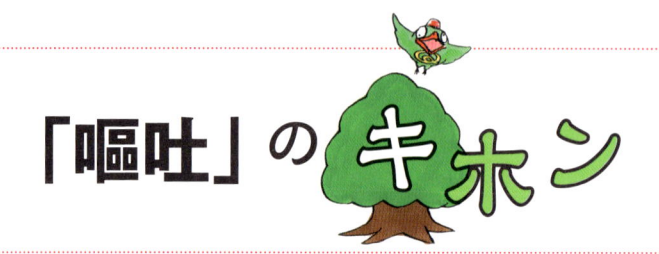

「嘔吐」のキホン

嘔吐の概要

　嘔吐はほとんどの人が経験したことのある，日常でよく遭遇する症状です．長距離バスや飛行機の座席ポケットには，エチケット袋が常備されています．悪心・嘔吐の原因は乗り物酔い，暴飲・暴食，精神的ストレス，他者の嘔吐からの誘発（看護師なら誰もが経験しているはず）など，軽いものから深刻なものまで，さまざまなものがあります．

　嘔吐が激しいと，食道末端部の粘膜が傷ついて大量出血したり（マロリーワイス症候群），吐物が誤って気管に入り，誤嚥性肺炎を起こすこともあります．また，中枢神経系の異常による嘔吐は生命の危険にかかわることも多いので，随伴症状とともに観察しアセスメントすることが重要です．とくに脳神経疾患看護に携わっている看護師は，目の前の患者の嘔吐が生命にかかわる危険信号かどうか見極める目を養う必要があります．

嘔吐中枢の刺激となる原因

　嘔吐は，胃や十二指腸・小腸の内容物が口腔を経て排出される現象を言い，延髄外側網様体背側にある嘔吐中枢に何らかの刺激が加わって起こります．

　嘔吐中枢に対する直接刺激や化学受容器引き金帯を介する刺激によって起こる嘔吐を中枢性嘔吐，末梢神経を介した刺激によって起こる嘔吐を反射性嘔吐，ヒステリー・ノイローゼなど，心因性の刺激が原因となって起こる嘔吐を精神性嘔吐と言います（表1）．

表1　嘔吐中枢への刺激となる原因

中枢性嘔吐		反射性嘔吐	精神性嘔吐
嘔吐中枢への直接刺激	化学受容器引き金帯（CTZ）からの刺激	末梢神経（舌咽神経，迷走神経，交感神経）を介する刺激	大脳皮質を介する刺激
・頭蓋内圧亢進，脳腫瘍・脳血管病変，脳虚血発作など	・薬物（抗悪性腫瘍薬，ジギタリス，ニコチン，モルヒネなど） ・放射線宿酔 ・尿毒症，糖尿病性昏睡，肝不全，妊娠悪阻 ・メニエール病，中耳炎 ・動揺病（乗り物酔い） ・食中毒，有機物中毒，細菌毒素，貧血など	・激しい咳嗽 ・胃腸疾患，肝疾患，胆囊・胆道疾患，腹膜炎など ・狭心症，心筋梗塞，うっ血性心不全など ・腎疾患，膀胱疾患など ・子宮・卵管・卵巣疾患など	・ヒステリー，ノイローゼ，精神的ストレスなど ・視覚，聴覚など

1．嘔吐中枢への直接刺激

　頭蓋内圧亢進や脳腫瘍，脳血管病変などが，直接または間接的に嘔吐中枢を刺激します．この嘔吐の特徴は悪心を伴わず，急激に噴出性嘔吐をきたします．

2．化学受容体引き金帯（CTZ）からの刺激

　嘔吐中枢は，延髄外側網様体背側に存在し，その近くに第四脳室に接して化学受容体引き金帯（CTZ：chemoreceptor trigger zone）と呼ばれる領域が存在し，ドパミンレセプターを介して興奮が嘔吐中枢に伝えられます．血液中の薬物（抗悪性腫瘍薬，ジギタリス，ニコチン，モルヒネなど）や，細菌毒素，放射線治療，代謝・内分泌異常（尿毒症，糖尿病性昏睡，肝不全，妊娠悪阻など）からの代謝産物，乗り物酔いなど体の回転運動による動揺病やメニエール病など，前庭が刺激されるなどの科学的刺激によって，化学受容体引き金帯が興奮し，嘔吐中枢に伝達されます．

3．末梢神経を介する刺激

　末梢臓器からの刺激によっても，反射的に嘔吐が起こります．舌根，咽頭への機械的刺激や激しい咳嗽（がいそう）は舌咽神経を刺激し，嘔吐中枢に興奮が伝えられます．消化管運動が低下し，内容物が停滞することで消化管が伸展すると，迷走神経や内臓神経を介して嘔吐中枢を刺激します．うっ血性心不全は，消化管粘膜の浮腫や肝臓のうっ血も起こし，

嘔吐中枢を刺激します．腎・膀胱疾患，子宮・卵巣疾患などは腹膜を刺激し，迷走神経や交感神経を介して嘔吐中枢を刺激します．

4．大脳皮質を介する刺激

ヒステリー，ノイローゼ，精神的ストレスなど精神心理的刺激によって誘発され，大脳皮質を介して嘔吐中枢が刺激されます．吐物，排泄物を見たり聞いたり，各種の悪臭を嗅いだりした場合に加え，恐怖映画，不快な映像，音声を見たり聞いたりした場合にも，嘔吐を引き起こす場合があります．この嘔吐は，食後に出現することが多く，また個人差が強く，条件反射化されやすい特徴があります．

嘔吐が起こる仕組み

嘔吐は何らかの原因により，嘔吐中枢が刺激を受けて起こります．この嘔吐中枢からの命令により，幽門（胃の出口）が閉まり，噴門（食道と胃の入り口）が緩み，逆流運動が起こります．そして横隔膜や腹部の筋肉が収縮し，腹部の圧力が高くなって胃を圧迫し，胃の内容物が食道を通過し，口から吐き出される仕組みです（図1）．

嘔吐後の対応

1．気道の確保

嘔吐を発見したら，まずは呼吸ができているか確認します．吐物が気道に入っていないか呼吸状態を確認します．痰が絡んだような呼吸をしている場合は吸引します．動脈血酸素飽和度（SpO_2）を測定し，90％以下であれば医師の指示に応じて酸素吸入を開始します．呼吸をしていない，または意識がない場合はほかのナースに助けを呼び，ドクターコールします．

2．体　位

誤嚥を避けるため，仰臥位姿勢であれば側臥位にします．仰臥位にしかなれない場合は，顔だけでも横に向け，誤嚥または次に起こる嘔吐に備えます．

刺激

嘔吐

呼吸の一時停止

喉頭蓋が気道を閉鎖，軟口蓋が鼻腔との連絡を遮断

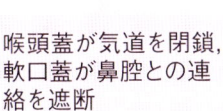

食道の弛緩

胃内容物の食道への逆流

胃の逆蠕動

前駆症状
吐き気，顔面蒼白，冷汗，唾液分泌亢進，徐脈，低血圧など

・小腸の逆蠕動による小腸内容物の胃への逆流
・幽門前庭部の収縮
・胃底部の拡張
・噴門括約筋の弛緩
・胃体中央部からの強い蠕動

・反射的な深い吸気
・声門の閉鎖

横隔膜，腹筋の収縮と腹圧の上昇

図1　嘔吐の起こる仕組み（文献1より）

3. 制吐薬の投与

　悪心が続いていれば，制吐薬（多くの場合，5HT$_3$受容体拮抗薬〔プリンペラン®〕）を静脈注射します．

4. 血圧・脈拍測定

　呼吸状態が確認できたら，血圧・脈拍を測定します．血圧上昇，徐脈，意識レベルの低下は，クッシング現象という重篤な頭蓋内圧亢進のサインです．異常を早期発見し，医師に報告します．

5．衛生面のケア

　口の中のにおいは悪心を誘発しますので，うがいなどをしてもらい清潔にします．うがいは番茶，レモン水，炭酸水，氷水などを使用するとさっぱりします．

　吐物はすみやかに片づけます．汚れた寝衣・寝具などは清潔なものと交換します．窓を開けて空気の入れ替えをします．

6．食　事

　嘔吐がある場合は，消化管の粘膜が敏感になっています．食事ごとに吐いてしまうような激しいときは，1〜2食，食事は控えます．この場合でも，水分はできるだけとります．水分は，電解質バランス飲料・栄養バランス飲料・ジュースなど本人の嗜好に合わせて摂取してもらいます．食事がとれそうであれば，食べられそうなものから少量ずつ，分割して食べます．食後は，30分前後安静にします．

7．心理的な補助

　嘔吐が続くと，倦怠感が強くなり，自分の身体に脆弱(ぜいじゃく)感を感じます．不安が増すと予期的嘔吐をきたすため，患者の体験を傾聴し，リラックスできる環境づくりと信頼関係づくりに努めます．心理的な要素も影響しやすいので，身近な人に手を触れてもらったり，背中をさすってもらったり，優しい言葉で不安をとり除くのも良い方法です．

引用・参考文献
1）大久保昭行．健康の地図帳．東京，講談社，1997，78．

07 嘔吐した！

高知県・高知市病院企業団立高知医療センターSCU／
脳卒中リハビリテーション看護認定看護師
久保光恵 くぼ・みつえ

Case 15
脳梗塞患者が急に嘔吐した!!

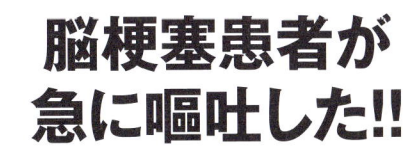

　Oさん．右中大脳動脈領域の広範囲脳梗塞，発症3日目，挿管人工呼吸器管理中．鎮静薬が減量され，意思疎通不可能だったが，意思疎通が可能な状態まで回復してきた．

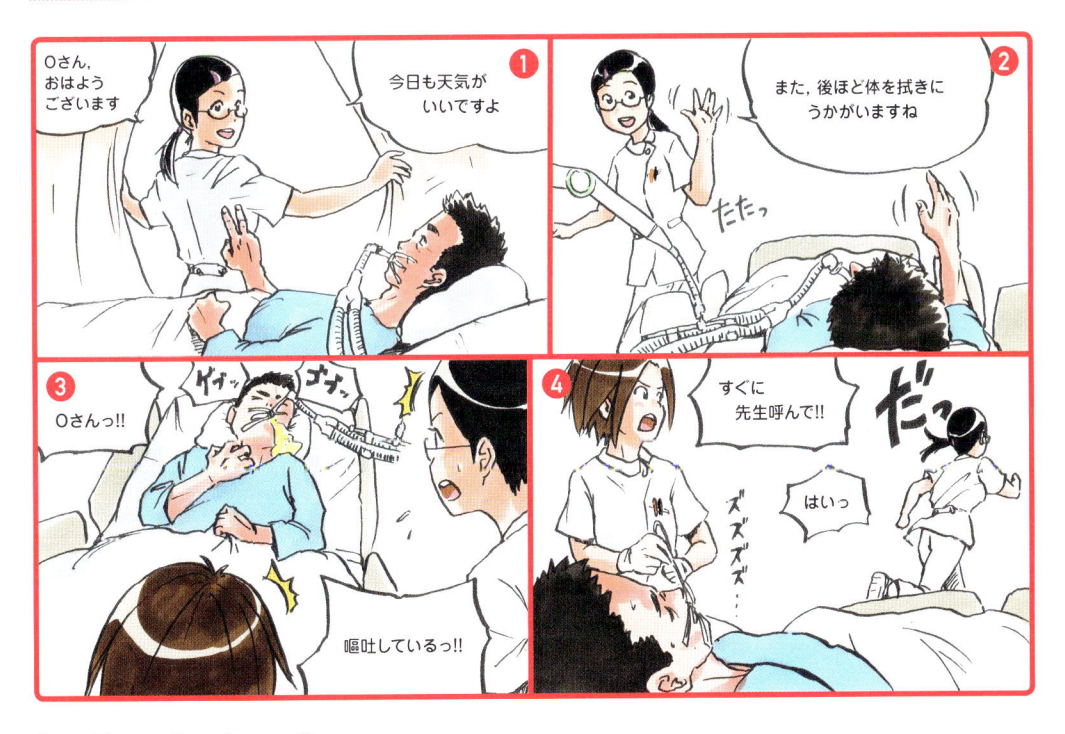

❶ Oさん，おはようございます／今日も天気がいいですよ

❷ また，後ほど体を拭きにうかがいますね

❸ Oさんっ!!／嘔吐しているっ!!

❹ すぐに先生呼んで!!／はいっ

解説は次ページ ➡

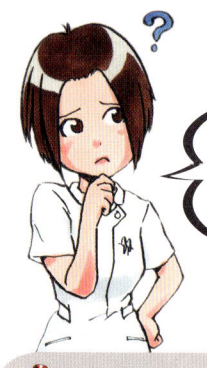

何が起こっていると考えられる？

広範囲脳梗塞による頭蓋内圧亢進症状

　脳は豆腐と同じくらい軟らかい臓器で，頭蓋骨という硬い容器の中で，脳脊髄液の中に浮いています．頭蓋内の容積は限られているため，脳組織が増大したりすると，脳の中の圧力が高くなっていきます．この状態を頭蓋内圧亢進と言います．

　脳梗塞が起きると，ダメージを受けた脳はむくみます．むくんだ脳は腫れて，周りの正常な脳を圧迫します．大きな脳梗塞の場合，脳が腫れてしまうと圧迫は相当なものになり，圧に押されて脳の組織の一部が正常な位置からはみ出ます．これを脳ヘルニアと言い，生命が危険にさらされた状態です．

　Oさんも中大脳動脈領域の広範囲脳梗塞のため，発症3日目に脳浮腫が最大となり，頭蓋内圧亢進が進行し，延髄外側網様体背側にある嘔吐中枢に刺激が加わって嘔吐しました．発症3日目の術前CTと，発症4日目の内減圧術後CTを示します（図1）．

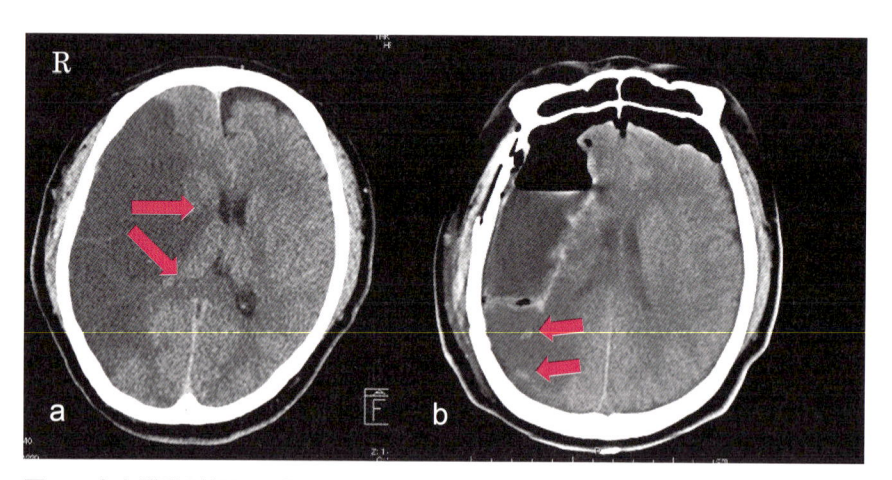

図1　中大脳動脈領域の広範囲脳梗塞
a：発症3日目の術前CT．右中大脳動脈領域に低吸収域がみられ，周囲に対する圧迫所見を示し，正中構造の偏位を認める（➡）．
b：発症4日目の内減圧術後CT．左方への正中偏位は改善している．術後変化として気脳症，右脳表に液体貯留あり，出血を伴っている．右後頭葉の低吸収内部に高吸収あり（➡），出血性梗塞の可能性がある．

頭蓋内圧亢進による脳ヘルニア

頭蓋内圧が亢進してますます大脳がはれると，側頭葉が小脳テントのすき間から脳幹のほうにはみだし，重篤な病態を引き起こす鉤ヘルニアとなります（図2）．

脳ヘルニアでは，脳幹が圧迫されると意識障害が起こり，同時に脳幹から出てくる動眼神経が障害されるため，病側と同じ側の瞳孔が散大します（図2）．

さらに進行すると両側瞳孔が散大し，血圧が低下し呼吸停止に至り，生命が危険になります．この間の症状は短時間で進行します．この事態を回避するため，Oさんには緊急に頭蓋内圧を下げる目的で開頭減圧術が行われました．

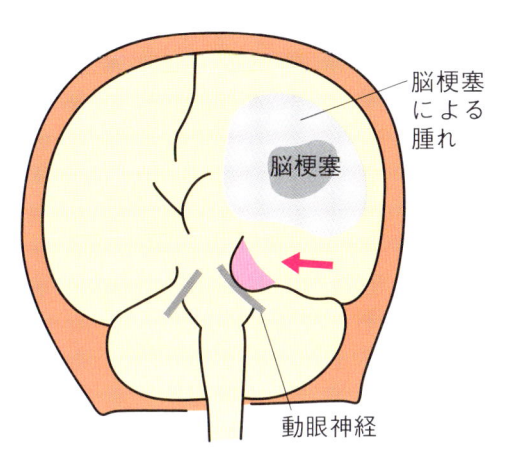

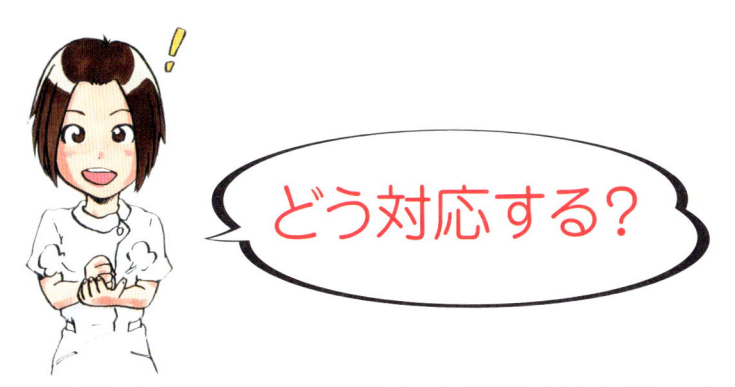

図2　脳梗塞による鉤ヘルニア（文献1より）
脳梗塞による脳の腫れが進行すると，側頭葉の内側部が小脳テントからはみ出して（←）動眼神経を圧迫するため，病側と同じ側の瞳孔が散大する．

どう対応する？

脳神経外科では脳ヘルニアが死因となることが多く，病態変化を予測した観察が大切です．瞳孔異常の初期症状が現れたら，脳ヘルニアはどんどん進行するため，治療は一刻を争う事態になります．Oさんの嘔吐を発見したら，頭蓋内圧亢進から脳ヘルニアに進行することを予測し，迅速に対応することが必要です．

嘔吐を発見したら，まずは「救急のABC」を確認する

1．A（airway：気道の閉塞の有無）

　Oさんは挿管中だったため，気道は確保されていましたが，細菌を含んだ分泌物がカフ上部に貯留し，カフを伝って下気道に流入し誤嚥性肺炎を起こす可能性があります．口腔内の吐物を吸引し除去します．

2．B（breathing：呼吸状態）

　Oさんは人工呼吸器装着中のため，呼吸の変化はわかりにくいですが，人工呼吸器とバッキング（せき込んだ状態）していないか，気道内圧は上がっていないか確認します．気道内圧が上がると頭蓋内圧も上昇し危険であるため，挿管チューブ内も吸引します．動脈血酸素飽和度（SpO_2）を測定し，94％以下であれば医師の指示に応じて酸素吸入を開始します．

3．C（circuration：循環）

　血圧と脈圧を測定します．嘔吐によって血圧が高くなることは予測されますが，血圧低下は脳ヘルニアが進行している信号です．ただちにドクターコールが必要です．

脳ヘルニアになった場合，開頭減圧術に伴う看護を行う

1．術前看護

1）脳循環改善のために頭部を20〜30°挙上させる

　頭蓋内圧亢進のある患者では，股関節の過屈曲，頸を曲げるといった腹腔，胸腔，頸部の圧を上昇させるような体位は避けます．

2）頭蓋内圧亢進急性症状の観察

意識障害，瞳孔不同，対光反射の減弱・消失，呼吸の変化，血圧の上昇，脈圧の増大，片麻痺の増強か出現，異常姿勢，体温の上昇がないか観察します．

3）内服状況，検査データの把握

抗血小板薬，抗凝固薬の内服状況を確認します．効果が残存している場合があるため注意します．出血傾向を引き起こす検査データを把握しておきます．

4）既往歴の確認

既往歴に心血管疾患，動脈硬化性疾患を合併している場合が多く，その疾患に対する観察が必要です．

2．術後看護（表1）

1）合併症の予防と異常の早期発見

術後の合併症予防や異常の早期発見に努めます．観察のポイントを表1に挙げます．

2）全身管理

脳の障害部位や術式に合わせた全身管理と，引き続き頭蓋内圧亢進症状に注意します．

表1 開頭減圧術後の合併症と観察のポイント（文献2より）

術後合併症	観察ポイント	備考
術後出血，脳浮腫	・意識レベルや神経学的所見（瞳孔径，対光反射の有無，運動麻痺の変化） ・ドレーン排液の観察（著しい増量や新鮮血の流出の有無）	とくに術前に抗血小板薬や抗凝固薬を内服している患者は，術後出血に注意する
創部感染，髄膜炎，創離開	・創部の観察（ガーゼ汚染の有無） ・発熱，頭痛，嘔吐や髄膜刺激症状の有無	糖尿病のある患者は，創感染や創離開を起こしやすいため注意する
深部静脈血栓症	・下肢の腫脹，疼痛，発赤，チアノーゼ ・ホーマンズ徴候（下肢を伸展させ，足関節を背屈すると起こるふくらはぎの疼痛や違和感）の有無 ・呼吸状態の変化，SpO_2値（肺塞栓の可能性）	術前からの弾性ストッキングの装着および術後早期離床に努める

3）併存疾患の観察

併存している心血管疾患，動脈硬化性疾患に配慮します．

4）創部の観察

開頭減圧術の手術部位が，内頚動脈や中大脳動脈領域の脳梗塞の場合は，前頭部や側頭部，頭頂部にかけて，頭蓋骨を広く外しています（骨窓と言います）．骨窓部が緊満してきた場合は医師への報告が必要です．

5）ドレーン管理

開頭減圧術の手術部位が，椎骨動脈，脳底動脈領域の脳梗塞の場合は，脳室ドレーンが挿入されることが多く，ドレーン管理が必要です．創部周囲の感染や髄液漏などの徴候がないか，観察が必要です．

家族に対する精神的なケアも重要な役割

変化する患者の症状を目の当たりにし，医療者がバタバタと出入りする姿を見て，家族はとても不安になります．ICUで管理され，家族控え室で待機している場合でも，何が起こっているのか様子がわからないぶん，家族はよりいっそう不安になります．また術後の患者は一命を取り留めても，重い後遺症を残す場合がほとんどです．

看護師は，患者とともに家族も観察し，必要に応じて経過の説明や，医師との橋渡しなど，精神的なケアに対する役割を果たすことも重要です．

今回のトリまとめ

1. 広範囲脳梗塞患者の嘔吐を発見した場合，頭蓋内圧亢進から脳ヘルニアに進行することを予測した観察を行いましょう．
2. 脳ヘルニアを悪化させない術前看護，合併症を起こさない術後看護を迅速に行いましょう．
3. 家族の精神的なケアも必要です．

引用・参考文献

1) 岩村康司. 疾患別！起こり得る頭蓋内圧亢進症状と早期発見のための観察ポイント：脳血管疾患. ブレインナーシング. 29 (9), 2013, 836.
2) 相間知子. 頭蓋内圧亢進に対する治療＆看護：脳血管疾患. 前掲書1) 848-53.
3) 谷本早苗. マンガでわかる！症状別急変対応：急に嘔吐した！. ブレインナーシング. 28 (10), 2012, 989-92.

07 嘔吐した！

高知県・高知市病院企業団立高知医療センターSCU／
脳卒中リハビリテーション看護認定看護師
久保光恵 くぼ・みつえ

Case 16
脳腫瘍患者が食事後嘔吐した!!

　Pさん．脳腫瘍摘出，脳内留置用剤留置術を受け，術後16日目放射線照射と，脳腫瘍治療薬内服を開始した．内服開始後14日目（術後30日目），副作用なく元気に過ごしている．

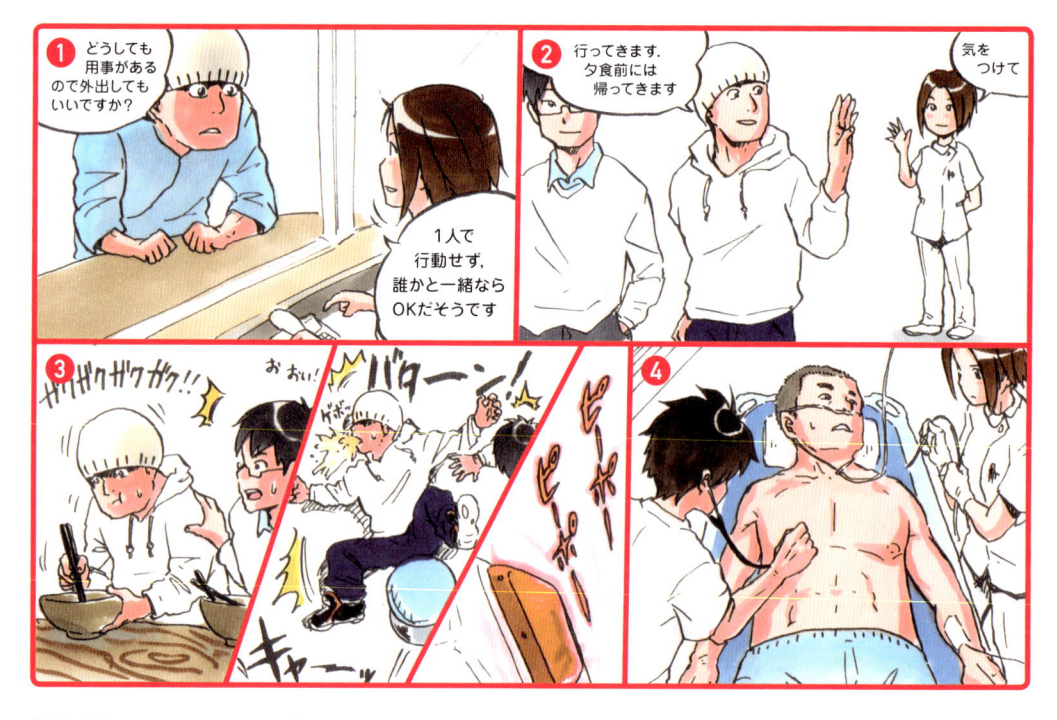

❶ どうしても用事があるので外出してもいいですか？
　1人で行動せず，誰かと一緒ならOKだそうです

❷ 行ってきます．夕食前には帰ってきます
　気をつけて

❸ ザワザワガクガク!!　おおい！　バターン！

❹

解説は次ページ➡

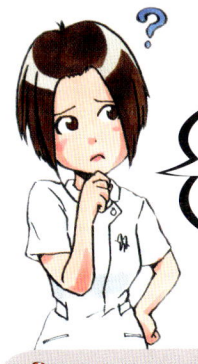

何が起こっていると考えられる?

さまざまな原因が考えられる脳腫瘍の嘔吐

　Pさんは脳腫瘍を発症し，脳腫瘍摘出術と，腫瘍を摘出した摘出腔壁にカルムスチン脳内留置用剤（ギリアデル®，図1）8枚を貼付する手術を受けていました．その手術を受けた16日目に，抗悪性腫瘍薬のテモゾロミド（テモダール®）の内服と，放射線照射を開始しました．その2週間後の外出中に嘔吐しました．

　悪性度の高い脳腫瘍に対する治療は，手術療法と薬物療法，放射線治療を組み合わせて行われます．嘔吐の原因は，脳腫瘍そのものと，それらの治療から出現する場合が考えられます（図2）．

　今回は抗悪性腫瘍薬の副作用としての嘔吐に焦点を当てます．

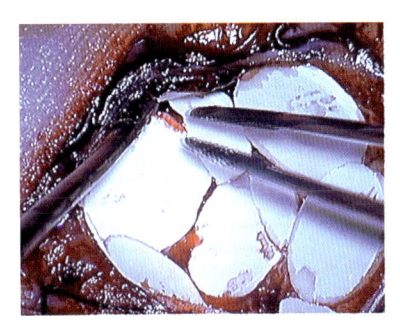

図1　ギリアデル®の脳内留置

脳腫瘍	脳細胞組織の破壊	細胞代謝異常→脳浮腫	
	手術療法	脳組織の破壊→脳浮腫	嘔吐
	薬物療法	消化器症状	
	放射線治療	放射線宿酔	

図2　脳腫瘍による嘔吐の原因

抗悪性腫瘍薬の副作用としての嘔吐

　抗悪性腫瘍薬を内服している場合，嘔吐中枢への刺激経路として，①血液や脳脊髄液中の抗悪性腫瘍薬やその代謝物などの嘔吐誘発物質により，化学受容体引き金帯（CTZ：chemoreceptor trigger zone）が活性化され，その刺激が嘔吐中枢に伝達される経路，②末梢の伝達経路であり上部消化管にあるセロトニン（5-HT$_3$）受容体やドパミン（D2）受容体から迷走神経経路により嘔吐中枢を活性化する経路，③精神心理的刺激によって誘発され，大脳皮質を介する経路，があります（図3）．Pさんの場合は，①と②の2つの経路からの刺激が嘔吐を起こしたと考えられます．

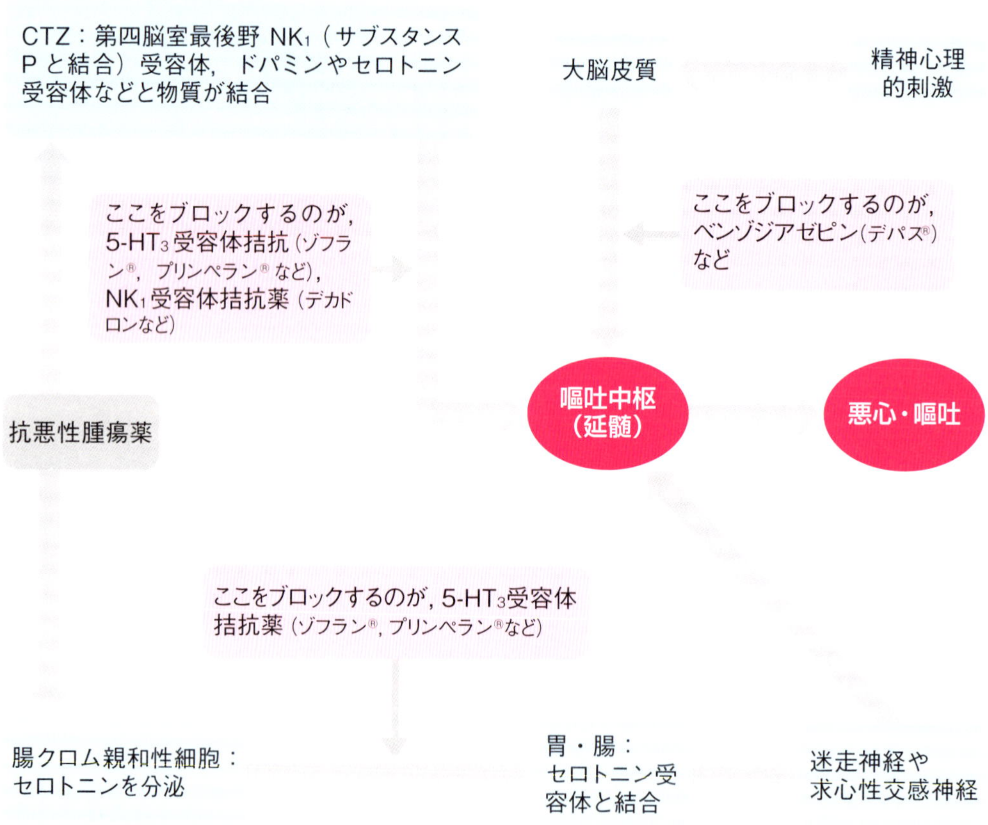

CTZ：第四脳室最後野 NK$_1$（サブスタンスPと結合）受容体，ドパミンやセロトニン受容体などと物質が結合

大脳皮質

精神心理的刺激

ここをブロックするのが，5-HT$_3$受容体拮抗（ゾフラン®，プリンペラン®など），NK$_1$受容体拮抗薬（デカドロンなど）

ここをブロックするのが，ベンゾジアゼピン（デパス®）など

抗悪性腫瘍薬

嘔吐中枢（延髄）

悪心・嘔吐

ここをブロックするのが，5-HT$_3$受容体拮抗薬（ゾフラン®，プリンペラン®など）

腸クロム親和性細胞：セロトニンを分泌

胃・腸：セロトニン受容体と結合

迷走神経や求心性交感神経

図3　薬物療法による嘔吐のメカニズム（文献1より）

どう対応する？

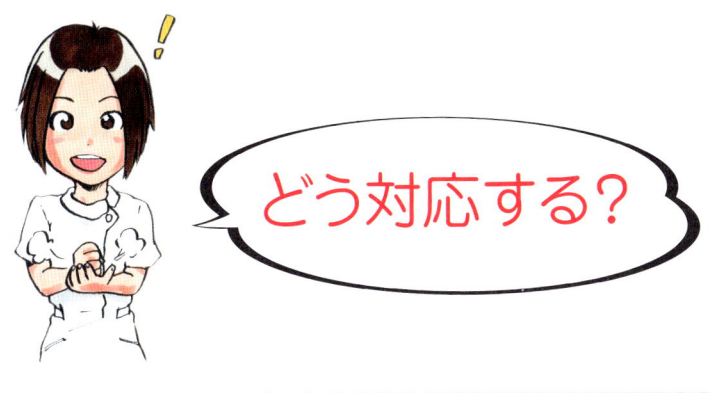

急変対応「ABC」を確認する

意識消失を伴ったけいれん発作とともに、嘔吐が起こっており、まずは「救急のABC」を確認します。Case 15（p.127）を参照ください。

制吐薬を使用する

患者に確認し、悪心が続いていれば、制吐薬（多くの場合5-HT_3受容体拮抗薬：プリンペラン®）を静脈注射します。

薬物療法を開始する際、抗悪性腫瘍薬による悪心・嘔吐のリスクに合わせた『制吐薬適正使用ガイドライン』に従って、予防的に制吐薬も一緒に開始します[2]。それでも嘔吐するようであれば、薬剤師や医師に相談し、増量または変更する必要があります。

身体面、精神面への影響が大きいため、患者の状態を観察する

以下、観察が必要な内容を挙げます。

1. 食欲・経口摂取量

経口摂取量の減少は、電解質異常をきたして、ほかの代謝異常につながり治療に影響することがあります。

2. 精神的な影響

顔面蒼白、冷汗、唾液分泌亢進、脱力感などの自律神経症状の出現によって、不快な症状の体験が苦痛・恐怖となり、一度嘔吐したときと同じ環境を体験すると「また吐いてしまうのではないか」という不安が生じます。

3．血液検査データ

経口摂取量の減少，嘔吐が続くことによる尿量の減少などがあるため，腎機能，肝機能，貧血の有無（Hbなど），炎症反応データ（白血球，CRPなど），栄養状態（TP，Alb）などを把握します．

4．活動量

動くことによって悪心・嘔吐が誘発されるので行動全般が制限されます．必要以上に安静をとっていないか，活動を促す必要があります．

5．睡眠状況

悪心・嘔吐が持続することで睡眠が妨げられます．良好な睡眠が得られるように，環境調整，薬物投与などを行います．

摂取量が増えるように食事の工夫を行う

食事の前に，冷たい水や番茶でうがいをするよう促します．梅やレモンなどは，唾液の分泌を促し，食欲を高めたり，食物を飲み込みやすくする効果があります．また，炭酸飲料を飲むと胃が落ち着く場合もあります．消化が良く，食べたいものを，食べられるときに，少量ずつ食べてもらいます．

すりおろしたリンゴ，桃，アイスクリーム，シャーベット，プリン，ヨーグルト，そうめんなど，のどごしのよいもの，口当たりのよいものを勧めます．

食事のにおい，そのほかに不快に感じるにおいのものは除去します．

誰かと一緒に食べる，テレビや音楽を聴きながら食べるなど，患者がリラックスできる環境づくりをします．

脱水予防のため，水分は頻回にとるよう説明します．

今回のトリまとめ

1. 抗悪性腫瘍薬を開始する際には，適正な制吐薬を使用しましょう．
2. 経口摂取が促進できるよう食事を工夫しましょう．
3. 精神的な援助も大切です．

引用・参考文献
1）渡邉眞理，坪井香編著．坪井正博監．副作用と対処法：悪心・嘔吐．ナースのためのやさしくわかるがん化学療法のケア．東京，ナツメ社，2012，115．
2）掛田崇寛ほか．エビデンスに基づく脳神経看護ケア関連図．百田武司ほか編．東京，中央法規出版，2014，64-72．
3）嘔気・嘔吐の病態生理．www.jspm.ne.jp/guidelines/gastro/2011/pdf/02_01．

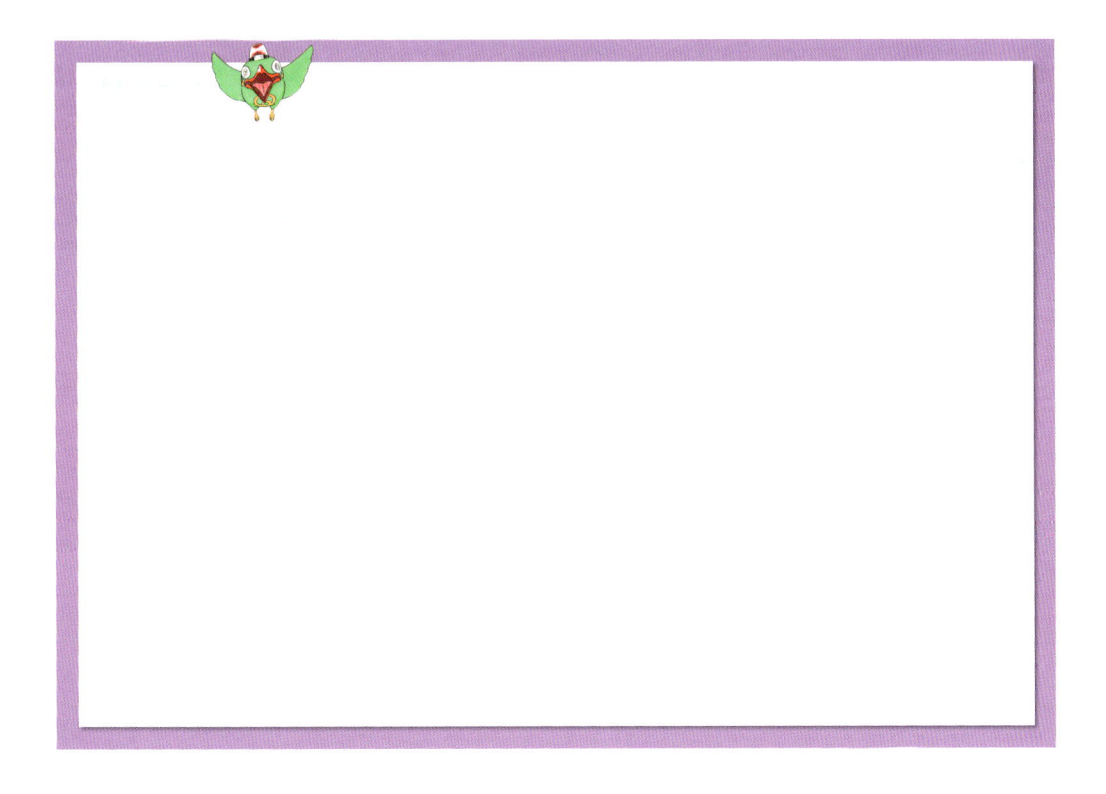

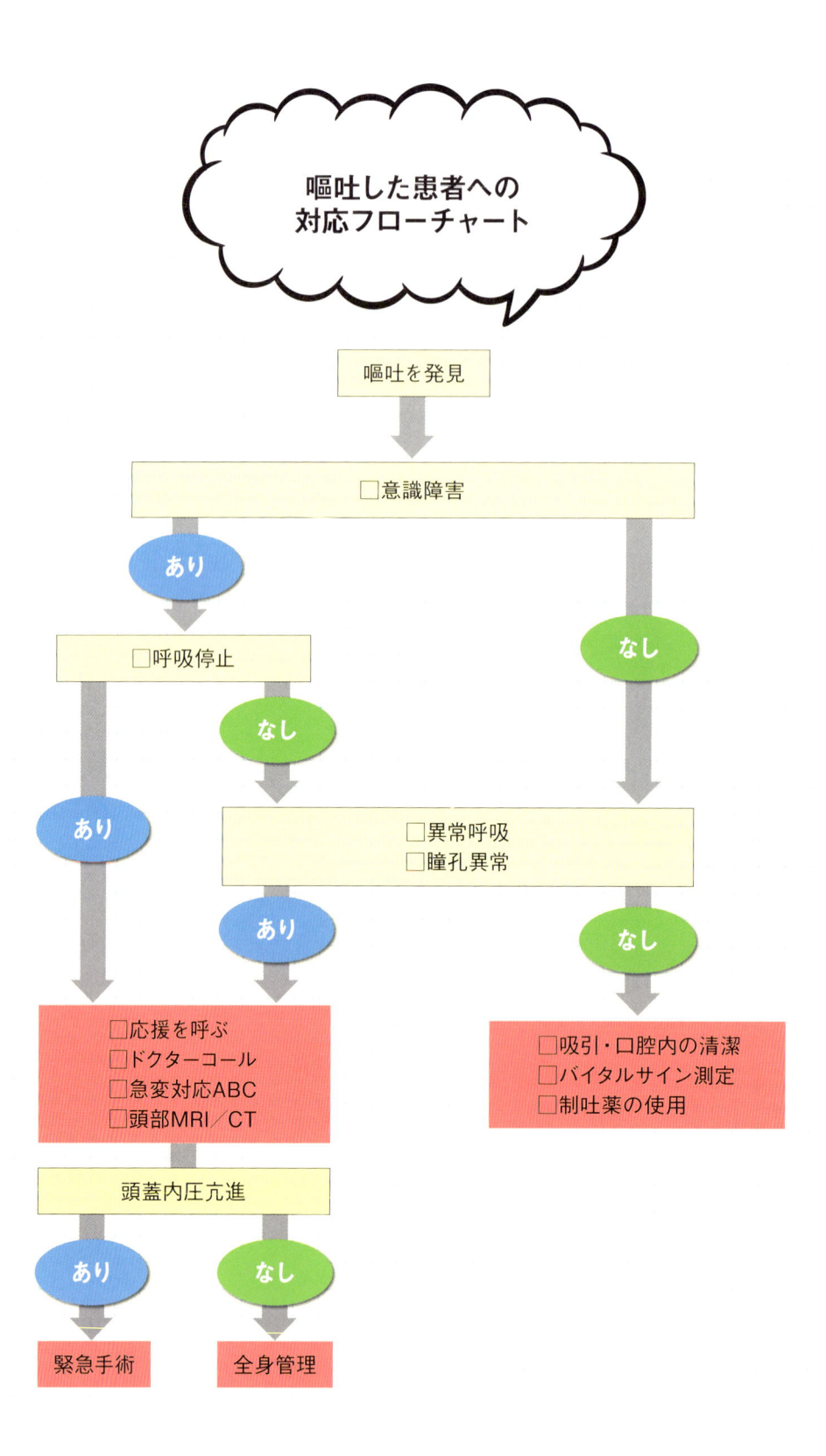

嘔吐した患者への対応フローチャート

嘔吐を発見
↓
□意識障害
- あり → □呼吸停止
  - あり → 【応援を呼ぶ／ドクターコール／急変対応ABC／頭部MRI／CT】
  - なし → □異常呼吸／□瞳孔異常
    - あり → 【応援を呼ぶ／ドクターコール／急変対応ABC／頭部MRI／CT】
    - なし → □吸引・口腔内の清潔／□バイタルサイン測定／□制吐薬の使用
- なし → □異常呼吸／□瞳孔異常
  - なし → □吸引・口腔内の清潔／□バイタルサイン測定／□制吐薬の使用

【応援を呼ぶ／ドクターコール／急変対応ABC／頭部MRI／CT】
↓
頭蓋内圧亢進
- あり → 緊急手術
- なし → 全身管理

08 麻痺が出た！

高知赤十字病院ICU／
脳卒中リハビリテーション看護認定看護師
山下ゆき やました・ゆき

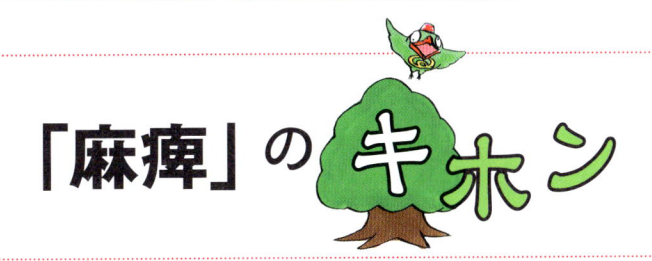

「麻痺」のキホン

錐体路の理解

　手足や体幹の運動をつかさどる神経線維の束（錐体路）は，大脳の中心前回の運動野（第4，6野）から始まります．そして，内包のうしろ（後脚）を通過し，その後，中脳の大脳脚，橋を経て，延髄に至ります．延髄の腹側には錐体があり，ここを神経線維が通過することから錐体路と呼ばれています（図1）．

　さらに，延髄と頚髄の境で神経線維の大部分が交叉して反対側へ移行します．この現象を錐体交叉と言います．交叉した神経線維は反対側の脊髄側索を下行して，目的の脊髄前角に至り，直接手足などの運動器の筋肉を動かします．このメカニズムから，左上下肢の運動中枢は右側の脳，右上下肢の運動中枢は左側の脳になるわけです．

運動麻痺の原因

　運動麻痺は，上位運動ニューロン（錐体路），下位運動ニューロン，神経筋接合部，筋へと伝わる経路が障害されて生じる症状です．原因は，脳や脊髄の病気に大別され，脳では脳血管障害，脳腫瘍，頭部外傷などがあり，脊髄では脊髄損傷などがあります．

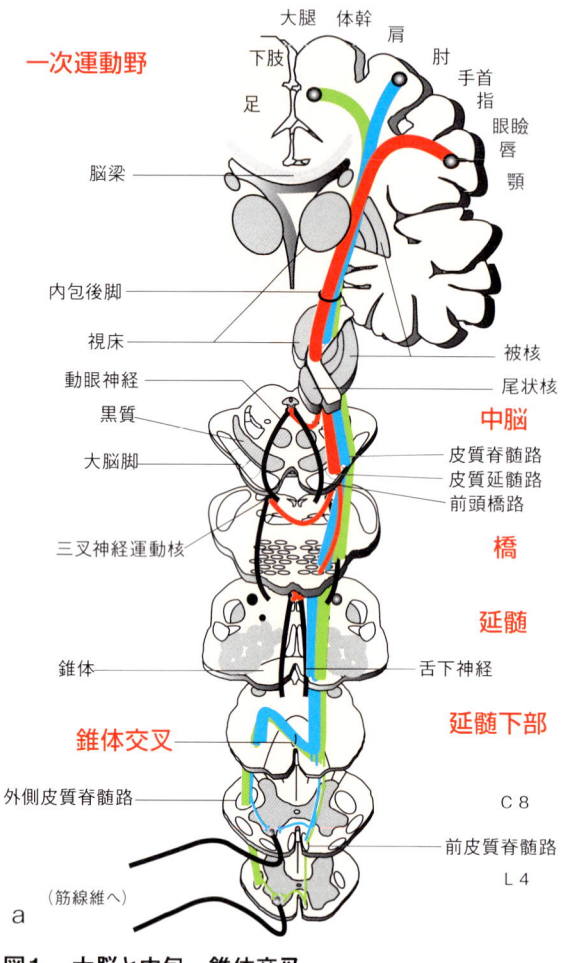

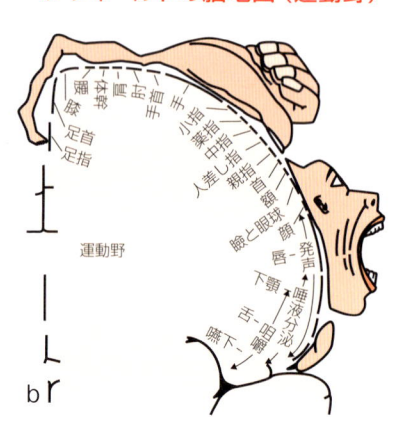

図1 大脳と内包，錐体交叉

上位運動ニューロンと下位運動ニューロン

　上位運動ニューロンとは，運動指令を伝えるために，大脳皮質から脊髄の前角細胞や脳幹の脳神経核まで軸索を伸ばす中枢経路（錐体路）のことを言います．
　下位運動ニューロンは，上位運動ニューロンから運動指令を受け，その指令を手や足，顔，舌などに伝える末梢神経のことを言います．

運動麻痺の分類

運動麻痺のタイプは障害部位によって，単麻痺，片麻痺，対麻痺，四肢麻痺の4つに分けられます（表1）．

1．単麻痺

単麻痺は，四肢のうち一肢のみに起こる運動麻痺です．一般的には下位運動ニューロンの障害の際に起こりやすい症状になります．上位運動ニューロンの障害による運動麻痺は比較的めずらしく，脳血管疾患や腫瘍などによって，大脳皮質運動野が障害されたときに生じます．

2．片麻痺

片麻痺は，一側の上下肢に起こる運動麻痺です．上位運動ニューロンの障害によって生じます．

表1 病巣部位と麻痺のパターン（文献1より）

	単麻痺	片麻痺	対麻痺	四肢麻痺
病巣部位	①末梢神経 ②大脳皮質運動野	③内包 ④放線冠	⑤脊髄 ⑥両側大脳皮質運動野	⑦橋〜上位頸髄
麻痺のパターン（赤く示しているのが病巣，青の部分が麻痺）				

3. 対麻痺

対麻痺は，両側の下肢に起こる運動麻痺です．上位運動ニューロンが胸髄以下のレベルで障害された場合に生じます．まれに，大脳鎌髄膜腫で，両側の下肢運動中枢が圧迫されて生じることがあります．

4. 四肢麻痺

四肢麻痺は，四肢すべてに起こる運動麻痺です．橋，延髄，頸髄レベルで上位運動ニューロンが両側性に障害されたときに生じます．

中枢性麻痺と末梢性麻痺の違い

運動麻痺は，上位運動ニューロンの障害か下位運動ニューロンの障害かで，現れる症状が違ってきます．表2に違いを示します．

運動麻痺の評価

運動麻痺の評価方法は，麻痺の性質により異なってきます．末梢性麻痺の評価には徒手筋力テスト（MMT：manual muscle test），中枢性麻痺の回復の評価にはブルンストロームステージ（BRS：Brunnstrom stage）が使用されます．また，バレー徴候（図

表2 中枢性麻痺と末梢性麻痺の違い〔馬場元毅．絵でみる脳と神経 しくみと障害のメカニズム．第3版．東京，医学書院，2009．120．（JJNブックス）より一部改変〕

	中枢性麻痺	末梢性麻痺
障害の部位	上位運動ニューロン	下位運動ニューロン
麻痺の種類	弛緩性麻痺（急性期）→痙性麻痺（慢性期）	弛緩性麻痺
麻痺の出現側	障害部位と反対側（錐体交差後は同側）	障害部位と同側
筋萎縮の有無	軽度〜なし（廃用萎縮はあり）	あり
腱反射の変化	亢進	減弱〜消失
線維性筋収縮	なし	あり

2），ミンガッチーニ徴候（図3）などは麻痺を簡易評価できる方法として広く使用されています．当院では，NIHSSの運動評価を使用しています（図4，5）．

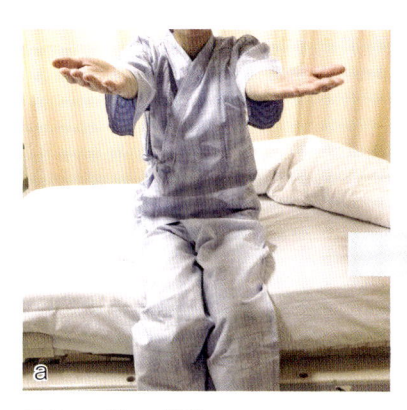

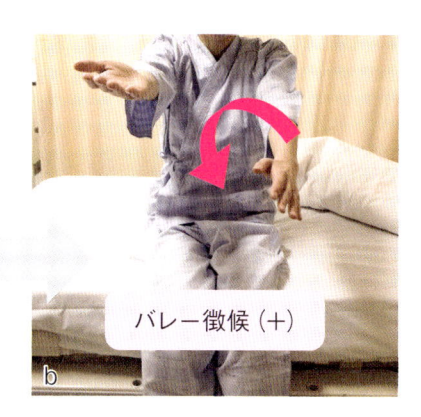

図2　バレー徴候
a．しっかりと目を閉じて，手のひらを上にして，挙上したまま保持してもらう．
b．麻痺側が回内して，下垂する．

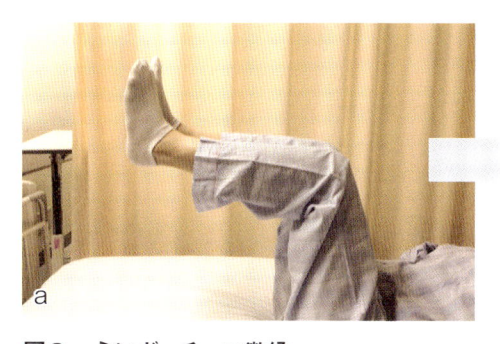

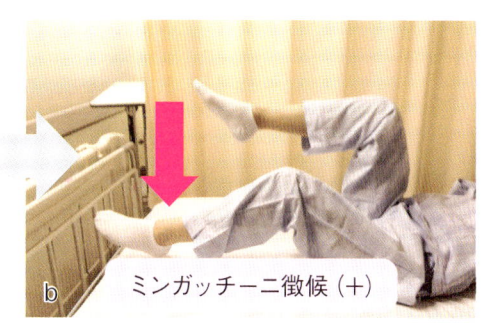

図3　ミンガッチーニ徴候
a．仰臥位で両下肢を挙上し，挙上した位置をキープしてもらう．
b．麻痺側の大腿・下腿が揺れて下降する．

座位の場合 90°挙上，仰臥位の場合 45°挙上
0：90°を10秒保持可能（下垂なし）
1：90°を保持できるが，10秒以内に下垂
2：90°の挙上または保持ができない
3：重力に抗して動かない
4：まったく動きがみられない

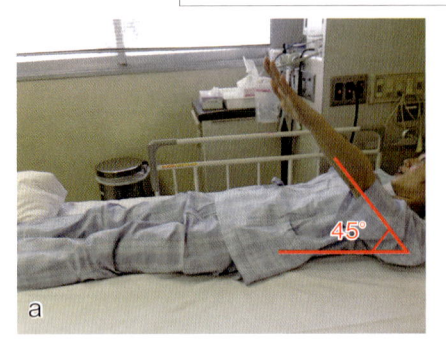

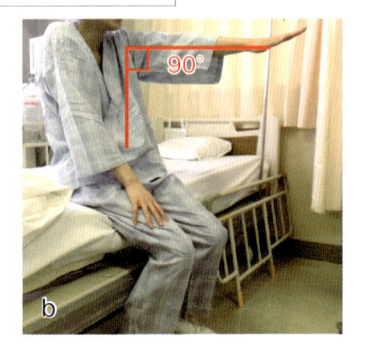

図4　NIHSS：上肢の運動評価（文献3より）
a．仰臥位の場合は45°を保持してもらう．
b．座位の場合は90°を保持してもらう．

0：30°を5秒間保持できる（下垂なし）
1：30°を保持できるが，5秒以内に下垂
2：重力に抗して動きがみられる
3：重力に抗して動かない
4：まったく動きがみられない

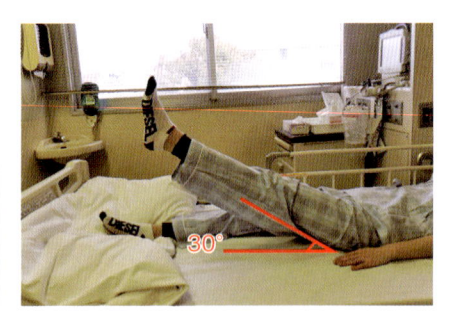

図5　NIHSS：下肢の運動の評価（文献3より）
　　仰臥位で30°を保持してもらう．

引用・参考文献
1）山徳雅人ほか．錐体路の障害と運動麻痺．ブレインナーシング．27（7），2011，679．
2）馬場元毅．絵でみる脳と神経 しくみと障害のメカニズム．第3版．東京，医学書院，2009，120，（JJNブックス）．
3）ISLCコースガイドブック編集委員会．ISLSコースガイドブック．東京，へるす出版，2006，39-40．
4）池田亮．"神経症状のみかた：四肢の動き（運動麻痺）の評価"．はじめての脳神経外科看護．近藤靖子編．大阪，メディカ出版，2014，41．
5）医療情報科学研究所．病気がみえる vol.7 脳・神経．東京，メディックメディア，2012，165-9．

08 麻痺が出た！

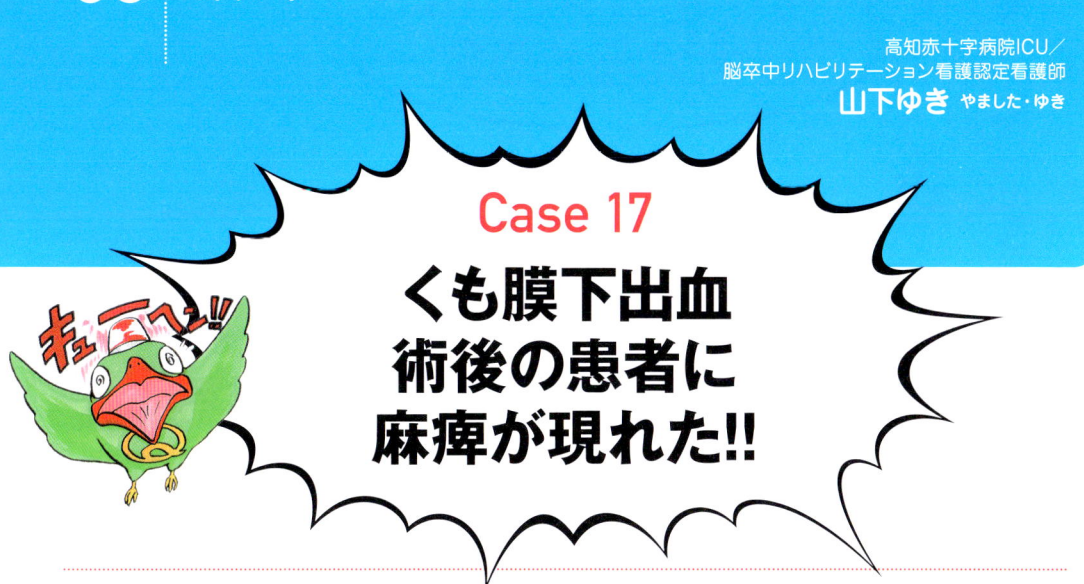

高知赤十字病院ICU／
脳卒中リハビリテーション看護認定看護師
山下ゆき やました・ゆき

Case 17
くも膜下出血術後の患者に麻痺が現れた!!

Qさん，くも膜下出血を発症し，7日前に開頭ネッククリッピング術を施行．脳神経外科病棟に入院中．

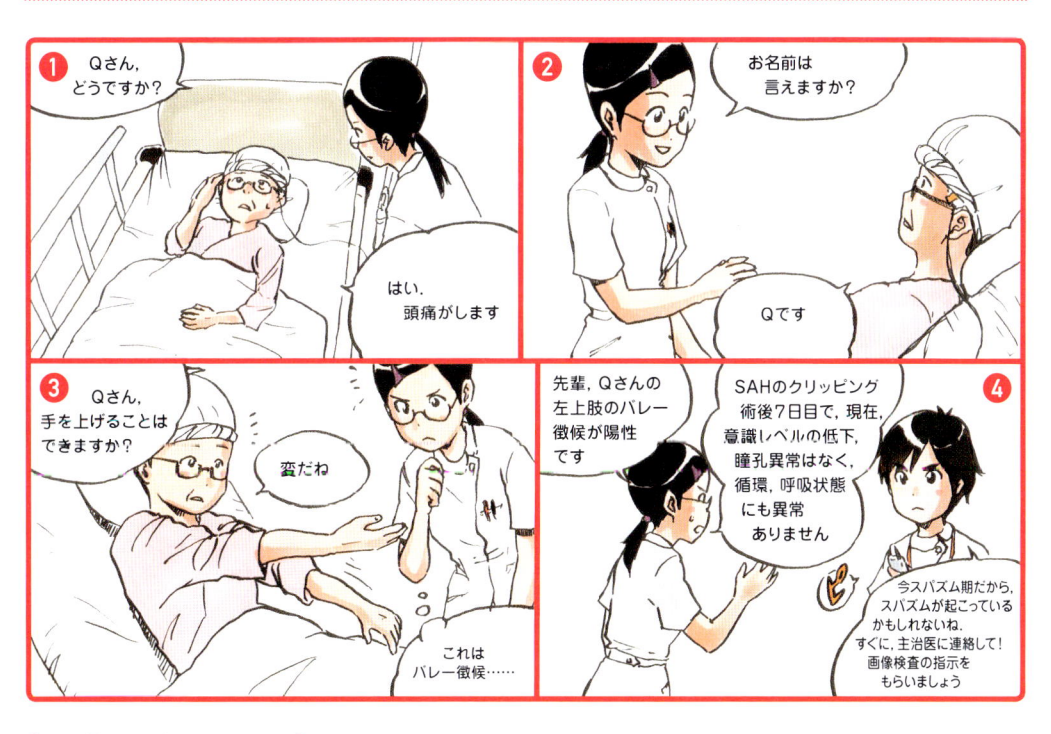

❶ Qさん，どうですか？
はい，頭痛がします

❷ お名前は言えますか？
Qです

❸ Qさん，手を上げることはできますか？
変だね
これはバレー徴候……

❹ 先輩，Qさんの左上肢のバレー徴候が陽性です
SAHのクリッピング術後7日目で，現在，意識レベルの低下，瞳孔異常はなく，循環，呼吸状態にも異常ありません
今スパズム期だから，スパズムが起こっているかもしれないね．すぐに，主治医に連絡して！画像検査の指示をもらいましょう

解説は次ページ➡

> 何が起こっていると考えられる？

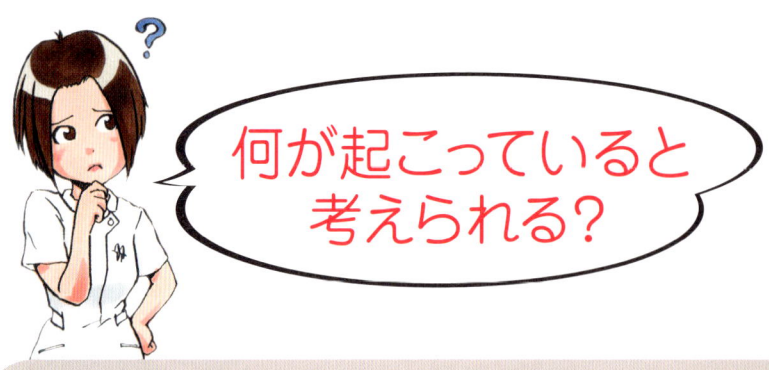

くも膜下出血後の脳血管攣縮

　今回の事例では，発症7日目に左上肢の麻痺が出現していることから，脳血管攣縮（スパズム）が起こっている可能性が考えられます．スパズムとは，くも膜下出血後に脳の動脈が一時的に収縮してしまう病態のことで，FisherのCT分類のグループ3でスパズムが発生しやすいとされています[1]．発生頻度は30～40％で，くも膜下出血発症後72時間～14日間に発症しやすく，ピークは8～10日になります．

　スパズムの原因はいまだに不明な点が多くありますが，原因の1つとして，脳血管を攣縮させる物質の出現が挙げられています．くも膜下出血を発症すると，くも膜下腔に血腫が広がります．この，くも膜下腔に広がった血腫が分解されていく過程で，脳血管を攣縮させる物質が出現し，脳血管平滑筋の受容体に結合して血管を収縮させます．この収縮した血管から先は虚血状態となり，最悪の場合，脳梗塞を起こします．症状は，けいれん，運動麻痺，失語症など，スパズムを起こした血管の支配領域の局所症状が現れます．

　スパズムは，発症時の血腫量や術後の水分バランス，血圧の低下などさまざまな要因が関係して起こります．そのためスパズムの時期は，症状の変化をいち早く察知するために，動脈瘤の部位，CT画像からの血腫量の推定，全身状態を総合的に把握して看護を行うことが大事です．そして，患者から得られるすべての情報から，どのような症状が起こる可能性があるか予測を立て，観察，判断し報告するまでをイメージすると，いざというときに役立つのではないでしょうか．

くも膜下出血のCT画像

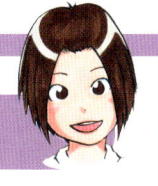

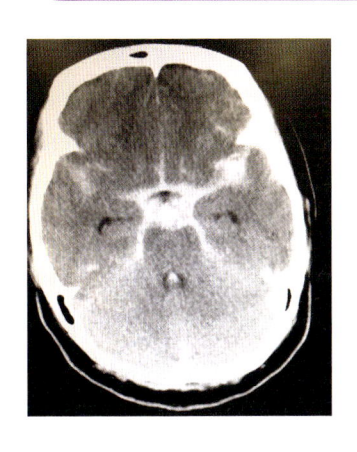

CT画像で，出血は白く写ります．
くも膜下出血の画像の特徴としては，このように，出血がヒトデのような形に写ります．

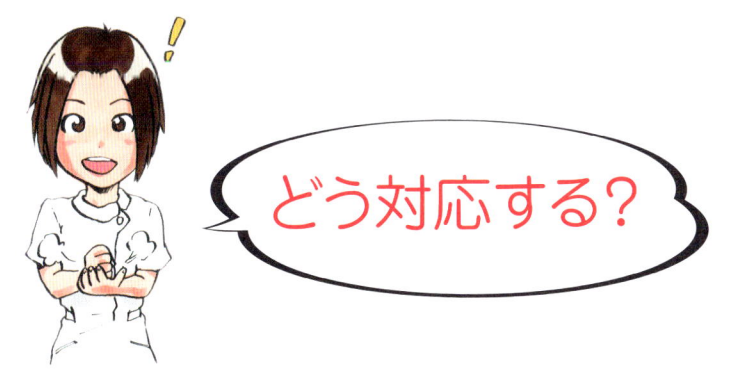

どう対応する？

スパズムによる脳の虚血，脳梗塞を予防・早期発見するためには，くも膜下出血の治療を理解し，看護を行うことが重要です．

くも膜下出血に対する治療の理解

1．開頭クリッピング術とコイル塞栓術

動脈瘤に対する外科的治療には，開頭クリッピング術とコイル塞栓術があり，手術が可能な場合は，スパズム発症前，くも膜下出血から72時間以内に手術をすることが望

ましいと言われています．

　開頭クリッピング術は，開頭し動脈瘤の頸部にクリップをかける手術です．同時に，脳槽，くも膜下腔内の血腫を洗い流し，脳脊髄液や貯留した血腫を排除することを目的に，脳槽・脳室にドレーンを挿入します．術後は，挿入した脳槽・脳室ドレーンより，脳槽内の血液排除のために脳室－脳槽灌流療法を行っている施設もあります．

　コイル塞栓術は，血管内からアプローチして，コイルを動脈瘤の中に挿入する血管内治療です．開頭しないため，術後必要であればスパイナルドレーンを留置します．

　開頭クリッピング術やコイル塞栓術を行うことで，再破裂の危険性がなくなり，積極的に治療やリハビリが行えるようになります．

2．トリプルH療法（Hyperdynamic）

　人為的に循環血液量や血圧を上げ，血液の粘稠度を下げることで，攣縮し細くなった血管への血流を維持するための治療方法です．

1）循環血液量増加（Hypervolemia）

　循環血液量の増加には，輸液量を2,000〜3,000mL／日投与し，経口摂取できる人は水分を多めにとってもらい，血管内の血液量を維持することです．しかし，大量に輸液をすることでうっ血性心不全をきたすことがあるため，高齢者や既往歴に心臓疾患のある患者では，輸液量を考慮し，呼吸状態や胸部X線写真で評価することが必要です．

2）人為的高血圧（Hypertension）

　人為的に血圧を高値に保つことです．降圧薬の内服が処方されていても，血圧が低くなっていれば内服させる前に，医師に投与するかを確認する必要があります．

3）血液希釈（Hemodilution）

　低分子デキストランや血漿増量薬などを投与し血液の粘稠度を下げることで，脳血流を改善させます．

3．ファスジル塩酸塩（エリル®）の静脈内投与

　血管拡張作用，抗炎症作用を有しており，くも膜下出血術後の脳血管攣縮，攣縮に伴

う脳虚血症状の改善効果があります．ごくまれに頭蓋内出血の出現が認められることがあるので，注意が必要です．

スパズム期の看護

　スパズム期には，血圧や循環血液量を維持することが重要です．そして，症状の変化やケアのなかでいつもと違うという直感を大事にし，スパズムによる症状を見逃さないことも大切です．スパズム期は，症状が増悪，軽快を繰り返すこともありますので，症状の変化に敏感になりましょう．

　スパズム期でも，状態が安定していれば術翌日から座位，立位が可能となります．全身状態を管理できたうえでの離床になりますので，医師，PT，OT，STと協働して安全な離床を行っていきましょう．

　くも膜下出血患者は発症後，3つの山をクリアしていくことが必要です．1つ目は再出血のリスク，2つ目はスパズムを起こすリスク，3つ目は水頭症を発症するリスクです．1つひとつの山を越えるためには，私たちの行っているケアの意味を患者，家族に説明して理解してもらい，多職種を巻き込んで情報，ケアを共有していきましょう．

今回のまとめ

1. くも膜下出血の治療を理解し，スパズムの時期に起こり得る症状を予測できるようになりましょう．
2. 全身状態の観察，管理を行い，スパズムを予防し，症状の変化を早期発見できるアセスメント能力を身につけていきましょう．

引用・参考文献

1）医療情報科学研究所．病気がみえる vol. 7 脳・神経．東京，メディックメディア，2012，110-21．
2）Fisher, CM. et al. Relation of cerebral vasospasm to subarachnoid hemorrhage visualized by computerized tomographic scanning. Neurosurgery. 6, 1980, 1-8.
3）谷本早苗．片麻痺が出現しろれつが回らない！．ブレインナーシング，28（10），2012，994-8．
4）馬場彰一．重症くも膜下出血患者の術前・術後の看護．ブレインナーシング，29（1），2013，14-21．
5）間中浩．脳血管攣縮治療のためのくすり．ブレインナーシング，26（11），2010，1098-101．

08 麻痺が出た！

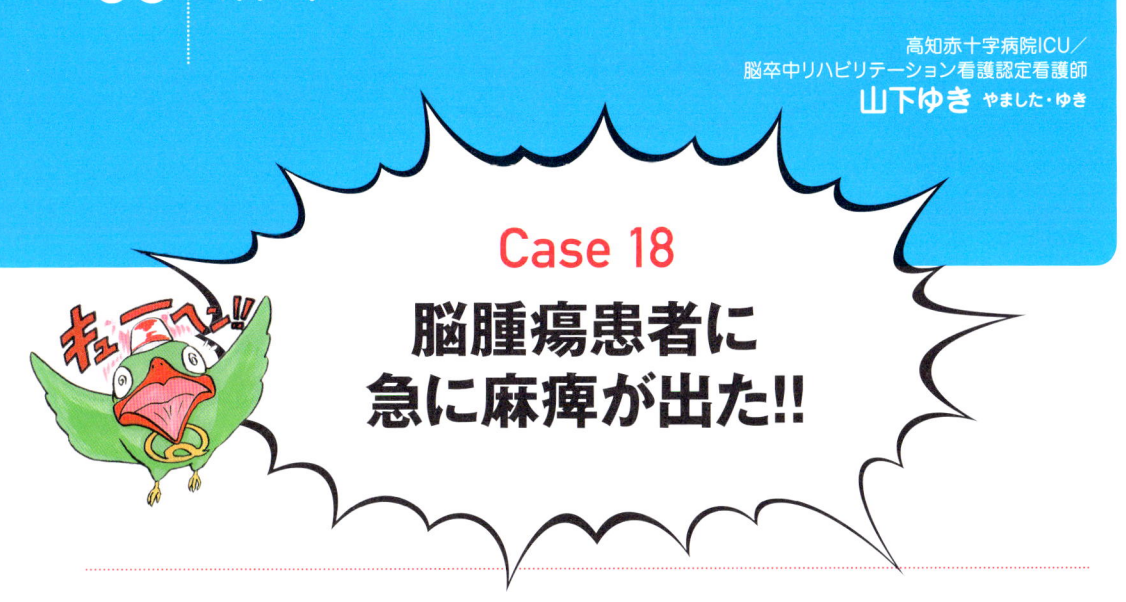

高知赤十字病院ICU／
脳卒中リハビリテーション看護認定看護師
山下ゆき やました・ゆき

Case 18
脳腫瘍患者に急に麻痺が出た!!

Rさん，脳腫瘍（神経膠腫）のため手術・治療目的で本日入院となった．食事後，歯磨きがうまくできず，発語が不明瞭であった．

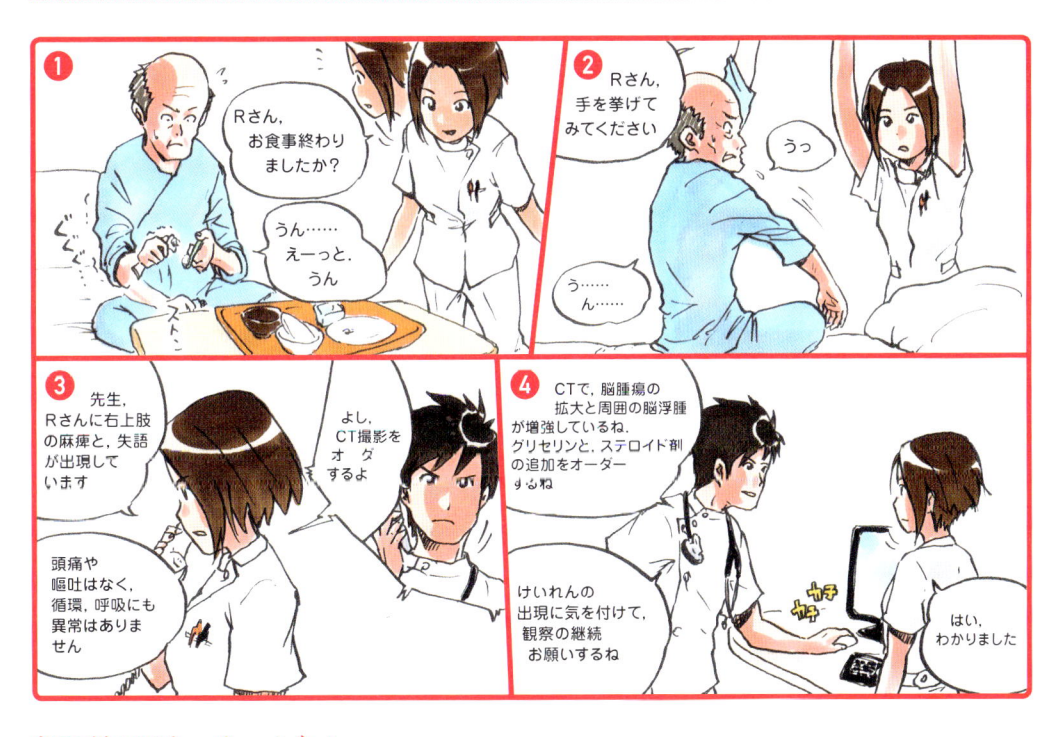

❶ Rさん，お食事終わりましたか？ ／ うん……えーっと．うん

❷ Rさん，手を挙げてみてください ／ うっ ／ う……ん……

❸ 先生，Rさんに右上肢の麻痺と，失語が出現しています ／ よし，CT撮影をオーダするよ ／ 頭痛や嘔吐はなく，循環，呼吸にも異常はありません

❹ CTで，脳腫瘍の拡大と周囲の脳浮腫が増強しているね．グリセリンと，ステロイド剤の追加をオーダするね ／ けいれんの出現に気を付けて，観察の継続お願いするね ／ はい，わかりました

解説は次ページ➡

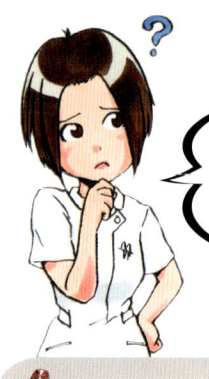

何が起こっていると考えられる？

脳腫瘍の進行による麻痺，失語の出現

　脳腫瘍によって生じる症状はさまざまで，錐体路が障害されれば運動麻痺が出現しますし，言語中枢が障害されれば言語障害が出現します．今回の事例では，右上肢の麻痺，失語の症状が出現しており，まず脳腫瘍の進行により症状が出現したことが推測されます．神経膠腫（こうしゅ）の場合，悪性腫瘍であるため腫瘍が進行性に増大し，周囲の組織に脳浮腫を伴うことが多く，神経学的症状が急速に出現してくることがあります．症状を予測するためにも，どこに脳腫瘍が発生しているのか，腫瘍の種類，良性か悪性かを理解し，看護することが大事になってきます．

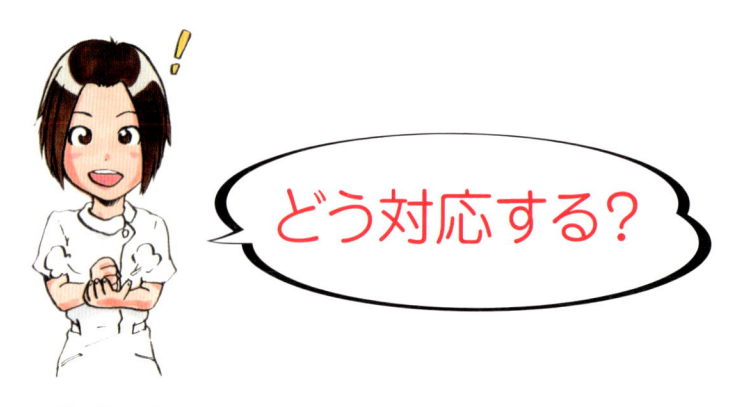

どう対応する？

すみやかに医師に報告する

　今回の事例は，術前の患者であり症状が出現したことにより，脳腫瘍の増悪が予測されました．脳腫瘍の臨床的症状として確認されるのは，脳浮腫，頭蓋内圧亢進，局所的神経障害，けいれん，下垂体機能障害です．脳腫瘍は，大きくなれば症状は強くなります（表1）．

　しかし，脳には機能局在があり，脳腫瘍の発生する場所で症状が変化してきます．右

側前頭葉はサイレントエリアと呼ばれ，日常生活を送るうえでは重要な機能が存在していないので，腫瘍が大きくなったとしても症状は出ないことがあります．

ところが，運動領野に発生した脳腫瘍はどんなに小さくてもすぐに片麻痺を生じます．症状の変化が，脳腫瘍の進行やそれに伴う脳浮腫と予測することができますので，すみやかに医師に報告し処置を行っていくことが大事になります．

また，脳腫瘍の患者には，出現している症状に対するケアとともに，精神面のサポートもたいへん重要となってきます．そして，患者を支える家族もケアの対象となりますので，広い視野を持ち看護を行うことが求められます．

表1　脳腫瘍の症状（文献1より）

症　状	責任部位・疾患
片麻痺	大脳運動野（前頭葉），内包，脳幹部
感覚障害	大脳感覚野（頭頂葉），視床
顔面感覚障害	脳幹部，三叉神経
視力障害	視神経，大脳視中枢（後頭葉）
視野障害	視神経，視交叉（両耳側半盲），後頭葉（同名半盲）
聴力障害	聴神経，内耳，中耳
体幹失調	小脳虫部
四肢失調	小脳半球
眼振	内耳，脳幹
におい発作	側頭葉（内側）
ジャクソンてんかん	大脳運動野（前頭葉）
頭痛	非特異的（頭蓋内圧亢進状態，うつ状態などの非頭蓋内疾患）
悪心・嘔吐	非特異的（頭蓋内圧亢進状態，片頭痛などの非頭蓋内疾患）
意識消失	非特異的（てんかん，心疾患など）

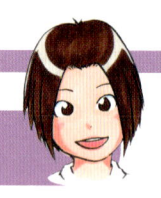

脳腫瘍の分類，診断，治療

　脳腫瘍は細かく見れば病理組織学的に100種類以上に分類されます．すべてを把握することは難しいのですが，代表的な脳腫瘍の分類や，良性か悪性か，症状や治療について理解することは観察や看護をするうえで非常に大事になってきますので，ポイントを述べていきます．

1．脳腫瘍の分類

1）転移性脳腫瘍

　脳の臓器以外で発生した腫瘍（がん細胞）が，血液中に入り込み，脳や硬膜に生着し頭蓋内にがんの腫瘤を形成します．これを，転移性脳腫瘍と呼びます．がん患者の3割以上で最終的には脳転移が見られると言われています．転移性脳腫瘍の場合，脳以外の他臓器にかならず原発巣が存在しています．最近は原発巣の半分以上が肺がんで，次いで乳がんが多く，腎がん，胃がん，大腸がんと続きます．

2）原発性脳腫瘍（図1）

　転移性脳腫瘍に対し，もともと頭蓋骨の内側に存在する組織から発生した腫瘍を原発性脳腫瘍と言います．そのため，転移性脳腫瘍以外の脳腫瘍はすべて原発性脳腫瘍に分類されます．原発性脳腫瘍は，脳実質内腫瘍と脳実質外腫瘍に分けられます．
　脳実質内発生腫瘍は，神経膠腫や悪性リンパ腫，胚細胞腫瘍などがあり，脳実質内発生腫瘍の代表格である神経膠腫の仲間は，男性にやや多い傾向があります．
　脳実質外発生腫瘍は，髄膜由来の腫瘍（髄膜腫など），脳・脊髄神経由来の腫瘍（前庭神経鞘腫など），下垂体前葉由来の腫瘍（下垂体腺腫など）などがあります．脳実質外発生腫瘍はやや女性に多い傾向があり，とくに髄膜腫および下垂体腺腫のなかのプロラクチン産生腺腫と副腎皮質刺激ホルモン産生腺腫に関しては，患者の7割以上が女性です．

2．悪性腫瘍と良性腫瘍の見分け方

　腫瘍は生命予後や病理組織学的悪性度の観点から，良性と悪性およびそ

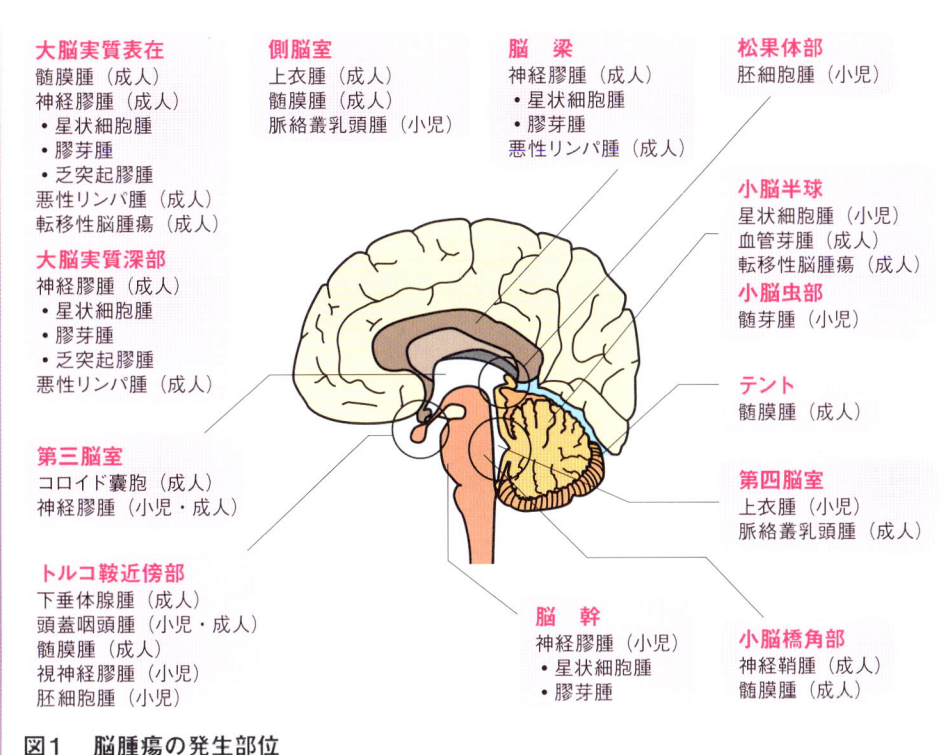

大脳実質表在
髄膜腫（成人）
神経膠腫（成人）
・星状細胞腫
・膠芽腫
・乏突起膠腫
悪性リンパ腫（成人）
転移性脳腫瘍（成人）

大脳実質深部
神経膠腫（成人）
・星状細胞腫
・膠芽腫
・乏突起膠腫
悪性リンパ腫（成人）

第三脳室
コロイド嚢胞（成人）
神経膠腫（小児・成人）

トルコ鞍近傍部
下垂体腺腫（成人）
頭蓋咽頭腫（小児・成人）
髄膜腫（成人）
視神経膠腫（小児）
胚細胞腫（小児）

側脳室
上衣腫（成人）
髄膜腫（成人）
脈絡叢乳頭腫（小児）

脳梁
神経膠腫（成人）
・星状細胞腫
・膠芽腫
悪性リンパ腫（成人）

脳幹
神経膠腫（小児）
・星状細胞腫
・膠芽腫

松果体部
胚細胞腫（小児）

小脳半球
星状細胞腫（小児）
血管芽腫（成人）
転移性脳腫瘍（成人）

小脳虫部
髄芽腫（小児）

テント
髄膜腫（成人）

第四脳室
上衣腫（小児）
脈絡叢乳頭腫（成人）

小脳橋角部
神経鞘腫（成人）
髄膜腫（成人）

図1　脳腫瘍の発生部位

の中間の性質のものに分けることができます．病理組織学的な分類は，WHO分類が用いられており，4段階（グレードⅠ～Ⅳ）に分類されています．

グレードⅠは限局性で良性を意味し，長期生存や治療による治癒が期待できる腫瘍です．反対にグレードⅣは非常に強い悪性脳腫瘍で，治療しても予後不良です．グレードⅡとグレードⅢはその中間になります．

脳実質外から発生する脳実質外発生腫瘍（髄膜腫，下垂体腺腫，神経鞘腫など）は良性のものが多く，一方，脳実質内発生腫瘍は軽度悪性～高度悪性のものが多いことが特徴的です．脳腫瘍は，病理学的なグレードのみで予後は決まらず，場所，大きさ，手術が可能か否かなども予後を左右するため，基本的に病期（ステージ）という概念はありません．

3. 診　断

CT，MRI，MRA（MR Angiography），シンチグラフィーなどを行います．そして，手術前に腫瘍がどれぐらい血管性に富んでいるか，血管がどの程度巻き込まれているかなどの情報を得るために，脳血管撮影を行います．

4. 治療

　脳腫瘍の治療には，手術，放射線治療，化学療法，免疫療法があります．悪性神経膠腫においては，外科的手術を行い，摘出組織量，腫瘍組織型とグレードによって，放射線治療と化学療法が追加されていきます．

　髄膜腫はほとんどが境界明瞭な良性腫瘍であるため，摘出術が行われます．小さな腫瘍で手術が困難な部位にあるときには，ガンマナイフなどの定位放射線治療が行われることもあります．

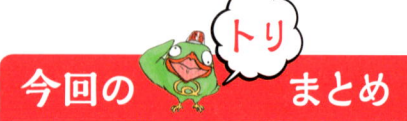

今回のまとめ

1. 良性腫瘍の成長はゆっくりで，麻痺などの症状が出ると頭蓋内圧亢進症状の進行が早くなります．
2. 悪性腫瘍は成長が早く，脳浮腫を伴うため，急激に頭蓋内圧が亢進します．
3. 症状への対応だけでなく，精神面や家族への看護も求められます．

引用・参考文献
1) 杉山勝彦．脳腫瘍の検査と診断．ブレインナーシング．25 (1)，2010，25．
2) 田村綾子ほか監．⑬健康の回復と看護：脳神経・感覚機能障害．大阪，メディカ出版，2010，134．(ナーシング・グラフィカ)．
3) 医療情報科学研究所．病気がみえる vol.7 脳・神経．東京，メディックメディア，2012，412-39．

麻痺が出現した患者への対応フローチャート

運動レベルの低下が見られた

↓

- □ 意識の確認：評価スケールJCS, GCS
- □ 瞳孔・対光反射の確認
- □ 血圧, 脈拍, 呼吸, 体温の確認

→ **呼吸・気道・循環の異常** → 急変時の対応
　　　　　　　　　　　　　　　　　リーダーや主治医への報告

↓ **呼吸・気道・循環異常なし**

- □ 麻痺の有無の確認（バレー徴候, ミンガッチーニ徴候）
- □ その他の神経学的徴候, 症状

↓ アセスメント：各病名からどのようなことが起こっているかを考える

脳梗塞	脳出血	くも膜下出血	脳腫瘍	その他
・再梗塞 ・出血性梗塞 ・脳浮腫	・出血の拡大 ・脳浮腫	・再出血 ・脳血管攣縮	・脳浮腫 ・脳腫瘍の進行 ・腫瘍内出血	・けいれんによるトッド麻痺 ・高・低血糖による一過性の麻痺

↓ **報告**

効果的な報告とするために, SBARで報告する！

状況：Situation（S）……この連絡が必要となった状況, 問題となっている状況
背景：Background（B）……既往歴, これまでの経過, 詳しい説明, 患者の状況
アセスメント：Assessment（A）……問題であると考えたこと, 患者の状況予測（安定, 悪化, 緊急）
提案：Recommendation（R）……今必要と思われること, 具体的な指示や指示変更が必要なこと

例
S：Aさんの左上肢に運動レベル低下を認めています.
B：くも膜下出血発症7日目で, 傾眠傾向ではありましたが, 運動麻痺は認めていませんでした. 今, 意識レベルの低下, 瞳孔異常はなく, 循環, 呼吸ともに安定しています. その他の神経学的症候に異常はありません.
A：くも膜下出血発症後7日目であり, スパズムではないかと思い報告しています.
R：画像検査など原因検索が必要だと思われます.

09 言動がおかしい！

東京大学大学院医学系研究科
健康科学・看護学専攻看護管理学／
看護体系・機能学助教
駒形和典 こまがた・かずのり

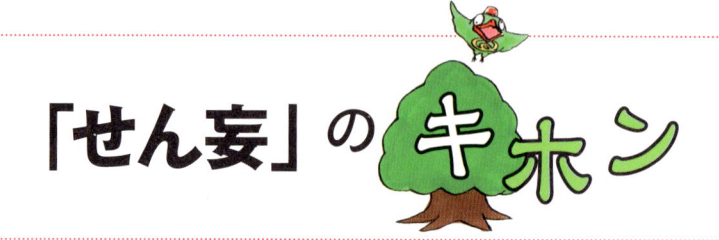

「せん妄」のキホン

せん妄とは

　せん妄とは意識障害の一つであり，①過活動型，②低活動型，③混合型の3種類に分けられます．

　過活動型の症状は時間や場所，人物などがわからなくなる見当識障害，幻視や幻聴などの認知機能障害，妄想や興奮といった思考の混乱などがあります．一方，低活動型は声をかけても応じないなどの反応の低下，物事に関心を示さなくなる無関心，怒りや悲しみといった感情の起伏がなくなるといった症状があります．混合型は過活動型，低活動型どちらの症状もみられます．今回は，このなかでも患者の興奮などで危険を伴い，臨床の現場で対応に苦慮することが多い過活動型のせん妄に焦点を当てて説明していきます．

　せん妄を引き起こす原因やメカニズムは，すべてが明らかになっているわけではありませんが，①直接因子（脳に傷害を及ぼす疾患や薬物），②準備因子（せん妄を起こしやすい素因），③促進因子（せん妄を起こすきっかけとなるストレス）の3つの因子があると考えられています（図1）．また，せん妄と不穏は混同されることがありますが，「せん妄＝不穏」ではありません．不穏は「暴れている」，「興奮している」といった状態を指す言葉であり，せん妄の症状の一つに含まれるものです．

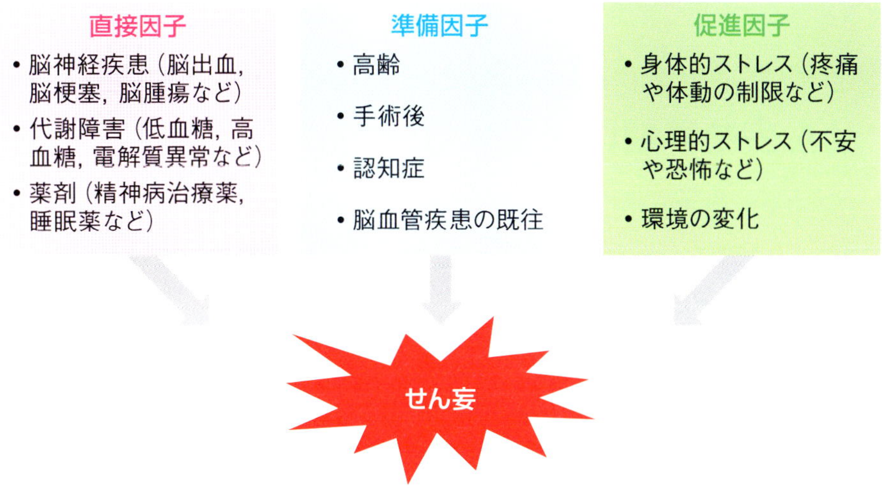

直接因子
- 脳神経疾患（脳出血，脳梗塞，脳腫瘍など）
- 代謝障害（低血糖，高血糖，電解質異常など）
- 薬剤（精神病治療薬，睡眠薬など）

準備因子
- 高齢
- 手術後
- 認知症
- 脳血管疾患の既往

促進因子
- 身体的ストレス（疼痛や体動の制限など）
- 心理的ストレス（不安や恐怖など）
- 環境の変化

→ せん妄

図1　せん妄を引き起こす3因子（茂呂悦子．せん妄であわてない．東京，医学書院，2011，24-115より改変）

せん妄患者への看護

　せん妄を起こした患者は，意識障害や認知機能障害を伴います．そのため説明したことが理解できない，すぐ忘れてしまう，指示に従うことができない，などの行動がみられます．そのような行動は患者が適切な医療を受けられないだけでなく，深刻な事態を招く可能性もあり，とても危険です．そのため，①せん妄を未然に防ぐ，②せん妄を早期に発見する，③せん妄状態の患者へ適切に対応する，の3つが求められます．

1．せん妄を未然に防ぐ

　せん妄を未然に防ぐために最も大切なことは，せん妄を引き起こす3つの因子のなかの促進因子にはたらきかけることです．促進因子とは，せん妄を引き起こすきっかけとなるストレスですので，このストレスをなくす，もしくは軽減させるようにはたらきかけます．

　たとえば，身体的ストレスに対しては疼痛の緩和に努めたり，安静度の範囲内で運動や離床を行うことが挙げられます．心理的ストレスに対しては患者へゆっくりと丁寧に声かけしながらケアを行うことや，患者の家族や友人と面会してもらうことなどが挙げられるでしょう．また，環境に対しては，病室に時計などを設置する，日中は部屋を明

るくするといった方法で時間の感覚を持てるようにしたり，患者がよく使用している物品を配置して普段の生活環境に近づけるといった工夫が考えられます．

2．せん妄を早期に発見する

せん妄を早期に発見するためには，せん妄の症状を理解し，観察する必要があります（表1）．せん妄状態の患者では意識障害がみられることがあるため「今日の日付を教えてください」「今日食べたご飯は何ですか」といった見当識や短期記憶に関する質問で見分けることが可能な場合があります．

表1　せん妄の症状

	症　状
意　識	・会話のつじつまが合わない ・同じ話を繰り返す ・簡単な質問に答えられない
感　覚	幻視，幻聴
行　動	多弁，興奮，妄想，不穏
睡　眠	不眠，昼夜逆転

壁のシミを指して「壁の上を虫が動いている」と幻視を訴えるような感覚の異常もみられます．患者自身が治療中だということを理解できず，「家に帰りたい」などと言って暴れる不穏もみられます．さらに，せん妄の患者は睡眠不足や昼夜逆転といった睡眠障害を訴えることが多く，時間帯によって，出現したり消失したりすることもあります．とくに夜間に起こるせん妄は"夜間せん妄"と呼ばれます．

3．せん妄状態の患者へ適切に対応する

せん妄状態の患者への対応は①落ち着いた態度，②安全確保，③ストレス緩和，④薬物療法が挙げられます．

1）落ち着いた態度

せん妄状態の患者には，落ち着いた態度で丁寧に接するよう心がけます．看護師が慌てる，大声をあげるといった態度は，患者の興奮を助長してしまうので注意しましょう．また，多くの人に囲まれるような状況も同様に興奮を助長するため，可能な限り少人数で対応します．それでも患者が興奮したり，暴れるような場合は，ほかの看護師や医師と対応します．

2）安全確保

　せん妄状態の患者は，意識障害や認知機能障害から危険な行動をとることがあるため，患者の安全を確保する必要があります．たとえば，転倒・転落の危険がある患者に対しては，ベッドの片側を壁付けにするなどの環境調整や，離床センサーの使用といった方法で対応します．

　チューブ類抜去の危険がある患者に対しては，チューブ類が患者の視界に入らないよう配置を工夫する，余計なチューブ類は可能な限り早期に抜去するなどの方法で対応します．

　暴れてしまう患者に対しては，余計な物をベッドの周囲に置かない，柵などが体に直接当たらないよう柵を保護する，といった方法が挙げられます．

　これらの対応を行っても患者の安全が確保できない場合には，身体の抑制を実施することがあります．その場合にはかならず患者や家族へ説明し，同意を得たうえで実施します．また，抑制方法は1人で検討せず，複数のスタッフで検討しましょう．さらに，身体の抑制自体がストレスとなり，せん妄を悪化させる可能性があること，行動を制限することは筋力の低下や関節拘縮のリスクがあることも理解する必要があります．そのため，家族や医療者がそばにいる状態では身体の抑制は実施しない，夜間など安全が確保できない状況でのみ身体の抑制を実施するなど，抑制が最小限となるよう配慮します．

3）ストレス緩和

　せん妄状態の患者がストレスを受けている場合は，その原因が何かを明らかにし，ストレスが緩和されるように対処する必要があります．

　たとえば疼痛による身体的ストレスが原因であれば，除痛を図るように対応します．不安による精神的ストレスが原因であれば，ゆっくりと患者の話を聞くなどの方法で対応します．

4）薬物療法

　せん妄が改善しない場合には，医師の指示のもと，睡眠薬や精神病治療薬の投与を行うこともあります．しかし，薬物療法はせん妄の症状を一時的に抑える対症療法でしか

なく，さらに悪化させてしまう可能性もあります．

引用・参考文献
1）茂呂悦子．せん妄であわてない．東京，医学書院，2011，24-115．
2）中山志津．ケースで学ぶかかわり方のコツ：脳出血後に夜間せん妄を呈した患者．ブレインナーシング．29（11），2013，1057-63．
3）竹村直．"不穏・せん妄"．病態生理から考える脳神経疾患看護ポイントQ&A200．小笠原邦昭監．ブレインナーシング夏季増刊．大阪，メディカ出版，2011，127-30．

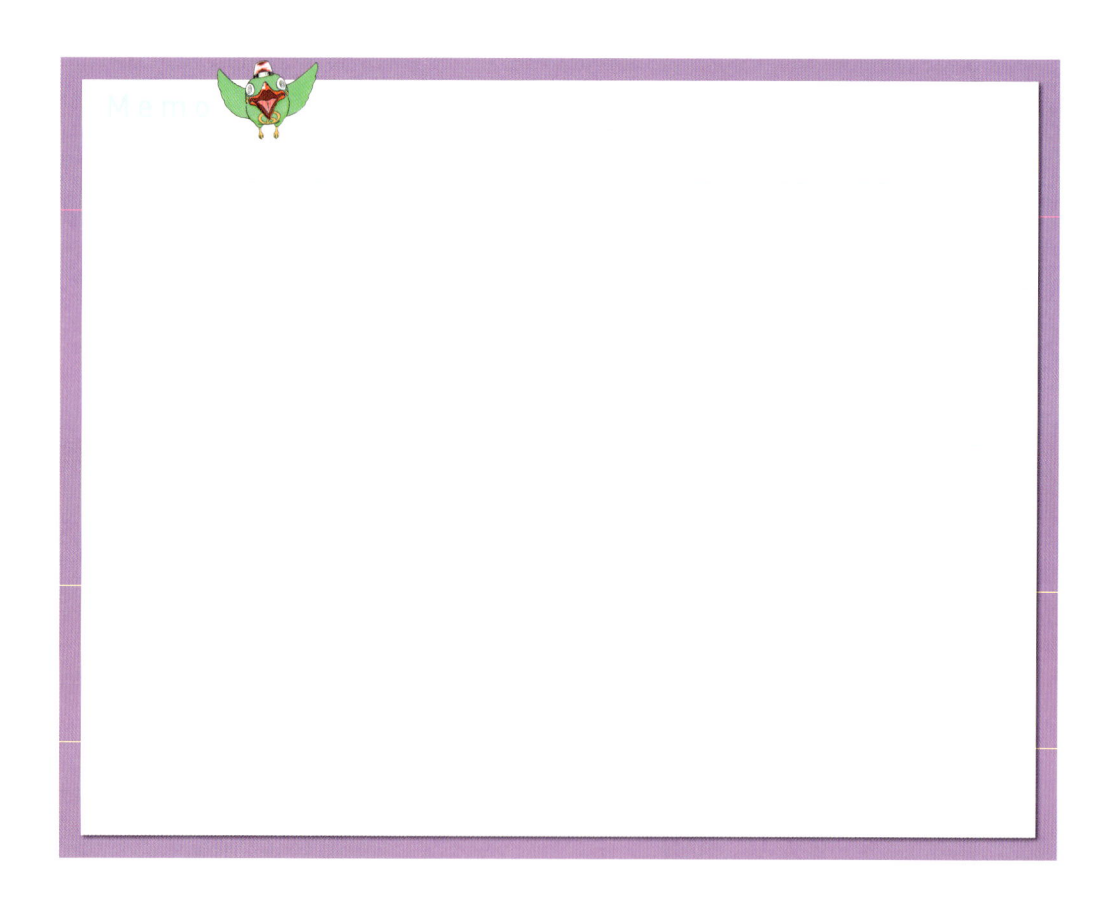

09 言動がおかしい！

東京大学大学院医学系研究科
健康科学・看護学専攻看護管理学／
看護体系・機能学助教
駒形和典 こまがた・かずのり

Case 19
放射線治療中の脳腫瘍患者が夜間急にベッドの上に仁王立ちになっていた!!

Sさん，小脳腫瘍で放射線治療中．治療直後より悪心を訴えている．小脳失調症状のため，ふらつきがある．

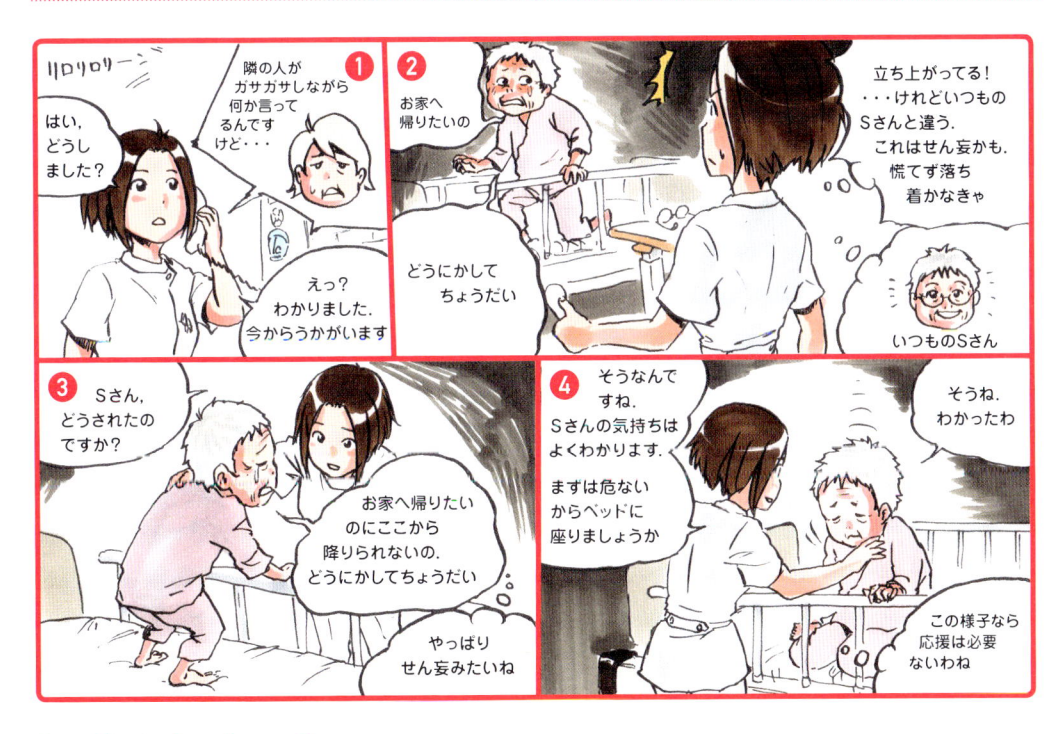

❶ 隣の人がガサガサしながら何か言ってるんですけど･･･
はい，どうしました？
えっ？ わかりました．今からうかがいます

❷ お家へ帰りたいの
どうにかしてちょうだい
立ち上がってる！･･･けれどいつものSさんと違う．これはせん妄かも．慌てず落ち着かなきゃ
いつものSさん

❸ Sさん，どうされたのですか？
お家へ帰りたいのにここから降りられないの．どうにかしてちょうだい
やっぱりせん妄みたいね

❹ そうなんですね．Sさんの気持ちはよくわかります．まずは危ないからベッドに座りましょうか
そうね．わかったわ
この様子なら応援は必要ないわね

解説は次ページ➡

何が起こっていると考えられる？

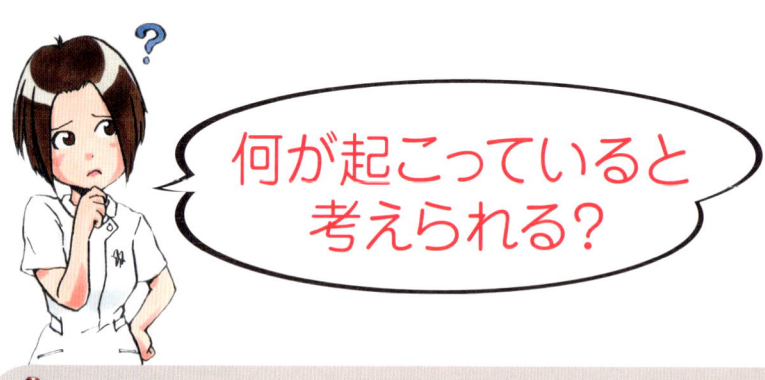

夜間せん妄を起こしている

　脳神経疾患患者に普段と違う様子が見られた場合には，急変の可能性を考える必要があります．しかし，本事例の場合は，ベッド上で仁王立ちになっており，会話も成り立っていることから麻痺の悪化や意識レベルの低下がみられているとは考えにくく，急変ではないと判断できます．

　また，患者の現在の状態はせん妄を引き起こす3因子に分けて整理すると，①直接因子（脳腫瘍を患っている），②準備因子（65歳と高齢である），③促進因子（小脳失調症状のため行動が制限されていた可能性がある，悪心による疲労から不眠だった可能性がある）というようにせん妄を引き起こす因子を持っていることがわかります（図1）．それに加えて，現在が夜間であることを考慮すると，本事例は夜間せん妄を起こしていると考えることができます．

　患者は「家に帰りたい」と言っていますが，ベッドから降りることができず，ベッド上で立ち上がってしまっています．この理由として，ベッド柵を下げようとしたものの，眼鏡が手元にないために周囲の状況が把握できず，ベッドを乗り越えて家へ帰ろうとしていた可能性が考えられます．

直接因子	準備因子	促進因子
脳神経疾患（脳腫瘍）	高齢（65歳）	身体的ストレス（行動制限，不眠）

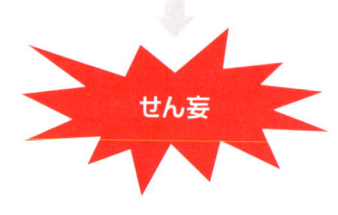

↓↓↓

せん妄

図1　本事例でせん妄を引き起こした3因子

どう対応する？

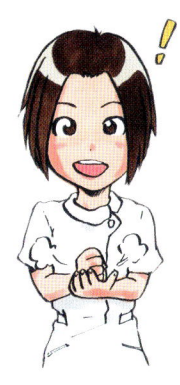

落ち着いた態度で接する

　本事例のSさんは夜間せん妄であるものの，看護師からの声かけに対して興奮することなく応じています．このことから，まずは看護師1人で対応し，ゆっくりと落ち着いた態度でSさんの話を聞くことが良い方法だと考えられます．もしここで看護師が慌ててしまい，無理矢理Sさんをベッドへ座らせようとしたり，ほかの看護師を呼ぶようなことをしてしまうと，かえってSさんを興奮させることになってしまい逆効果です（表1）．

患者が落ち着いた場合は，ベッド周囲の環境を整える

　話を聞くことで患者が落ち着いたのであれば，次に患者の安全確保のためにベッド周囲の環境を整えます．Sさんの場合，眼鏡がベッドサイドになかったことがベッド上で立ち上がる原因となったため，患者の手の届く位置に眼鏡を配置します．また，ベッド柵を両柵とも上げていたことでベッド柵を乗り越えようとする危険な行動につながったことから，ベッド柵の片側を下げるようにします．さらに，ふらつきがあることから，離床しようとする行動が把握できるよう離床センサーを設置することも良い方法だと考

表1　せん妄の患者に対する間違った対応（文献1より）

興奮状態の患者	・「起き上がったら危ないです」「この管を触ってはだめです」などと一方的に指示を出す ・強い口調で言う ・安易に身体拘束や鎮静薬投与を行う
見当識障害のある患者	・「さっき説明しましたよ」など自尊感情を傷つけるようなことを言う ・日付や人についての誤りをそのままにする
幻視・錯覚・誤解を示す患者	・患者の話を聞かず「違いますよ」と言って済ませてしまう ・患者の話を否定し，聞こうとしない

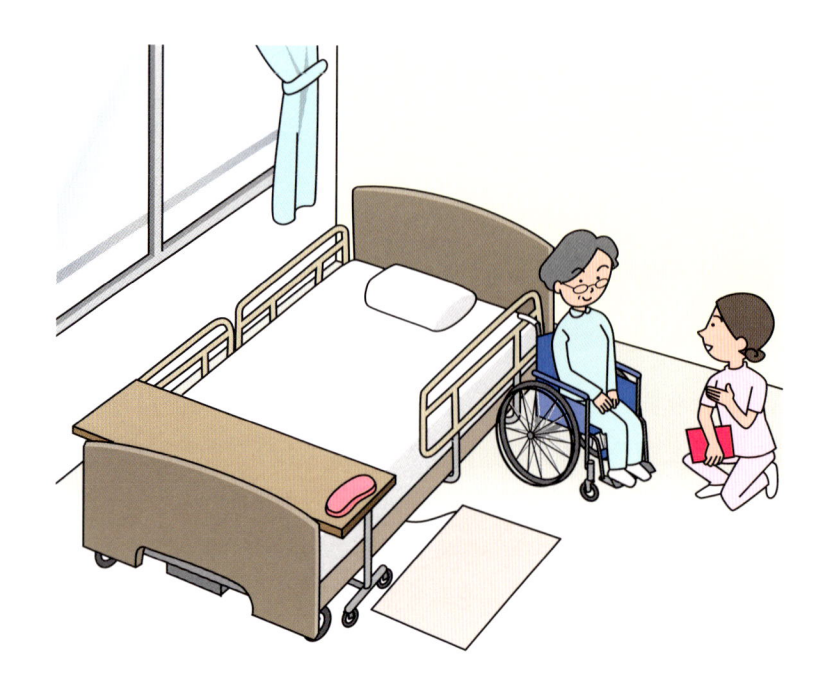

図2　せん妄に対する環境調整の例
・患者の使用する眼鏡ケースを手の届くところに配置する．
・ベッド柵の片側を下げる．
・離床センサーを設置する．
・車いすへ乗車する．
・医療者や家族と会話をする．
・カーテンを開けて昼夜のリズムをつける．
・眼鏡をかけてもらい，周囲の様子がしっかり理解できるようにする．
・ベッドの高さを低くする．

えます．このように環境を整えたうえで，患者が眠れるように介入します（図2）．

患者が落ち着かない場合は，与薬や別室での対応を行う

　話を聞いても患者が落ち着かず，医療行為を行ううえで支障が出ると判断した場合には，医師からの指示を受けて鎮静薬の投与を行います．また，同室のほかの患者のストレスにもなるため，空き部屋がある場合には，そちらに患者のベッドを移すなど，別室で対応する方法もあります．

翌朝以降の対応

夜間せん妄の場合，その名の通り，日中はせん妄の症状が落ち着きます．そのため，今後夜間せん妄が改善するようはたらきかけを行います．Ｓさんの場合は，促進因子である行動制限と悪心による不眠に対してはたらきかけを行うことが有効であると思われます．

具体的には，行動制限に対しては，日中に車いすへ乗車する，歩行練習の機会を設けるといった方法があります．また，悪心による不眠に対しては，制吐薬の使用を医師へ相談したり，食事内容を本人や栄養士，家族と相談し，食べやすい物を摂取してもらうといった方法があります．

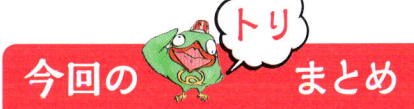

今回のトリまとめ

1. せん妄を引き起こす3つの因子を意識して，せん妄の原因を明らかにしましょう．
2. 明らかとなったせん妄の原因が改善されるようにはたらきかけます．
3. せん妄の患者に対して慌てず，落ち着いた態度で接します．
4. 患者の様子を確認しながら，患者の安全を確保しましょう．
5. 夜間せん妄の場合は，日中にせん妄が改善されるようにはたらきかけます．

引用・参考文献
1）中山志津．ケースで学ぶかかわり方のコツ：脳出血後に夜間せん妄を呈した患者．ブレインナーシング．29（11），2013，1057-63．

09 言動がおかしい！

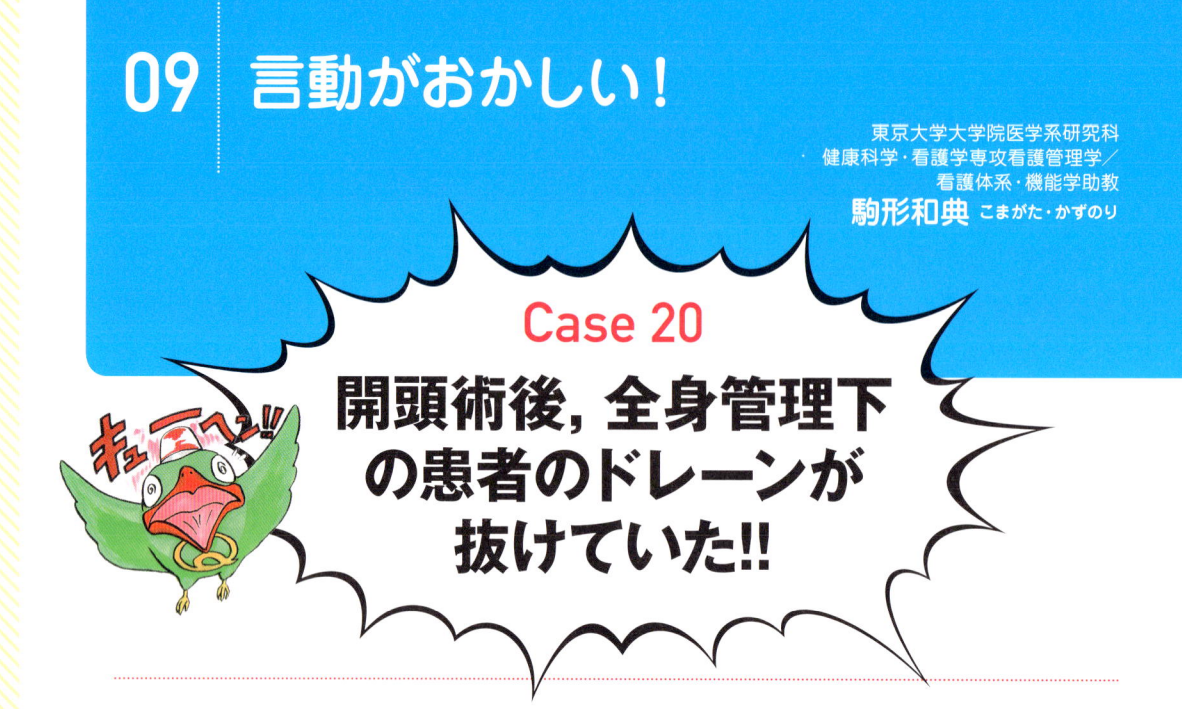

東京大学大学院医学系研究科
健康科学・看護学専攻看護管理学／
看護体系・機能学助教
駒形和典 こまがた・かずのり

Case 20
開頭術後，全身管理下の患者のドレーンが抜けていた!!

　Tさん，左小脳円蓋部の髄膜腫に対して後頭下開頭腫瘍摘出術を実施後2日目．一般病棟の個室へ入室中．

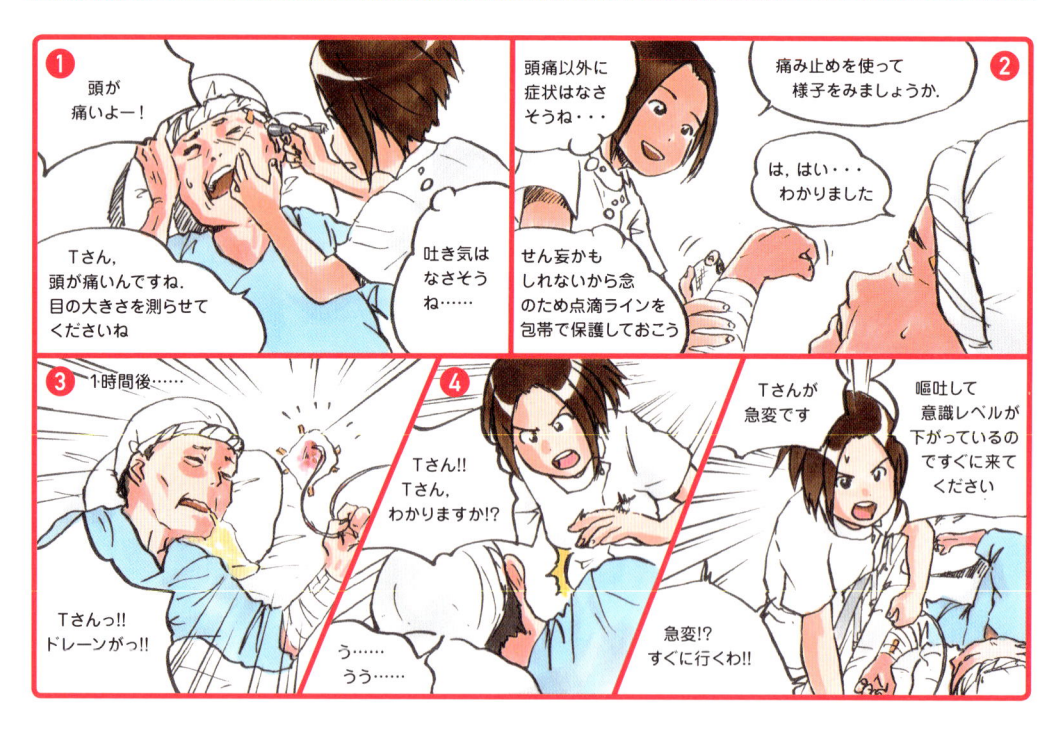

❶ 頭が痛いよー！
Tさん，頭が痛いんですね．目の大きさを測らせてくださいね
吐き気はなさそうね……

❷ 頭痛以外に症状はなさそうね・・・
痛み止めを使って様子をみましょうか．
は，はい・・・わかりました
せん妄かもしれないから念のため点滴ラインを包帯で保護しておこう

❸ 1時間後……
Tさんっ!! ドレーンがっ!!

❹ Tさん!! Tさん，わかりますか!?
う……うう……
急変!? すぐに行くわ!!
Tさんが急変です 嘔吐して意識レベルが下がっているのですぐに来てください

解説は次ページ➡

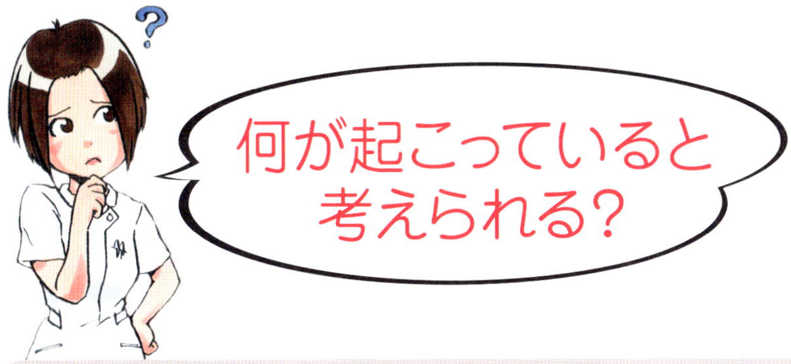

何が起こっていると考えられる？

せん妄による不穏と頭蓋内圧亢進症状

本事例の1，2コマ目の大声で頭痛を訴え，落ち着かない様子がみられた時点では，不穏が出現していたと考えられます．不穏はさまざまな要因で引き起こされますが（図1），脳神経疾患患者が術後に不穏となった場合，せん妄による不穏と急変による不穏を考える必要があります．

そのため，まずせん妄による不穏の可能性を考え，本事例をせん妄の3因子に分けると，①直接因子（脳腫瘍を患っている），②準備因子（手術後である），③促進因子（頭痛がある，脳室ドレーンの留置によって体動が制限されている，個室のため刺激が少ない），というようにせん妄を引き起こす因子を持っていることがわかります（図2）．次に，急変による不穏の可能性を考えると，本事例の場合には脳浮腫や術後出血による頭蓋内圧亢進から不穏が起こる可能性があります．しかし，1，2コマ目の段階では頭痛以外に頭蓋内圧の亢進時にみられる特徴的な症状がみられておらず（表1），せん妄による不穏であると判断して対応しています．

一方で，嘔吐し，意識レベルが低下した3，4コマ目の時点では，頭蓋内圧亢進によ

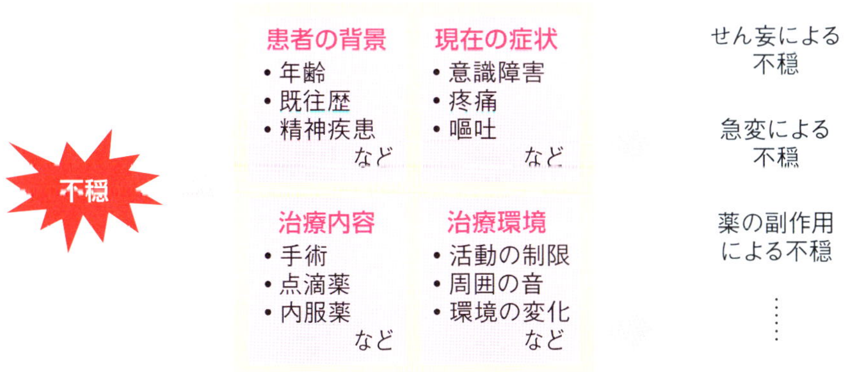

図1　不穏の要因

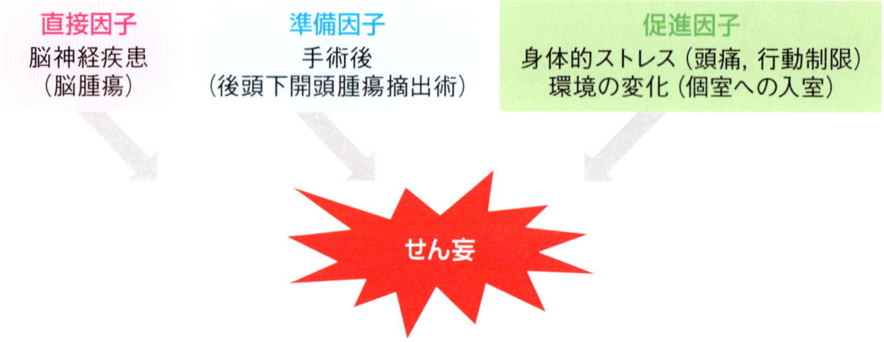

```
直接因子              準備因子              促進因子
脳神経疾患            手術後                身体的ストレス（頭痛, 行動制限）
（脳腫瘍）            （後頭下開頭腫瘍摘出術）  環境の変化（個室への入室）
```

　　　　　　　　　　せん妄

図2　本事例でせん妄を引き起こした3因子

る症状が出ていたと考えられます．脳室ドレーンが抜けていることから，不穏であった患者が脳室ドレーンを抜去してしまい，頭蓋内圧亢進に至ったと考えられます．

表1　頭蓋内圧亢進時に出現する症状

自覚症状	他覚症状
・頭痛 ・悪心・嘔吐 ・視力障害	・うっ血乳頭 ・クッシング現象 ・意識障害

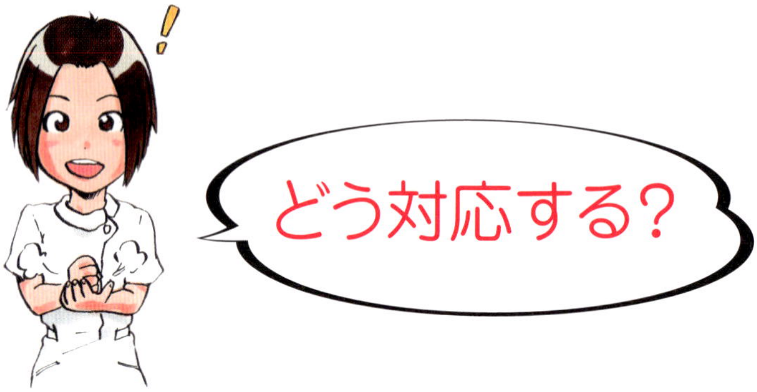

どう対応する？

緊急事態であることを周囲へ伝える

　脳室ドレーンが抜去され，頭蓋内圧亢進症状が出現している状況はとても危険です．そのため，発見者はまず周囲のスタッフへ緊急事態であることを伝え，バイタルサインの測定，意識レベルや神経学的所見の観察，ドレーン抜去部の確認を行います．また，吐物などで誤嚥していないか肺音を聴取し，呼吸状態を確認します．

状況を報告し，今後の対応に向けて準備する

　スタッフが応援に駆けつけたら，発見者は発見時の状況や現在のバイタルサインなどを報告します．この間にも状態が悪化する危険があるため，バイタルサインの測定や神経所見の観察を継続して行い，経時的な記録も残します．応援のスタッフは酸素や吸引，点滴留置など急変時の対応で必要となる物品を準備しながら応援に向かいましょう．発見者からの報告と患者の現状をもとに，追加の検査や手術など今後の方針を決定するため，検査や手術に備える必要があります．

さらなる頭蓋内圧の亢進を防ぐように治療と観察を行う

　上記のような対応を行っている間にも頭蓋内圧が亢進し続ける危険があるため，さらなる頭蓋内圧の亢進を防ぐことが重要となります．そのため，頭部の静脈還流を促すように頭部を20°程度に挙上するとともに，頚静脈の圧迫を避けるために頚部を安定させます．さらに呼吸状態の悪化を避けるために，体位の調整や吸引を行います．場合によっては，気道確保を行うこともあります．また，浸透圧利尿薬を用いて頭蓋内圧の低下も試みます．これらの治療を行いながら，状態が悪化していないか全身状態を観察します．とくに急激な頭蓋内圧の亢進に伴って出現するクッシング現象にも注意が必要です．

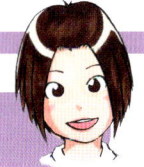

クッシング現象

　急激に頭蓋内圧が上昇した場合，脳血管が圧迫され脳血液量が低下することで，脳血液循環障害の代償として末梢血管の抵抗が上昇し，収縮期血圧が上昇します．さらに，上昇した血圧を一定に保とうとするため，心拍数の低下，心拍出量の低下も起こります．この一連の現象をクッシング現象と言います（図3）．

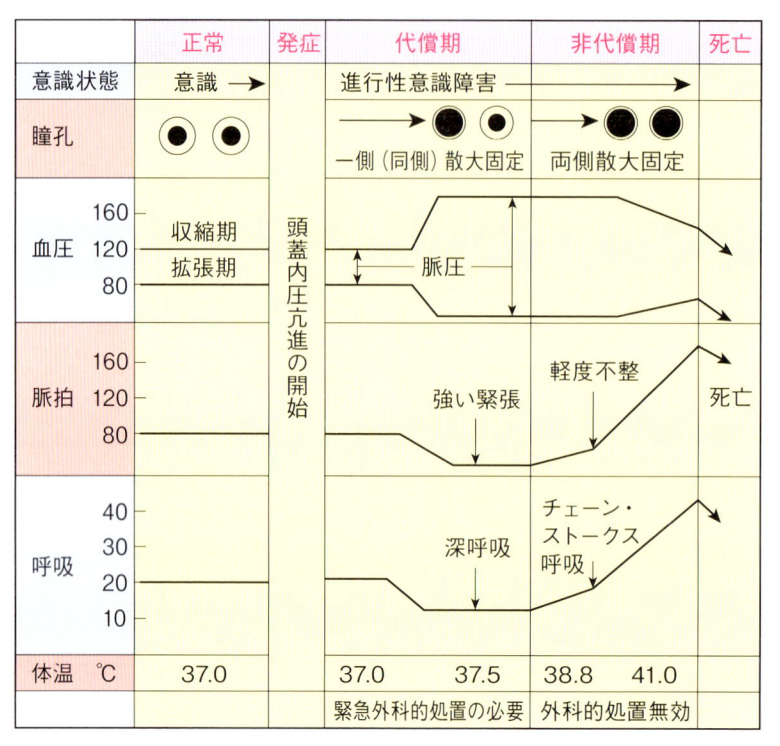

		正常	発症	代償期	非代償期	死亡
意識状態		意識 →		進行性意識障害 →		
瞳孔		● ●	頭蓋内圧亢進の開始	→ ● ● 一側（同側）散大固定	→ ● ● 両側散大固定	
血圧	160 120 80	収縮期 拡張期		←脈圧→		
脈拍	160 120 80			強い緊張 ↓	軽度不整	死亡
呼吸	40 30 20 10			深呼吸	チェーン・ストークス呼吸	
体温 ℃		37.0		37.0　37.5	38.8　41.0	
				緊急外科的処置の必要	外科的処置無効	

図3　頭蓋内圧亢進に伴う状態の変化（文献1より）

今回のまとめ

1. 不穏になった場合には，せん妄だけでなく急変の可能性も考慮して観察を行いましょう．
2. 急変の場合は，まず応援を要請します．
3. 応援要請後は，経時的にバイタルサインや神経学的所見を観察し，今後の対応に備えましょう．
4. 頭蓋内圧亢進の場合には，それ以上頭蓋内圧が亢進しないように治療や観察を行います．

引用・参考文献

1）松葉章子. "バイタルサイン観察の疑問：脈拍". 今さら聞けない脳神経外科看護の疑問 Q&A. 石山光枝監. ブレインナーシング春季増刊. 大阪, メディカ出版, 2011, 71.
2）津川潤. "救急・急変時の Do & Do Not". もう迷わない！すべきこと＆してはいけないことが一目瞭然！脳神経疾患看護の Do & Do Not. 井上亨監. ブレインナーシング春季増刊. 大阪, メディカ出版, 2014, 124.

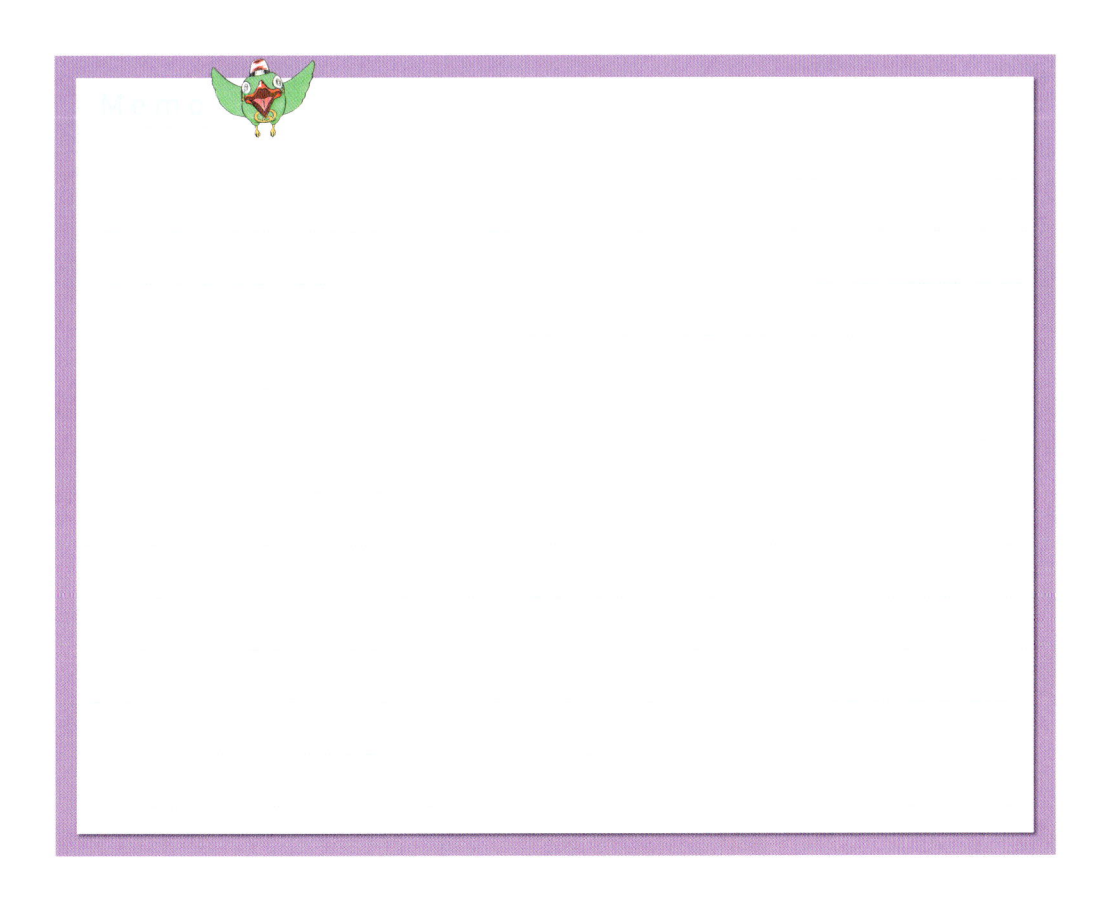

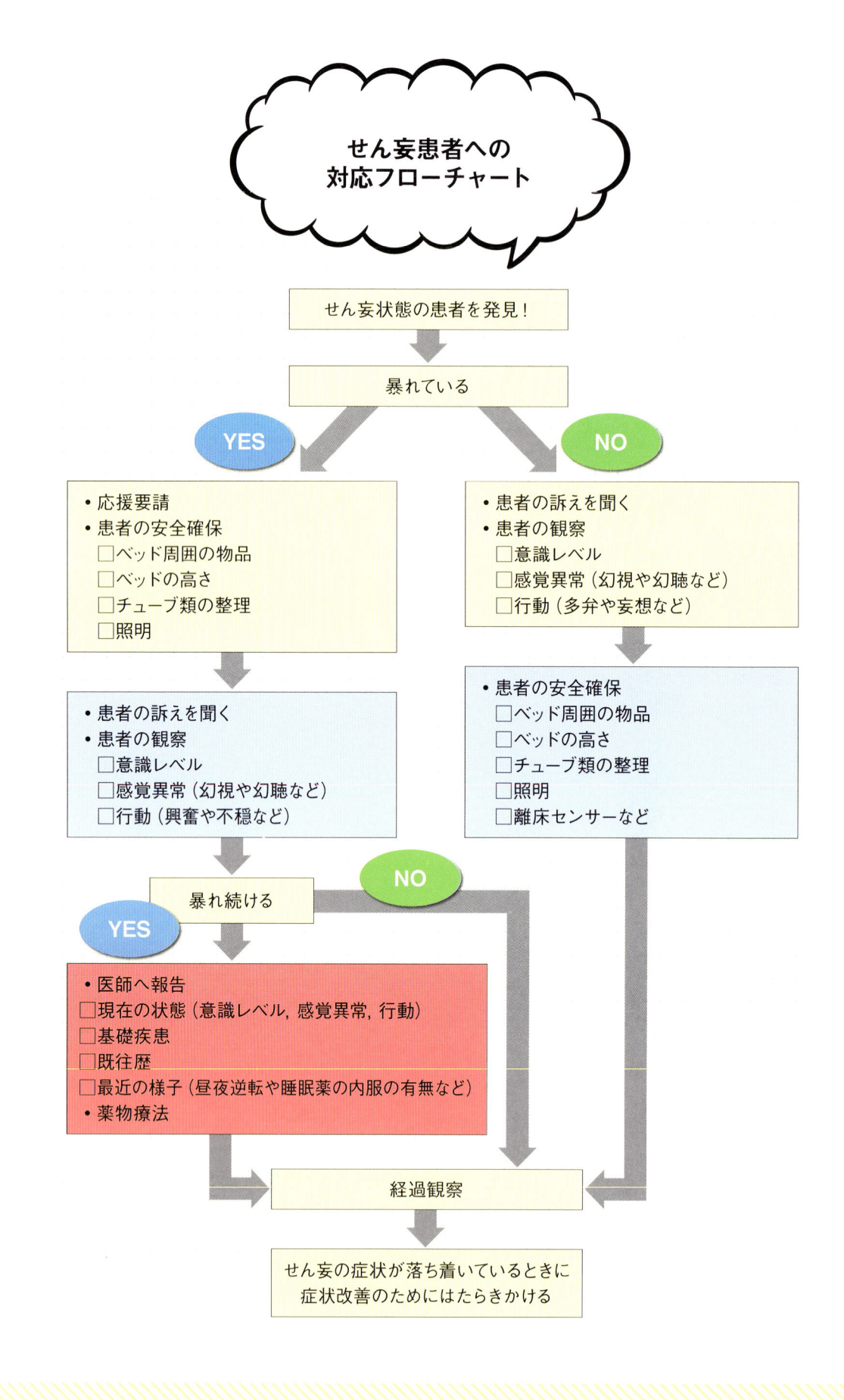

せん妄患者への対応フローチャート

せん妄状態の患者を発見！
↓
暴れている

YES
- 応援要請
- 患者の安全確保
  - □ベッド周囲の物品
  - □ベッドの高さ
  - □チューブ類の整理
  - □照明

↓

- 患者の訴えを聞く
- 患者の観察
  - □意識レベル
  - □感覚異常（幻視や幻聴など）
  - □行動（興奮や不穏など）

↓

暴れ続ける

YES
- 医師へ報告
  - □現在の状態（意識レベル, 感覚異常, 行動）
  - □基礎疾患
  - □既往歴
  - □最近の様子（昼夜逆転や睡眠薬の内服の有無など）
- 薬物療法

NO（暴れている）
- 患者の訴えを聞く
- 患者の観察
  - □意識レベル
  - □感覚異常（幻視や幻聴など）
  - □行動（多弁や妄想など）

↓

- 患者の安全確保
  - □ベッド周囲の物品
  - □ベッドの高さ
  - □チューブ類の整理
  - □照明
  - □離床センサーなど

NO（暴れ続ける）

↓

経過観察

↓

せん妄の症状が落ち着いているときに症状改善のためにはたらきかける

第2章

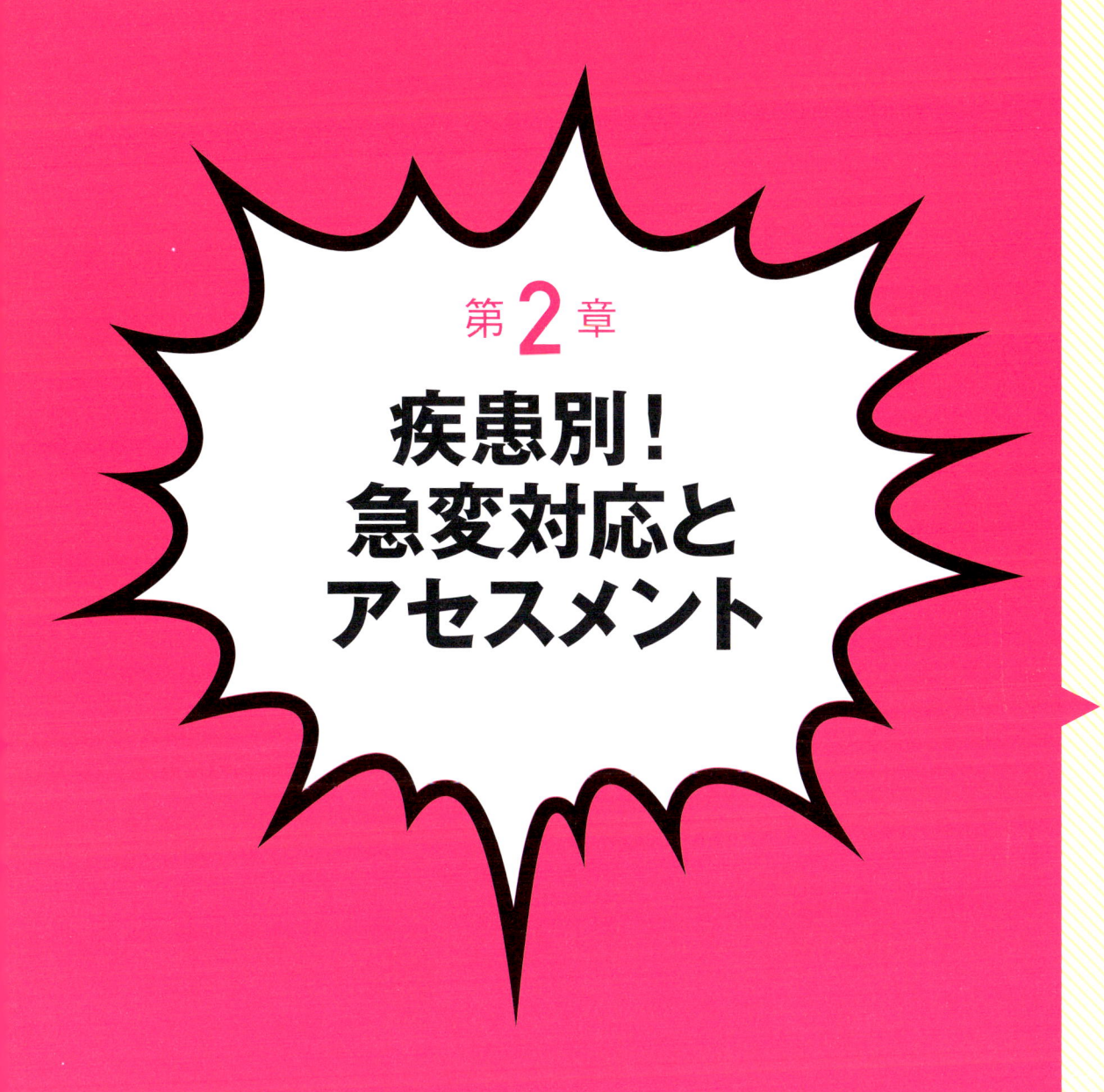

疾患別！急変対応とアセスメント

01 脳血管疾患
02 脳腫瘍
03 頭部外傷
04 機能的脳神経外科

01 脳血管疾患

徳島大学大学院ヘルスバイオサイエンス研究部
看護学講座療養回復ケア看護学助教
日坂ゆかり ひさか・ゆかり

Case 21
くも膜下出血術後患者のドレーン排液が赤い!!

aさん．朝食時に突然の頭痛と意識消失があり，救急車で搬送される．緊急の頭部CT検査にてくも膜下出血と診断され，緊急で開頭クリッピング術，脳槽ドレナージが行われた．術後にSCUに入室し，その翌朝．意識レベルは回復し，神経学的所見なし．

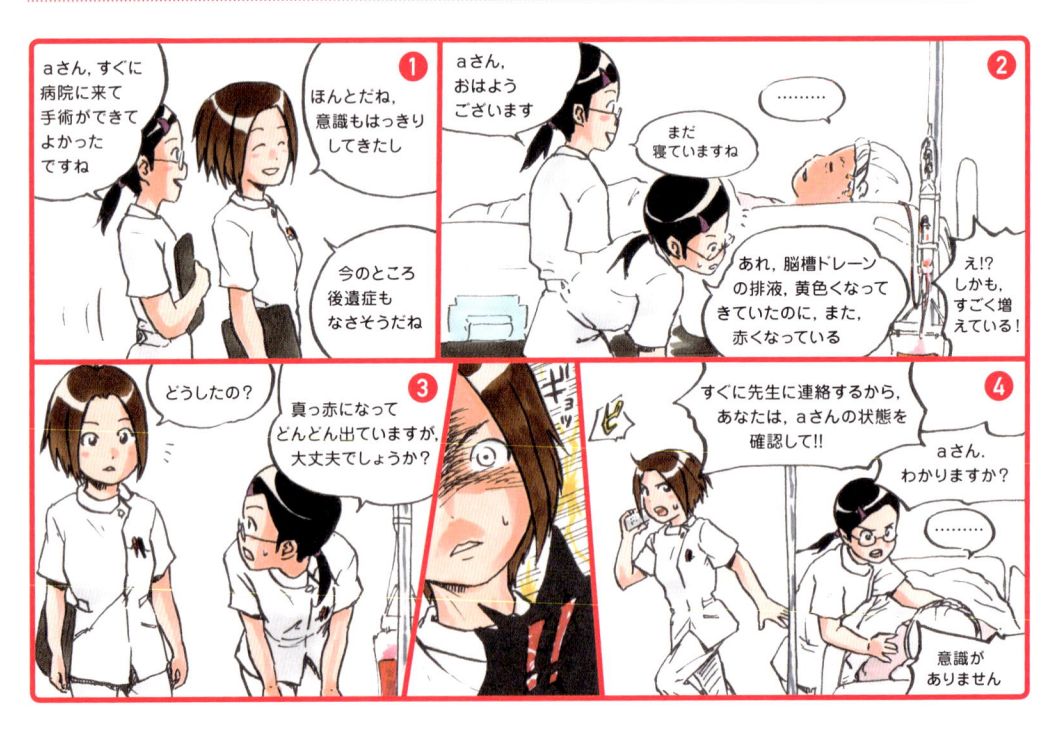

❶
- aさん，すぐに病院に来て手術ができてよかったですね
- ほんとだね，意識もはっきりしてきたし
- 今のところ後遺症もなさそうだね

❷
- aさん，おはようございます
- ………
- まだ寝ていますね
- あれ，脳槽ドレーンの排液，黄色くなってきていたのに，また，赤くなっている
- え!?しかも，すごく増えている！

❸
- どうしたの？
- 真っ赤になってどんどん出ていますが，大丈夫でしょうか？

❹
- すぐに先生に連絡するから，あなたは，aさんの状態を確認して!!
- aさん，わかりますか？
- ………
- 意識がありません

解説は次ページ➡

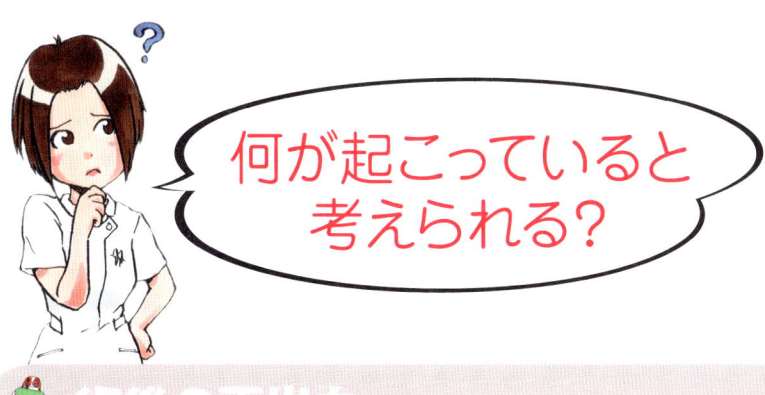

何が起こっていると考えられる？

術後の再出血

　今回の事例のように，くも膜下出血術後患者の脳槽ドレーンの排液が突然に血性になるのは，くも膜下腔に大量の出血を起こしている可能性が高く，緊急の処置を要します．くも膜下出血とは，脳を覆う3層の髄膜のうち2層目のくも膜と3層目の軟膜の間の空間のくも膜下腔に出血が生じ，脳脊髄液中に血液が混入した状態のことです[1]（図1）．その原因は脳動脈瘤の破裂（約80％）によるものが最も多く，そのほかに頭部外傷や脳腫瘍，脳動静脈奇形や脳動脈解離の破裂によるものなどがあります．

　脳動脈瘤の破裂は，動脈の一部位が膨らみ，その血管壁が脆弱となり，その一部が破れて出血を起こします．出血した血液は，急速にくも膜下腔全体に浸透し，脳が圧迫され，短時間で頭蓋内圧亢進症状や髄膜刺激症状を起こします．また，脳を栄養すべき血流が出血へと流れてしまうことにより，脳虚血も起こします．重症な場合は，病院に搬送される前に死亡してしまいます．

　くも膜下出血を発症した直後は，まず再出血の予防を行います．破裂動脈瘤に対する処置が行われる前に起こる再出血は，破壊された動脈瘤壁に付着し止血しているフィブリンが，血圧の上昇などで圧がかかることによって取れることで起こります[2]（図2）．

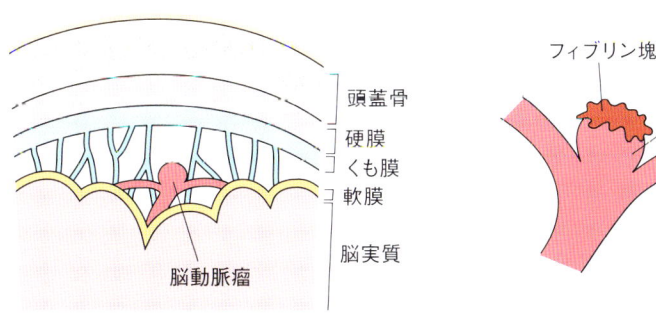

図1　くも膜下出血の位置

図2　破裂脳動脈瘤

再出血は，とくに発症後24時間以内が最も多く，再出血を起こすと死亡や重い後遺症を残すこととなります．まずは，できるだけ安静に保ち，侵襲的な処置は避けるなどの再出血を予防する看護を行いながら，クリッピングなどの開頭手術やコイル塞栓術といった血管内治療など，動脈瘤に対する治療が迅速に行われるように支援する必要があります．

　術後には，多くの場合aさんのように，くも膜下腔の血腫を除去するために脳槽ドレナージを行います．排液は，血性から血液と髄液が混ざったキサントクロミー（黄色透明）の脳脊髄液が排出されます．本来脳脊髄液は無色透明であり，黄色透明となるのは，赤血球の破壊によって生じた間接ビリルビンの色です．一般的には，出血後2〜3時間から黄色が混じり始め，1週間で著明となり，15〜20日で退色し無色透明となります．

　aさんはクリッピング術後1日経過しており，キサントクロミーになってきていた脳槽ドレーンからの排液が再度血性になるのは，何らかの原因でくも膜下腔に出血していることを意味しています．ただ，血性からキサントクロミーへの移行期には，肉眼的には排液バッグに貯留している排液は血性でも，ルート内は黄色透明という排液を見ることがあります．また，体位を変えた後に，脳槽内に残留していた血液が排出され，一時的に血性の排液に戻ることはあります．しかし，本事例のように，多量の新鮮血が排出されている場合は，通常では考えられない事態が起こっており，再出血を一番に疑う必要があります．

　aさんの場合は，脳動脈瘤に対してクリッピング術が行われており，再出血のリスクは少なくなっていますが，起こらないわけではありません．さらに，再出血であった場合は，重篤な後遺症を残すだけでなく生命にかかわりますので，頻度が低くても，念頭に置く必要があります．

どう対応する？

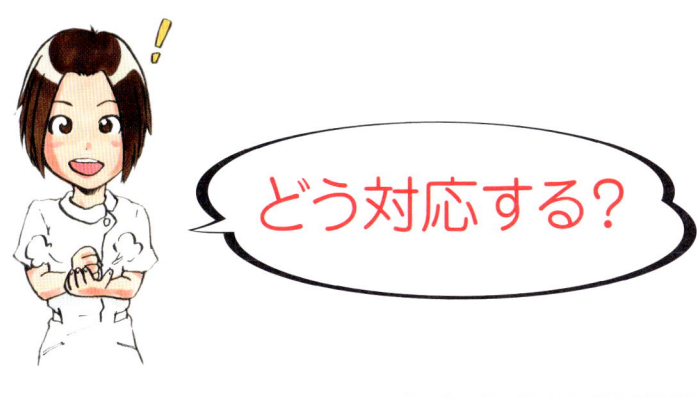

出血源の治療準備

　今回のaさんの場合，突然に，脳槽ドレーンからの排液がキサントクロミーから血性になるということは，手術した破裂動脈瘤からの再出血か，もしくは別の出血源があると考えられます．まずは，脳槽ドレーンのクランプは開放したままで，患者のそばから離れずに，近くにいる医療者に急変であることを伝え，ナースコールを押し，人員を集めることが大切です．たとえ，脳動脈瘤からの再出血以外の理由で血液が混じっていたとしても，その原因を究明している時間が患者の命や後遺症を左右します．再出血の可能性があるならば，一刻も早く対処できるように，人を集めましょう．看護師ももちろん必要ですが，出血を止める治療を行えるのは医師です．すぐに医師にもコールしましょう．

　また，医師が来るまでに，必要と考えられる検査や手術がすぐに受けられる準備も整えておく必要があります．可能な限り，物品の準備や検査関連など関連部署への連絡を行っておきましょう．そして忘れてはいけないのが，家族などのキーパーソンです．緊急時にすぐに連絡が取れるようにしておきましょう．

患者の観察・急変時の対応

　脳動脈瘤からの再出血に対する治療の準備とあわせて重要なのが，患者の観察と急変時の対応です．このような場合は，いつ心肺停止となってもおかしくありません．脳卒中初期診療アルゴリズム[3]に準じて観察を行い，患者の全身状態の把握と安定を図ります．

　新人看護師が行ったように，まず名前を読んで返答があるか大まかな意識レベルを確認し，同時に呼吸をしているか，脈が触れるかを確認します．次に，気道の評価（A）を行い，舌根沈下や嘔吐物による閉塞など，問題があれば吸引や下顎挙上などで気道を開通させましょう．呼吸の評価（B）として呼吸数やSpO_2などの測定を行い，循環の

評価（C）である．脈拍や血圧の確認，モニター装着を行います．そして，明らかな四肢麻痺や意識レベルの変化，瞳孔所見など脳ヘルニアの徴候を確認します（図3）．

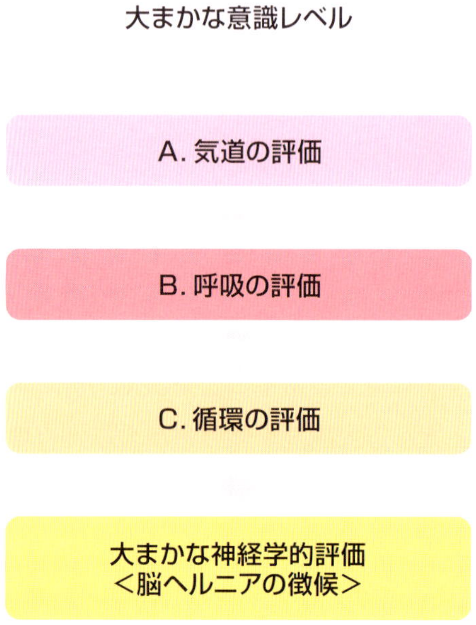

大まかな意識レベル

A. 気道の評価

B. 呼吸の評価

C. 循環の評価

大まかな神経学的評価
＜脳ヘルニアの徴候＞

図3　患者の全身状態の把握

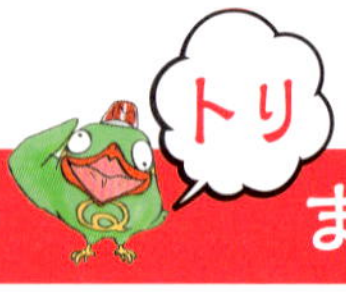

今回の　トリ　まとめ

1. 脳槽ドレーン排液が突然血性になる場合は，再出血の可能性があることを認識しよう．
2. 再出血の可能性がある場合は，迅速に治療が行えるように準備を整えよう．
3. 再出血の可能性がある場合は，生命の危険もあることを認識しよう．
4. さらなる再々出血を起こさないように，処置や観察には十分に注意しよう．

引用・参考文献
1）田中耕太郎ほか．"くも膜下出血"．必携脳卒中ハンドブック．改訂第2版．東京，診断と治療社，2011，101．
2）医療情報科学研究所．病気がみえる．vol.7：脳・神経．東京，メディックメディア，2011，116．
3）日本救急医学会・日本神経救急学会監．"「ISLSコース」の設定とアルゴリズム"．ISLSコースガイドブック．東京，へるす出版，2006，20．

01 脳血管疾患

徳島大学大学院ヘルスバイオサイエンス研究部
看護学講座療養回復ケア看護学助教
日坂ゆかり ひさか・ゆかり

Case 22
くも膜下出血患者の心電図に異常が見られた!!

aさん，くも膜下出血にてクリッピング術後3日目．意識レベルクリア，麻痺なし．脳槽ドレーン，末梢点滴，尿道カテーテル挿入中．

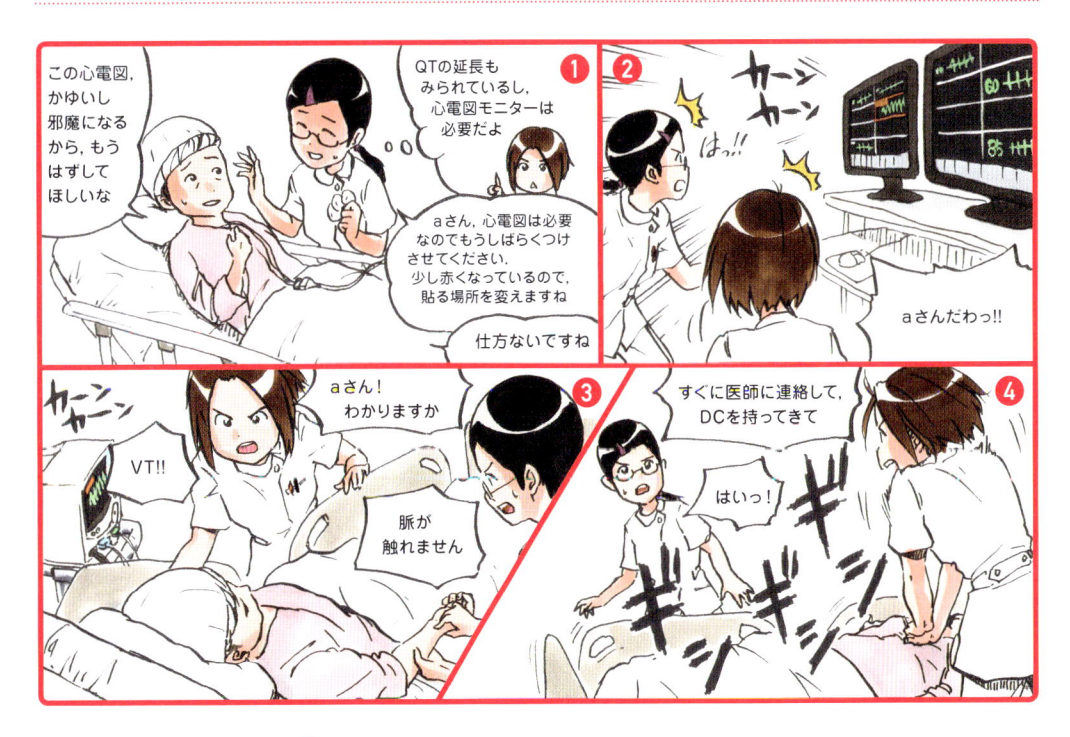

❶
- この心電図，かゆいし邪魔になるから，もうはずしてほしいな
- QTの延長もみられているし，心電図モニターは必要だよ
- aさん，心電図は必要なのでもうしばらくつけさせてください．少し赤くなっているので，貼る場所を変えますね
- 仕方ないですね

❷
カーンカーン
はっ!!
aさんだわっ!!

❸
カーンカーン
VT!!
aさん！わかりますか
脈が触れません

❹
すぐに医師に連絡して，DCを持ってきて
はいっ！
ギシギシギシ

解説は次ページ➡

何が起こっていると考えられる？

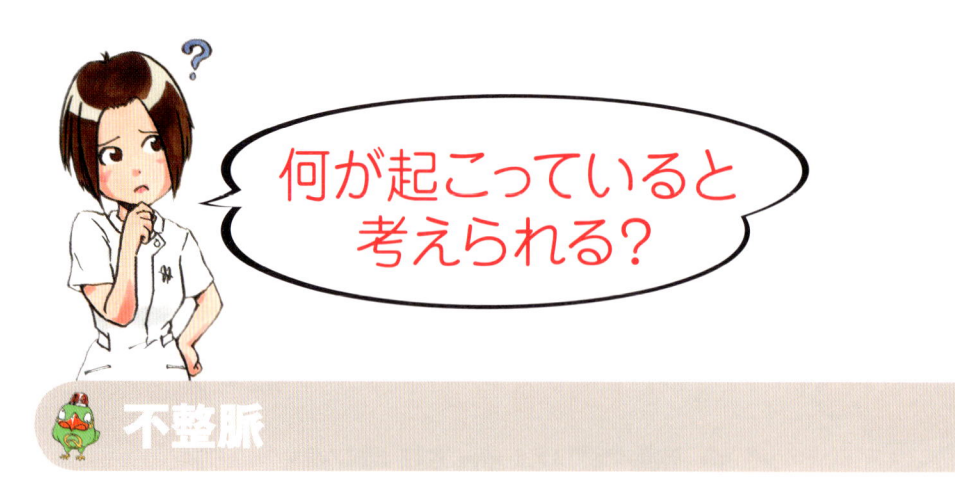

不整脈

　くも膜下出血では，心機能に影響を及ぼし，心電図異常やたこつぼ型心筋症が出現することがあります．心電図異常の多くは，洞性徐脈やQT間隔の延長，T波異常，心房細動（AF）ですが，時には，心室頻拍（VT・TdP〔Torsade de Pointes〕），心室細動（Vf），心室粗動（VF）などの致死性不整脈をきたすこともあります．不整脈の出現には，くも膜下出血の量や出血に伴うカテコラミンの上昇が影響していると考えられています[1]．

　洞性徐脈は，洞結節からの興奮が緩徐となっている状態で，R-R間隔は1秒以上ありますが，PQRST波はすべて正常です．臨床上問題となるのは，40/min以下や血行動態に変動が見られるときで，そのときは注意深い観察が必要となります．QT間隔の延長は，QT間隔がR-R間隔の1/2を超える場合を言います[2]（図1）．

　QTの延長の原因には，くも膜下出血などの中枢神経の障害以外にも，心筋虚血や梗塞，脚ブロック，心室内伝導障害，三環系抗うつ薬などの薬物，低カリウム血症や低マ

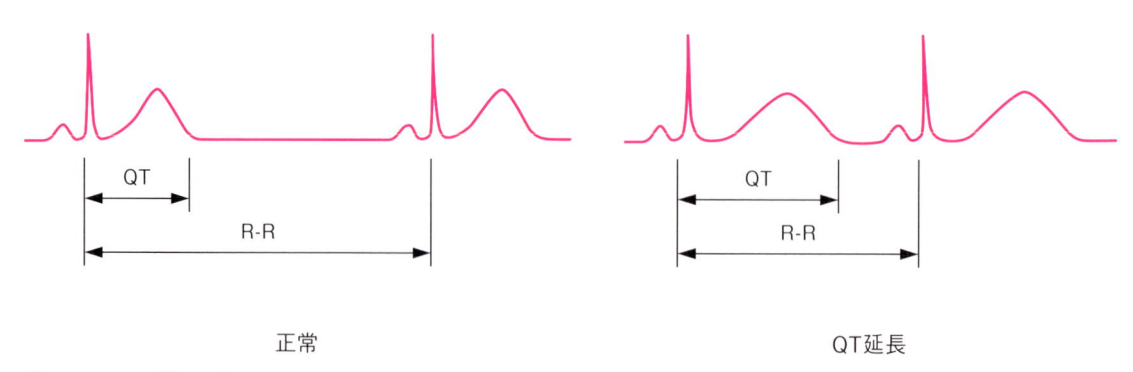

正常　　　　　　　　　　QT延長

図1　QT間隔の延長（文献2より）

グネシウム血症などの電解質異常などがあります．T波の異常には，STの上昇やT波の陰性化など狭心症や心筋梗塞と類似した波形となることがあります．これらの波形は，たこつぼ型心筋症が原因で，冠動脈の病変でなければすぐに対応が必要というわけではありませんが，波形が変わっていることは認識し，注意深く経過観察していく必要があります．

そして，VT，TdP，VFといった，緊急に対応しなければ生命にかかわる不整脈を発見した場合には，迅速に対応しましょう．TdPはQT延長症候群に伴って出現する多形性心室頻拍の特殊系であり，幅広いQRS波がねじれを描くように出現します[3]（図2）．

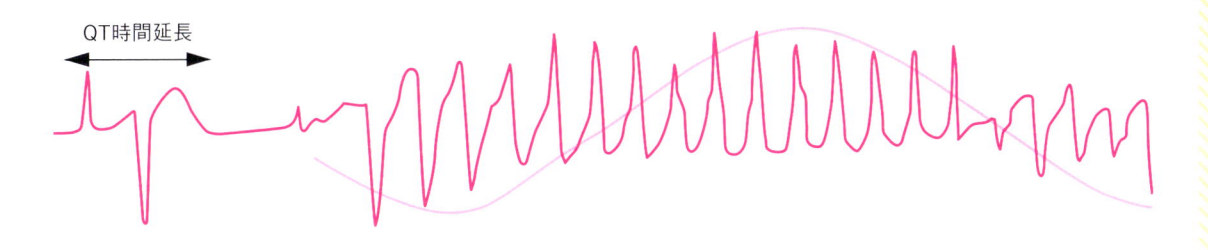

図2 Torsade de Pointes（文献3より）

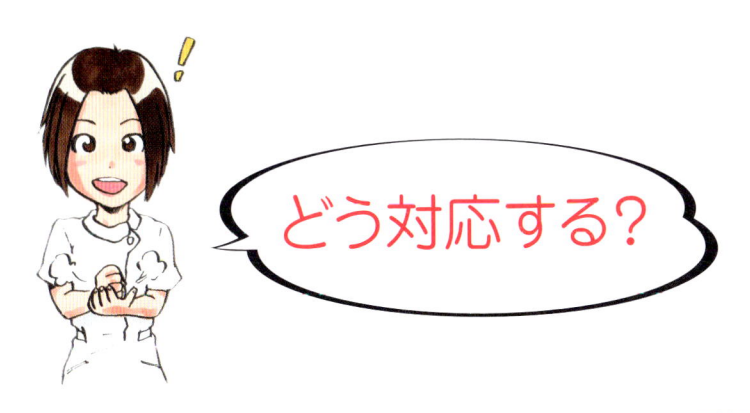

どう対応する？

心電図モニターが必要な時期を判断する

心電図モニターにかかわらず，患者に装着しているモニター類は，体動の妨げとな

り，不眠やストレスを引き起こすことや，接着しているテープなどで搔痒感（そうよう）や皮膚トラブルが起こることがあります．不必要なモニター類を装着していることは，患者にとってデメリットになり，不必要であれば早期に除去する必要があります．しかし，モニターを除去する時期には明確な基準があるわけではなく，看護師の判断が求められることも多いです．看護師は，患者にとって必要な期間は心電図モニターを装着し，心電図異常に気づくこと，さらに，その心電図異常が，経過観察でよいのかすぐに処置が必要なのか判断することが重要です．

先輩ナースは，aさんがくも膜下出血後で不整脈を起こす可能性があり，QTの延長という心電図に異常をきたしていることを認識していました．そのため，心電図モニターの監視を継続しないといけないことを指導していました．新人ナースはaさんにモニター装着の必要性を説明し，さらに，少しでも搔痒感が軽減できるように看護を行っています．心電図での監視を続けたことで，VTという致死的な不整脈を起こしたときにも，迅速に対応できています．

脈が触知できなければ即座に心臓マッサージを開始する

TdP，VT，VFといった致死的な不整脈を発見したときには，脈が触知できなければ即座に心臓マッサージを開始し，DC（除細動器）などの電気的除細動や薬物投与の準備が必要です．当然，その場を離れてはいけませんし，心拍が再開するまでは心臓マッサージを止めてはいけません．

今回のまとめ

1. くも膜下出血後は心電図異常を起こすことがあることを認識し，モニター管理を行おう．
2. 致死的な不整脈に移行する可能性もあることを知っておこう．
3. 致死的な不整脈が見られたときは，脈拍の触知ができなければ即座に心臓マッサージを開始しよう．

引用・参考文献
1）田川皓一. "くも膜下出血". 脳卒中症候学. 東京, 西村書店, 2010, 316.
2）Ken Grauer. "QT 間隔". わかりやすい心電図の読み方. 山口豊ほか監訳. 東京, メジカルビュー社, 1995, 72-5.
3）池田隆徳. "不整脈の心電図診断". そうだったのか！ 絶対読める心電図. 東京, 羊土社, 2011, 78-9.

01 脳血管疾患

徳島大学大学院ヘルスバイオサイエンス研究部
看護学講座療養回復ケア看護学助教
日坂ゆかり ひさか・ゆかり

Case 23 くも膜下出血術後患者が脱水を起こしている!!

aさん．くも膜下出血にてクリッピング術後7日目．意識レベルクリア，麻痺なし．頭痛が持続しており，鎮痛薬を投与している．尿道カテーテルが挿入されている．上肢前腕から点滴が入っている．

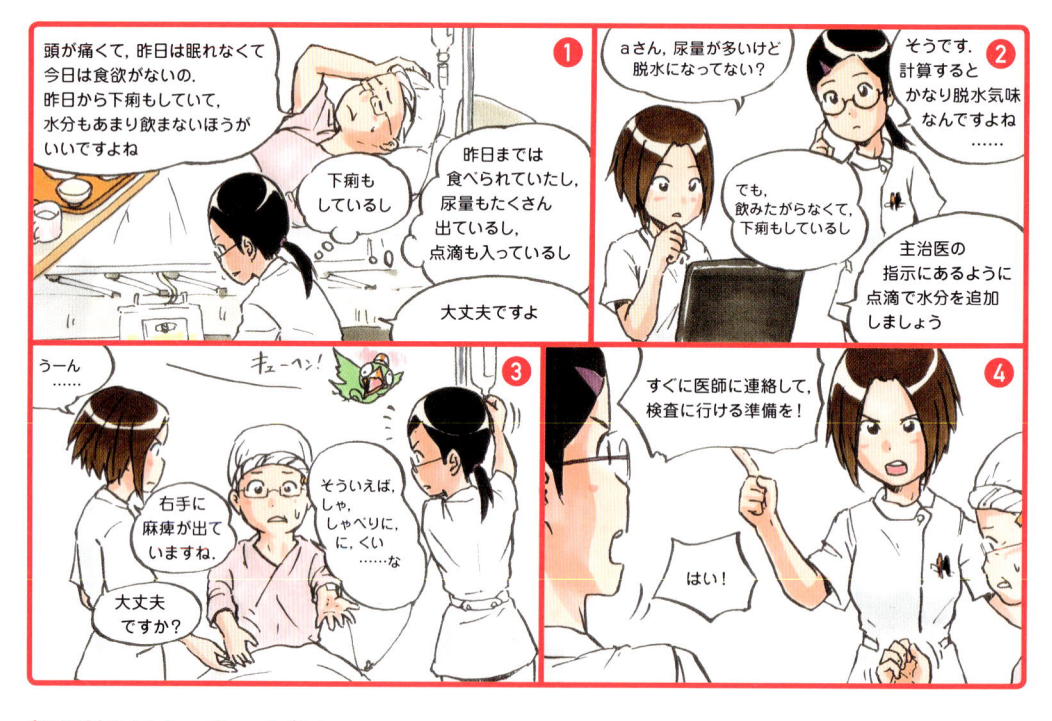

❶
頭が痛くて，昨日は眠れなくて今日は食欲がないの．昨日から下痢もしていて，水分もあまり飲まないほうがいいですよね

下痢もしているし

昨日までは食べられていたし，尿量もたくさん出ているし，点滴も入っているし

大丈夫ですよ

❷
aさん，尿量が多いけど脱水になってない？

そうです．計算するとかなり脱水気味なんですよね……

でも，飲みたがらなくて，下痢もしているし

主治医の指示にあるように点滴で水分を追加しましょう

❸
うーん……

キューヘン！

右手に麻痺が出ていますね．

そういえば，しゃ，しゃべりに，に，くい……な

大丈夫ですか？

❹
すぐに医師に連絡して，検査に行ける準備を！

はい！

解説は次ページ➡

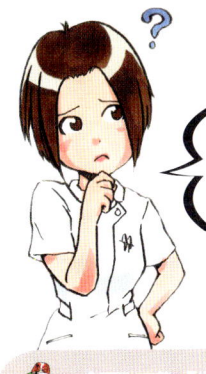

何が起こっていると考えられる？

遅発性脳血管攣縮による脳梗塞

くも膜下出血を発症後，7日目に明らかな神経学的所見があることから，遅発性脳血管攣縮（れんしゅく）を起こし，脳梗塞を起こしている可能性が最も高いです．またそれは，体液量が不足に傾いているにもかかわらず，補正しなかったことも要因です．

くも膜下出血後の遅発性脳血管攣縮は，脳主幹動脈の可逆的狭窄です．脳血管攣縮はくも膜下出血後の第4～14病日に発生し，7～10日に最もよく起こると言われています．脳動脈瘤破裂によるくも膜下出血後に起こる脳血管攣縮は，永続性（11.5％）と一過性（13.9％）を合わせて25.4％に発生したと報告されており[1]，4人に1人は起こる計算になります．発生頻度は，クリッピング術，コイル塞栓術ともに同じであり，治療法による違いはありませんが，重症度では，Hunt&Kosnik分類のgrade Ⅲ・Ⅳ，Fisher分類のグループ3・4で多く発生していると報告されています[1]．

『脳動脈瘤によるくも膜下出血の管理に関するガイドライン』では，脳血管攣縮予防のためには，正常な体液量と循環血液量の維持が推奨されています．また治療としては，循環血液量増加（hypervolemia）・血液希釈（hemodilution）・人為的高血圧（hypertension）を組み合わせた治療法（triple H療法）が行われてきましたが，肺水腫やうっ血性心不全の危険性が指摘され，正常血液量の維持と高血圧の導入を勧める文献が増えてきているとの報告もあります[2]．どちらにしても，体液量が不足に傾くことはよくありません．

しかし，くも膜下出血後の体液量の管理には困難な要因があります．くも膜下出血後に起こる中枢性塩類喪失症候群（CSWS：cerebral salt wasting syndrome）は，Na利尿ペプチドの過剰な分泌により，腎からのNaおよび水の過剰排泄をきたし，低張性脱水と低Na血症を起こし，同時に循環血液量の減少も起こすと考えられています．低Na血症は，くも膜下出血後の10～30％と多くの症例にみられます．くも膜下出血後に起こる低Na血症には，抗利尿ホルモン分泌異常症候群（SIADH：syndrome of inappropriate secretion of antidiuretic hormone）の可能性もあります．その場合は脱水にはならないため，CSWSと区別し異なる治療法が行われます[3]．

　また，くも膜下出血発症後には，侵襲のストレスに対する生体反応として，カテコラミンなどのインスリン拮抗ホルモンの分泌増加，肝でのグリコーゲン分解，糖新生促進，末梢でのインスリン抵抗性が起きるため，血糖値が上昇します．血糖値が上昇すると浸透圧により体組織の水分が尿として排泄されてしまい，尿量が増加し体液量が減少します．

　ほかにも，出血や脳浮腫により頭蓋内圧が亢進すると，視床下部および脳下垂体が機能不全に陥り，尿量を調節する種々のホルモンが減少することによって尿量が増加する尿崩症になる可能性もあります．

　このように体液量の管理が難しい要因に加えて，頭痛や不眠などによって食欲が低下し，経口から得られる水分量が減少します．つまり，くも膜下出血後は脱水により，正常な体液量と循環血液量が維持できなくなる可能性が高いです．そのため看護師は，脳血管攣縮がみられたときはもちろん，そうでなくても，くも膜下出血後2週間は体液量が維持できているか，厳密に管理していく必要があります．

　aさんは，たとえ点滴で水分を入れていたとしても，尿量が多いことや，食事や水分が経口から摂れておらず下痢もしていたため，摂取量より排出量が多くなり，脱水になっていたと考えられます．aさんの場合，今までにはなかった右半身の麻痺や言語障害が見られているため，脳血管攣縮による脳主幹動脈の狭窄を起こしている可能性が高く，至急に検査し治療する必要があります．

どう対応する？

体液量の管理

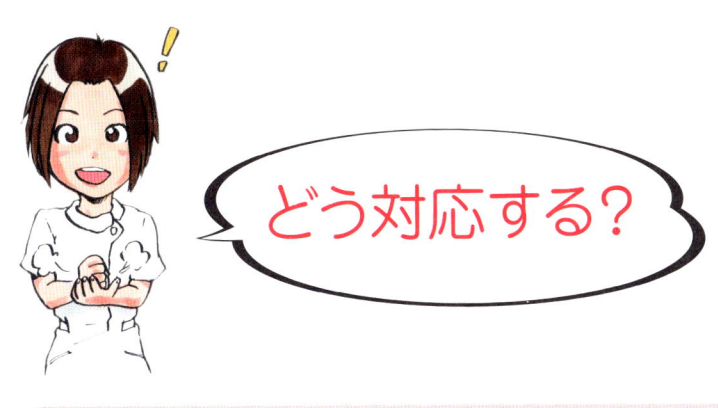

　体液量は，看護師が観察しておく必要があります．とくにくも膜下出血後で遅発性脳血管攣縮を発症しやすい時期は，正常な体液量が保たれるように援助する必要があります．脱水に対してだけでなく，逆に体液量が過剰すぎても，交感神経の興奮により神経原性肺水腫を起こしやすく，注意が必要です．

　まずは，aさんの体液量が正常に保たれていたのか，看護師は把握しておく必要がありました．そのためには，摂取量と排液量を計測することが必要となります．

　摂取量とは，体内に入るすべての水分を言います．経口水分，食事，輸液，経管栄養液などです．ほかにも体内に入った洗浄液，造影剤，浣腸液，経鼻チューブから薬を入れるときに溶解した水分も含まれます．また，摂取量は代謝で生じる水分（300mL）も含まれています．食事の水分量の計算が難しい場合には，食事を乗せているトレイごと食前と食後で重さを計測するのもひとつの方法です．氷の量を測定するときも，氷と氷の間に空間ができるため，目盛りよりも重さのほうが正確です．

　排液量は，尿，便，嘔吐物，創部からの血液や滲出液，ドレーン類からの排液，排出した痰や唾液が含まれます．目盛りで測ることができない場合は，重さで計測するしかない場合もあります（汚染したシートの重さから新しいシートの重さを引く）．

　さらに，排液量には不感蒸泄が含まれます．不感蒸泄は，平熱で室温が28℃のとき約15mL/kg/日で，一般的な成人で900mL（肺300mL，皮膚600mL）です．体温が1℃上がるごとに15％増え，また，気温が30℃から1℃上がるごとに15～20％増えます[4]．発熱したときには，忘れずに不感蒸泄を足して計算しないといけません．

　体重が量れる場合は，体重の変化も目安となり，摂取量と排液量の計算をするよりも正確な場合があります．また，看護師の業務量を軽減できることもありますので，患者への負担が少なければ，簡便かつ正確に体内の水分量を推定する方法として，積極的に取り入れてください．aさんの場合，体液量の計算と合わせて，体重測定も行えば，わ

かりやすい目安となったと思われます．

脱水予防

　新人看護師がアセスメントした「尿量が多いから大丈夫」や「下痢をしているから水分を控えたほうがいい」とのアセスメントが間違っていますね．おそらく，aさんの体液バランスは不足に傾いていたと考えられます．まずは，下痢の状況や摂取量が減っている原因をアセスメントする必要があります．下痢をしているから水分をとってはいけないということはありません．しかし，下痢にもさまざまな原因と種類がありますので，何回ぐらい，どのような性状なのか，腹痛や悪心，発熱を伴っているのかなどの確認が必要です．下痢を起こしている原因のアセスメントもなく，腸運動抑制薬である下痢止めを使用してはいけません．

　摂取量が足りない場合は，できる限り食事や水分で経口摂取するほうがよいです．しかし，さまざまな要因により経口摂取できない場合があります．aさんは頭痛があり不眠であることが，食欲を減退させていると考えられます．まずは，頭痛の軽減を図り，睡眠が取れるようにすること，時間によって痛みに変化がある場合は，鎮痛薬の効果がみられているときや，痛みが軽減しているときに食べられるようにしておくことなど，少しでも摂取量が増える工夫は必要です．

　それ以外にも，なぜ食べられないのか，飲めないのかを考え，原因は取り除けることなのか，看護師ができることはないのかを考えましょう．「脱水気味なので，水を飲んでください」だけでは，つらい状況下にいる患者に負担をかけすぎることになり，かえってよくない場合もあります．aさんの場合は，頭痛や下痢の状況を聞きながら，可能なら経口からの水分摂取をすすめ，難しければ，医師に相談し点滴で注入してもいいと思います．

脳血管攣縮による脳梗塞が疑われる状況を発見したときの対応

　脳血管攣縮を起こしやすい時期は，定期的な神経学的観察が必要です．通常くも膜下出血だけでは，脳実質には損傷がなく錐体路の障害はないため，運動機能が低下することはありません．aさんのような症状が見られたときは，まず，脳血管攣縮による脳主幹動脈の狭窄を起こしている可能性を疑います．その場合，至急に検査し治療する必要があります．検査には，CT，MRI，脳血管造影検査，経頭蓋超音波ドプラ検査（TCD）などがあり，医師にコールすると同時に，すぐに検査も行えるように準備を整えておきます．脳血管造影検査は，同時に血管を拡張させる治療も行えますが，造影剤の投与が必要であり，患者への負担もあります．aさんのように脳血管攣縮の可能性が高いときは，ほかの検査を行う前に脳血管造影検査を実施する場合もあります．

今回のまとめ

1. くも膜下出血後は正常な体液循環を保つことが重要であり，厳密な管理が必要です．
2. 嘔吐や食欲不振，発熱，下痢などがあるときはとくに脱水になりやすいので，さらに厳密な管理が必要になります．
3. 2にあるような脱水の原因をアセスメントし，解決に努めましょう．
4. 脱水に傾いている場合は，可能であれば経口にて摂取してもらいますが，患者の負担になるときは点滴で補えるように医師の指示を受けましょう．

引用・参考文献
1）平田直．脳卒中データバンク2009．東京，中山書店，2009，164-6．
2）柳原武彦．脳動脈瘤によるくも膜下出血の管理に関するガイドライン．Stroke日本語版．7(2)，2012，34-9．
3）宮園正之．疾患・症状のギモン①疾患編．ブレインナーシング．30(1)，2014，17．
4）ノーマ・A・メセニー編．今井喜久子ほか監訳．看護のための体液・電解質・輸液管理．大阪，メディカ出版，2008，21-4．

01 脳血管疾患

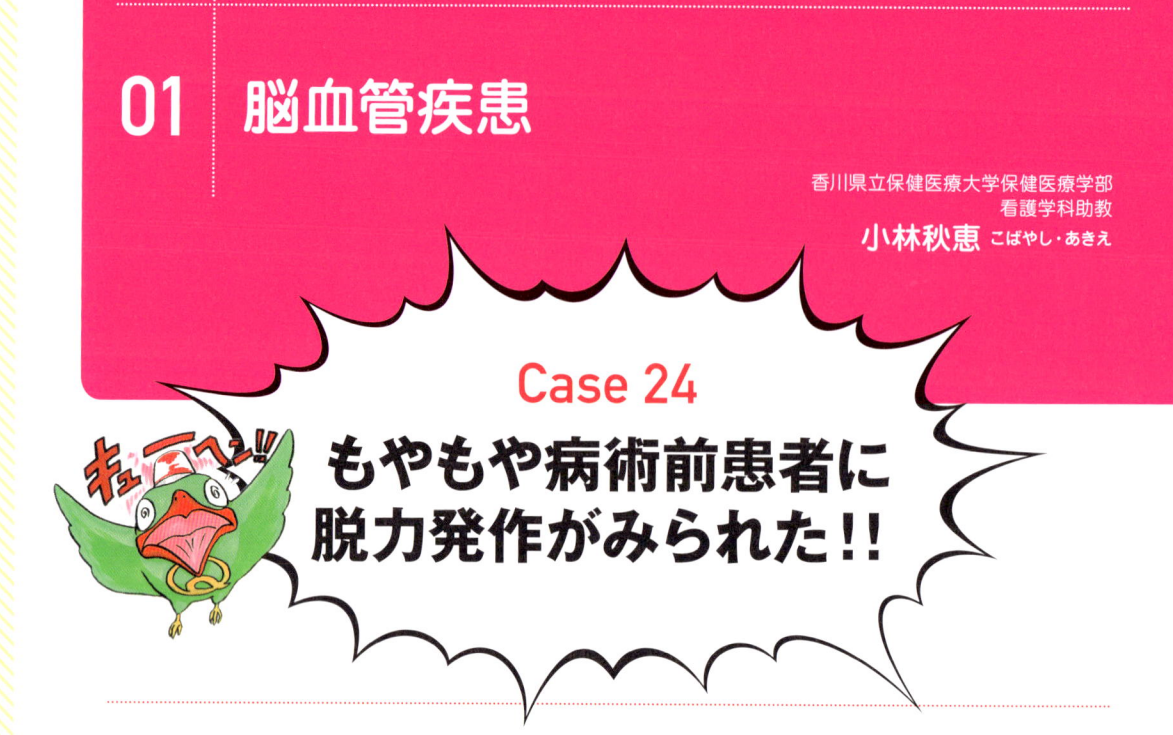

香川県立保健医療大学保健医療学部
看護学科助教
小林秋恵 こばやし・あきえ

Case 24
もやもや病術前患者に脱力発作がみられた!!

bさん．明日の手術に備え，長時間シャワー浴をしてしまい，個室のベッドに戻ろうとしている．

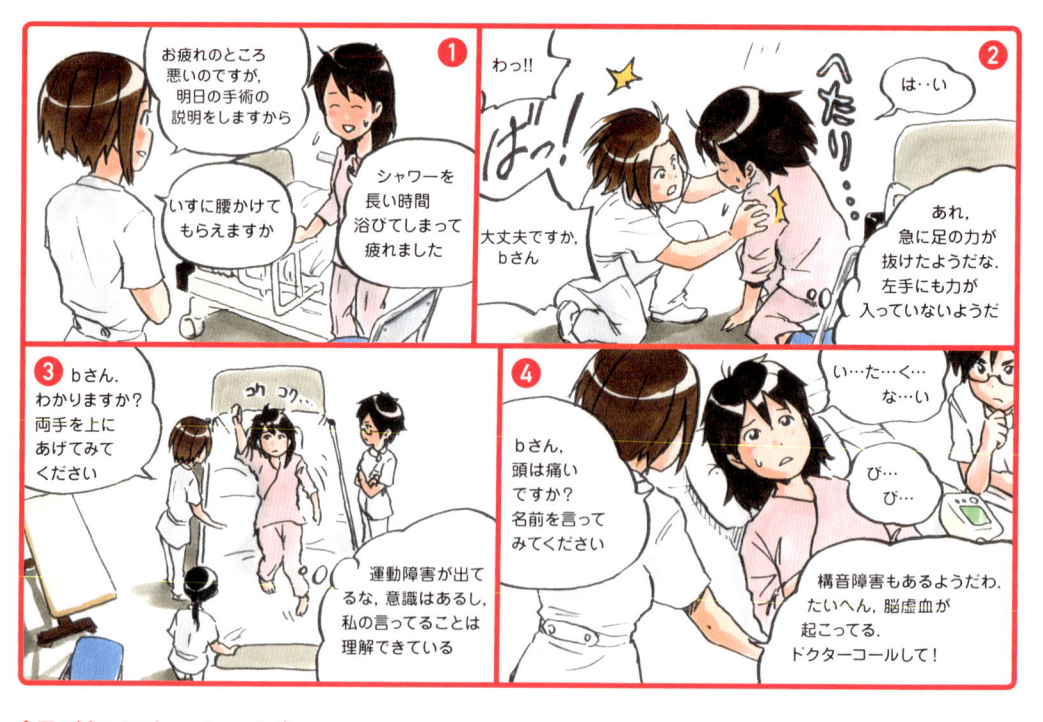

❶
お疲れのところ悪いのですが，明日の手術の説明をしますから
いすに腰かけてもらえますか
シャワーを長い時間浴びてしまって疲れました

❷
わっ!!
大丈夫ですか，bさん
は‥い
あれ，急に足の力が抜けたようだな．左手にも力が入っていないようだ

❸
bさん．わかりますか？両手を上にあげてみてください
運動障害が出てるな，意識はあるし，私の言ってることは理解できている

❹
bさん，頭は痛いですか？名前を言ってみてください
い…た…く…な…い
び…
び…
構音障害もあるようだわ．たいへん，脳虚血が起こってる．ドクターコールして！

解説は次ページ➡

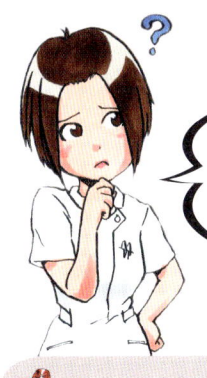

> 何が起こっていると考えられる？

脳虚血による片麻痺と構音障害

　bさんには，左上下肢の片麻痺が起きており，構音障害がみられますが，強い意識障害や頭痛の自覚症状はないようです．片麻痺，つまり一側の上下肢に生じた運動障害は，反対側の大脳皮質運動野の上位運動ニューロンが損傷したときにみられます．また，構音障害も同様に，大脳皮質運動野の顔面や口腔・咽喉頭，舌の運動をつかさどる領域の脳細胞に損傷があった場合によく見られます．これら損傷の原因は，脳血管障害や脳腫瘍，頭部外傷が挙げられます．

　bさんは，入院前に数回のTIA（一過性脳虚血発作）があり，もやもや病を指摘され，直接血行再建術（STA-MCAバイパス術）を予定していた患者です．内頚動脈の狭窄があるため，虚血による脳の循環代謝障害が起きていることが推測されます．今回の症状は，内頚動脈が栄養している領域の必要血流量が不足し，酸素とブドウ糖が欠乏し，エネルギー代謝が障害され，脳細胞が損傷を受けたことによって，片麻痺と構音障害が現れたと考えられます．

　bさんのこの症状を誘発したのは，長時間シャワーを浴びていたことによる脱水が影響した可能性もあります．脳血流は内腔を流れる血液の粘度(ねんど)によっても規定され，粘度が高くなるにつれて脳血流量は低下します[1]．シャワーによる脱水で血液粘度が上昇し，血流量が低下し，脳循環代謝障害をきたしたとも考えられます．

もやもや病

　人間の脳は，左右の内頸動脈と左右の椎骨動脈の4本によって栄養されていて，脳底部で互いにつながりウィリス動脈輪を形成しています．もやもや病は，内頸動脈終末部に進行性の狭窄・閉塞が起こり，この主幹動脈の閉塞による脳虚血を代償するためにウィリス動脈輪付近の毛細血管が異常に拡張し側副血行路，つまり，もやもや血管が形成される疾患で，ウィリス動脈輪閉塞症とも言われています．

　小児のもやもや病は脳虚血症状で発症することが多いですが，成人の場合は，頭蓋内出血症状と脳虚血症状が約半数ずつの割合で現れ，高齢になれば頭蓋内出血症状で発見される割合が多くなります[2]．表1は，もやもや病の出血型と虚血型（梗塞型，一過性脳虚血発作）の各初発症状の出現頻度です．

　頭蓋内出血症状は，もやもや血管の破綻（はたん）による出血が原因で起こる症状です．実質内出血と脳室内穿破を伴う場合には，重篤な麻痺や遷延性意識障害などが起こる可能性があります．一方，脳虚血症状は，内頸動脈の狭窄による循環障害による症状です．一般に，虚血例に比べて出血例では重症例が多いです．

　虚血型のもやもや病に対しては血行再建術が推奨されており，一過性脳虚血発作の改善や脳梗塞発症のリスクを軽減することが報告されています[3]．

表1　もやもや病の初発症状（n=1,127）（文献2より）

初発時症状	出血型（％）	虚血型（％）
運動障害	58.6	79.8＊
意識障害	70.4＊	14.1
頭痛	64.6＊	18.8
けいれん	8.5	8.0
精神症状	8.7	2.5
言語障害	24.5	20.1
感覚障害	18.4	19.3
不随意運動	3.3	3.0
知能障害	5.3	6.2
視力障害	2.0	3.2
視野障害	3.9	5.0

＊他方より有意に高頻度（$p<0.05$）

どう対応する？

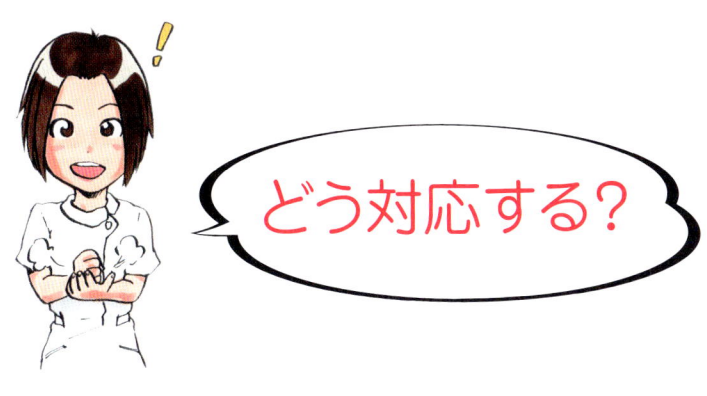

脱力発作に伴う転倒などの事故を防ぐ

　脳神経疾患患者には，運動機能や感覚機能，認知機能に障害を持っている方が多くいます．また今後，突然に機能障害を発症する可能性も持っています．したがって，患者自身が自分の安全を確保できない状態です．ｂさんのように突然の脱力発作などが起きた場合，転倒しないよう看護師が支えられる体勢を心がけておきましょう．

　また，事故が起こらないように病室の環境を整えておく必要があります．

緊急事態であることを伝える

　一過性脳虚血と脳梗塞の初発症状は似ていることがあります．ｂさんの場合，一過性脳虚血発作を数回経験しているので，今回の症状もしばらくすれば消失すると思ってしまうかもしれません．これは危険です．一過性脳虚血だと思って長時間放置すると，脳梗塞に移行する可能性があります．

　脳細胞の虚血の時間を最短にすることが機能障害を少なくすることにつながります．虚血性症状を発見したら，すぐに医師に緊急事態であることを伝えます．

　脳保護薬の使用など，脳梗塞急性期の治療が適切に受けられるように迅速に動きましょう．

徴候・症状の増悪を観察し，けいれんなどの急変に備える

　脳血流が低下すると，脳細胞に酸素やブドウ糖が供給されなくなり，脳の代謝が障害され急速に機能障害を起こすことにつながります．

　バイタルサインや呼吸状態の変化，また，意識状態・運動障害・言語障害など脳神経機能の変化，さらに自覚症状の変化を見逃さないように，注意深くモニタリングします．

けいれんが起きる場合も考えられますので，緊急時に対応できるよう，また気道の確保ができるよう準備を整えます．

徴候・症状の増悪を防ぐ

脳細胞の虚血の時間を最短にすることが機能障害を最小にすることなので，血中酸素飽和度を確保するために，酸素吸入を開始します．

脳梗塞と同じように，血圧は下げ過ぎないように輸液を管理します．

今回のまとめ

1. 一過性脳虚血発作を複数回繰り返しているもやもや病の患者は，血行再建術まで脳虚血発作を起こす可能性が高いです．
2. 一過性脳虚血発作を誘発するような行動を探索し，それを控えるような指導が必要です．
3. 脳虚血の時間をできる限り短くするために，適切な処置ができるよう迅速に行動しましょう．

引用・参考文献

1) 川原信隆．"脳血流の調節機構"．脳神経外科学Ⅰ．改訂11版．太田富雄編．京都，金芳堂，2012，511-8.
2) 山口啓二ほか．Willis動脈輪閉塞症（もやもや病）の全国調査．神経内科．54，2001，319-27.
3) 脳卒中治療ガイドライン委員会．"もやもや病の内科的治療"．脳卒中治療ガイドライン2009．篠原幸人ほか編．東京，協和企画，2009，252-3.
4) 厚生労働科学研究費補助金難治性疾患克服事業ウイリス動脈輪閉塞症における病態治療に関する研究班．もやもや病（ウイリス動脈輪閉塞症）診断・治療ガイドライン．脳卒中の外科．37，2009，321-37.
5) 馬場元毅．"障害のメカニズム"．絵でみる脳と神経 しくみと障害のメカニズム．第3版．東京，医学書院，2009，70-136．(JJNブックス)．
6) 宝金清博．"もやもや病"．前掲書1)，979-1002.

01 脳血管疾患

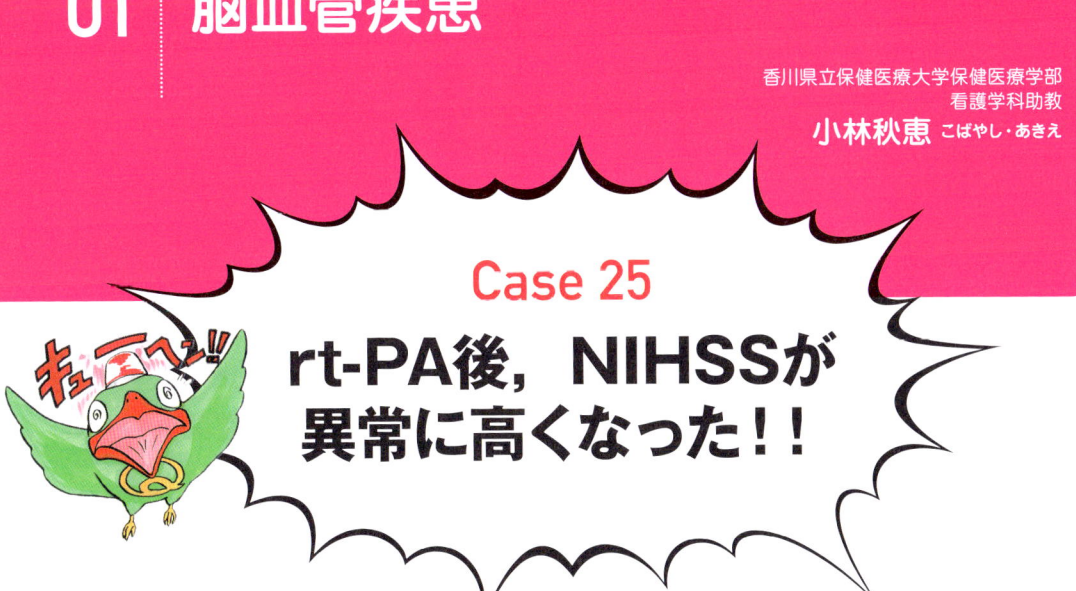

香川県立保健医療大学保健医療学部
看護学科助教
小林秋恵 こばやし・あきえ

Case 25
rt-PA後，NIHSSが異常に高くなった！！

cさん．意識障害と右片麻痺，構音障害で発症し搬入，NIHSS16点，発症後4時間後に血栓溶解療法（rt-PA静脈内投与）を開始．

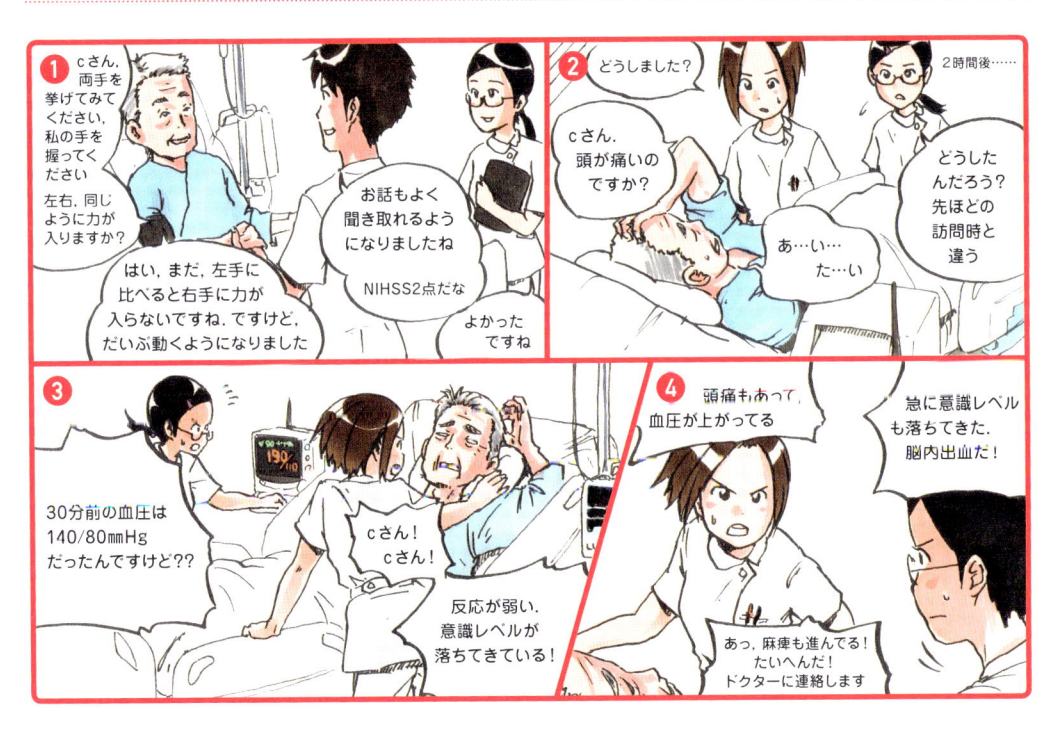

❶ cさん，両手を挙げてみてください，私の手を握ってください
左右，同じように力が入りますか？
はい，まだ，左手に比べると右手に力が入らないですね．ですけど，だいぶ動くようになりました
お話もよく聞き取れるようになりましたね
NIHSS2点だな
よかったですね

❷ どうしました？
2時間後……
cさん，頭が痛いのですか？
あ…い…た…い
どうしたんだろう？先ほどの訪問時と違う

❸ 30分前の血圧は140/80mmHgだったんですけど??
cさん！cさん！
反応が弱い．意識レベルが落ちてきている！

❹ 頭痛もあって，血圧が上がってる
急に意識レベルも落ちてきた．脳内出血だ！
あっ，麻痺も進んでる！たいへんだ！ドクターに連絡します

解説は次ページ➡

「何が起こっていると考えられる？」

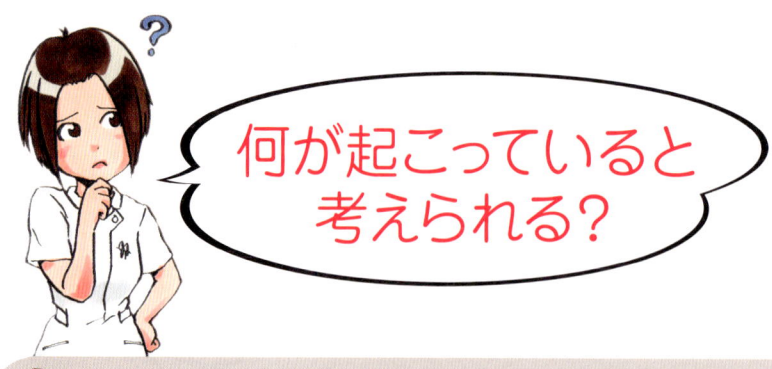

頭蓋内出血

　cさんは左脳梗塞を発症し，早期に医療機関に搬送されたため血栓溶解療法〔rt-PA（アルテプラーゼ）静注療法〕を受けることができ，NIHSSが16点から2点へと，神経学的所見が著しく改善しました．しかし，治療後6時間が経過し，突然の頭痛と血圧上昇，急激な神経学的所見の悪化が見られました．

　脳神経疾患を持つ患者に現れる頭痛は，脳腫瘍や頭蓋内出血，水頭症など，新たに発生した病変による頭蓋内圧亢進症状，または，くも膜下出血のときの髄膜刺激症状であると考えられます．頭蓋内圧が亢進すると，脳血流量を一定に保とうとして血圧も上昇します．

　ナースがcさんの異変に気がついたのは，30分前と比べて大きく意識レベルや麻痺が悪化していたからです．また，治療後，血圧のコントロールをしていたにもかかわらず血圧が上昇していました．これらcさんの症状と徴候から，頭蓋内出血が起こったと推察されます．

　血栓溶解療法を受けた患者が，いったん神経学的所見が改善したあとにふたたび増悪した場合，その原因は再梗塞や頭蓋内出血が考えられます．

　そのなかで重篤なものは頭蓋内出血であり，rt-PA静注療法開始後36時間以内に3.5～5.8％で出血を起こすと報告されています[1]．血栓溶解療法後の頭蓋内出血の原因は，脳虚血に陥った組織にふたたび血流が保たれることと，アルテプラーゼの神経毒性が関与していると考えられています[2]．

　頭蓋内出血は，①出血性脳梗塞，②梗塞内血腫，③異所性脳出血の3つに分類されます[3]．①出血性脳梗塞は，脳梗塞後の梗塞巣の中に浸潤的に軽度出血したもの，②梗塞内血腫は，出血量が多くなり梗塞巣の内部（外部へ拡大するものもある）に血腫を形成したもの，③異所性脳出血は，梗塞巣とは別の部位から出血したもの，です．

　2012年8月に急性期虚血性脳血管障害に対する血栓溶解療法の治療可能時間が，発症3時間以内から4.5時間以内へと延長されました．発症後3～4.5時間の時間帯に投与

した場合、3時間以内の投与開始例よりも症候性頭蓋内出血の危険性が高まります。そのため、『rt-PA（アルテプラーゼ）静注療法適正治療指針第二版』[4]を参考に、「81歳以上」、「脳梗塞既往に糖尿病を合併」、「NIHSS値26以上」、「経口抗凝固薬投与中」の患者への治療の適応については、慎重に検討する必要があります（表1）。

cさんは、既往歴として心房細動があり、内服治療中でした。また、発症4時間が経過した時点で治療が始まりました。このように、脳出血をきたしやすい患者をあらかじめアセスメントして、注意深くケアする必要があります。

表1　アルテプラーゼ静注療法後の管理指針（文献4より）

1．神経学的評価	
	a．投与開始〜1時間（rt-PA投与中）：15分ごとの評価 b．1〜7時間：30分ごと c．7〜24時間：1時間ごと 頭痛、悪心・嘔吐、急激な血圧上昇を認めた場合、緊急CTスキャンを実施する。 rt-PAの投与中の場合、投与を中止する。
2．血圧測定	
	a．投与開始〜2時間：15分ごとの測定 b．2〜8時間：30分ごと c．8〜24時間：1時間ごと 収縮期血圧が180mmHgまたは拡張期血圧が105mmHgを超えた場合、測定回数を増やし、これ以下の血圧値を維持するため降圧療法を開始する。降圧薬の選択については、わが国の高血圧治療ガイドライン2009の推奨に準じる。
3．その他の注意事項	
	a．CT（MRI）が24時間撮像可能な施設のSCU（ICU）またはそれに準じる病棟で管理する。最短でも治療開始後24時間まで観察を継続する。 b．経鼻胃管、膀胱カテーテル、動脈圧モニタカテーテルの挿入は、投与開始直後を避け、なるべく遅らせる。 c．治療後24時間以内の抗血栓療法の制限。発症から24時間以降にヘパリンを投与する場合、aPTTが前値の2倍を超えない。 d．CT（MRI）で出血性梗塞を認めた場合はより厳重に経過の観察を行い、抗血栓療法の開始時期を決定する。 e．症状増悪の場合、すみやかにCT（MRI）を施行、増悪の原因を明らかにし、処置を行う。
4．症候性頭蓋内出血の処置	
初期治療	a．血圧管理：出血の増大を防ぐために、正常範囲（たとえば収縮期血圧140mmHg程度）まで下降させる。 b．呼吸管理：呼吸・換気障害があれば、気管挿管により気道を確保し、適宜呼吸を補助する。 c．脳浮腫・頭蓋内圧管理：抗脳浮腫薬を投与する。 d．消化性潰瘍の予防：抗潰瘍薬を投与する。
神経症候の進行性増悪および以下のCT所見を認めた場合、外科治療を考慮する。	a．局所圧迫徴候 b．被殻あるいは皮質下の中等度血腫（血腫量＞50mL） c．小脳出血（径＞3cm） d．脳幹圧迫、水頭症

どう対応する？

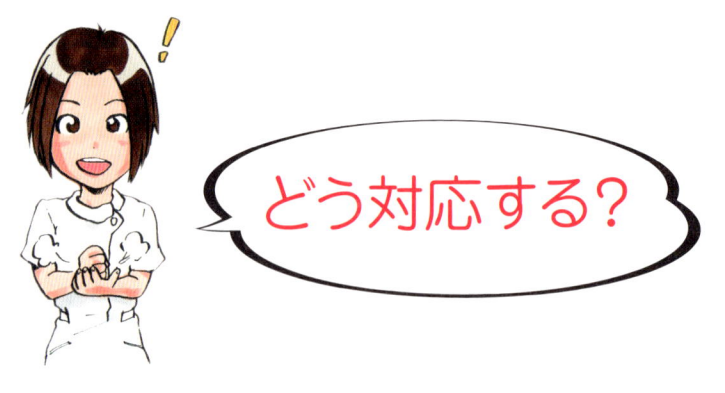

心身の安静をはかる

　頭蓋内出血は，症状として頭痛や嘔吐を伴う場合があります．これらの症状は，患者の苦痛や不安につながり，さらに血圧を上昇させることになりますので，ナースは落ち着いた態度で接し，患者の症状による苦痛を理解しましょう．また，意識障害が強くなる可能性もあるため，吐物をすみやかに取り除き，呼吸状態の悪化を防ぎます．

緊急事態であることを医師に伝える

　頭蓋内出血は脳浮腫を伴って，頭蓋内圧が亢進します．急激な出血の増大は脳ヘルニアを起こしやすく，最悪の場合，呼吸停止や血圧低下を招き死に至る可能性もあります．このように，きわめて緊急性の高い病態であることを理解し，医師に緊急事態であることを伝えます．

　医師の，臨床での診察やCTなどの画像診断により，治療が決定します．血栓溶解療法の開始と同様に，患者がすみやかに診断・治療を受けられるよう迅速に動きましょう．

治療後，全身をモニタリングし，急変に備える

　血栓溶解療法後の頭蓋内出血に対する初期治療は，①血圧管理，②呼吸管理，③脳浮腫・頭蓋内圧管理，です[4]．

　血栓溶解療法の開始から，治療中・治療後すべてのプロセスで血圧管理が最も重要です．血圧を180/105mmHg以下に維持できるよう降圧療法が行われますので，定期的な血圧のモニタリング，バイタルサインの測定を行い，輸液の管理を厳密に行います．

　また，出血の増大，頭蓋内圧亢進による意識障害，瞳孔不同，眼球の位置異常など，神経学的所見の変化を見逃さないようにしましょう．

意識障害が強くなると舌根沈下が起き，気道の確保が困難になる場合や，頭蓋内圧が亢進し，呼吸中枢である脳幹を圧迫することなどで呼吸障害が起きる場合があります．気道の確保ができるよう準備を整えておきます．

　その他，脳保護薬や浸透圧利尿薬，抗潰瘍薬が投与されますので，輸液ルートを確認し，安全にかつ正確，確実に薬理作用がもたらされるよう援助します．

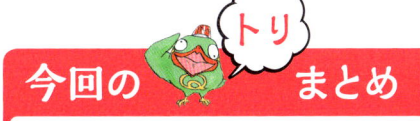

今回のトリまとめ

1. 血栓溶解療法の前・中・後，すべてのプロセスで血圧管理が最も重要です．
2. 患者の機能予後，生命予後に大きく影響する血栓溶解療法をよく理解し，起こり得る合併症，また，そのリスクがある対象者をアセスメントしましょう．

引用・参考文献

1) 星野岳郎ほか．脳梗塞と血栓溶解療法．臨床と研究．90 (6)，2013，752-6．
2) 中川原譲二．"脳虚血と病態診断"．脳神経外科学Ⅰ．改訂11版．太田富雄編．京都，金芳堂，2012，541．
3) Trouillas, P. et al. Classification and Pathogenesis of Cerebral Hemorrhages After Thrombolysis in Ischemic Stroke. Stroke. 37 (2), 2006, 556-61.
4) 日本脳卒中学会脳卒中医療向上・社会保険委員会．rt-PA（アルテプラーゼ）静注療法適正治療指針第二版．2012．http://www.jsts.gr.jp/．（2014年5月閲覧）．
5) 山内貴寛ほか．rt-PA静注後に新鮮梗塞巣，陳旧性梗塞巣および梗塞巣以外の3カ所に同時に脳内出血を来した1例．脳卒中．35 (6)，2013，448-52．
6) 高木繁治．出血性脳梗塞のタイプ病因リスク．Heart View. 12 (4), 2008, 360-3.
7) 下畑享良ほか．tPA療法後の脳出血合併防止を目指した治療戦略．脳循環代謝．23，2012，166-74．
8) 馬場元毅．"障害のメカニズム"．絵でみる脳と神経 しくみと障害のメカニズム．第3版．東京，医学書院，2009，70-136．（JJNブックス）．

02 脳腫瘍

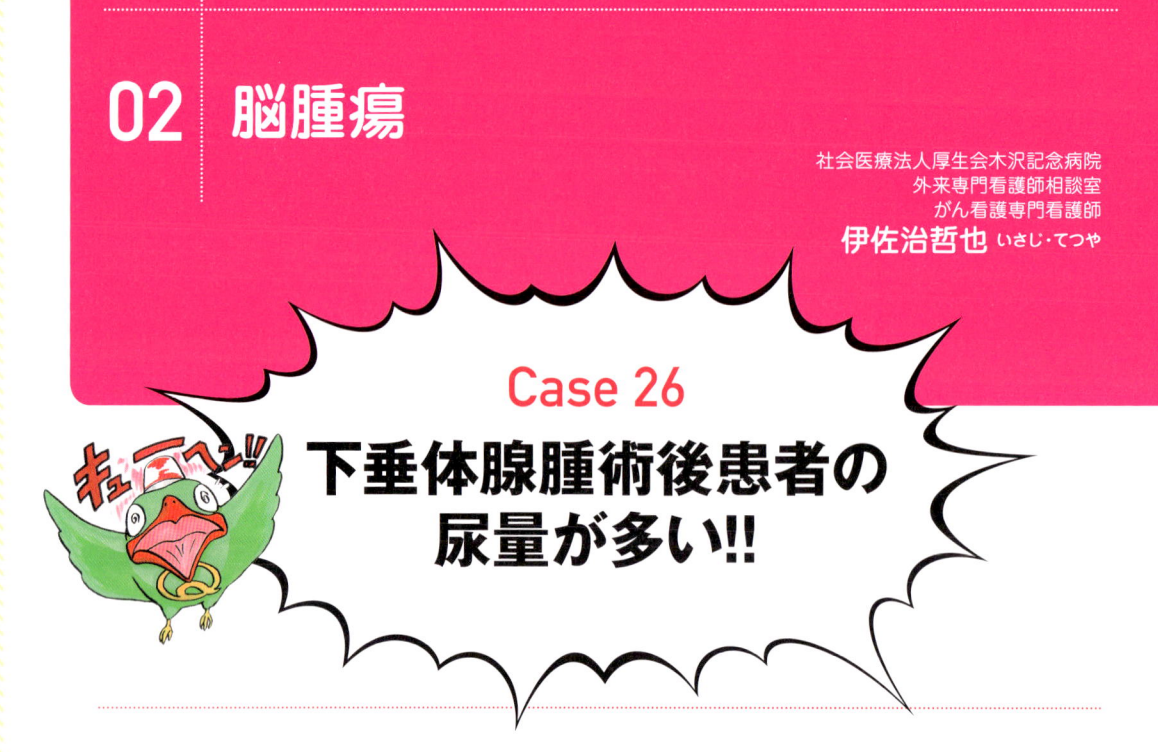

社会医療法人厚生会木沢記念病院
外来専門看護師相談室
がん看護専門看護師
伊佐治哲也 いさじ・てつや

Case 26
下垂体腺腫術後患者の尿量が多い!!

dさん，下垂体腺腫のため，経蝶形骨洞手術後当日．ICUで術後2時間のチェックを受けている．

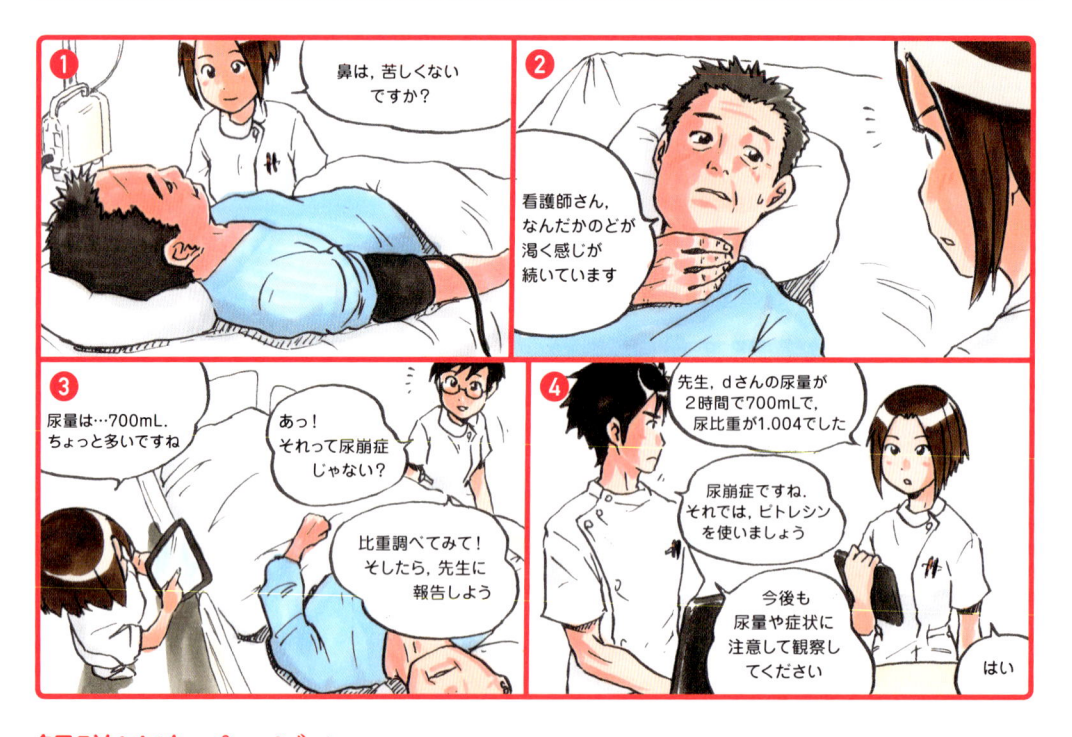

❶ 鼻は，苦しくないですか？

❷ 看護師さん，なんだかのどが渇く感じが続いています

❸ 尿量は…700mL．ちょっと多いですね
あっ！それって尿崩症じゃない？
比重調べてみて！そしたら，先生に報告しよう

❹ 先生，dさんの尿量が2時間で700mLで，尿比重が1.004でした
尿崩症ですね．それでは，ピトレシンを使いましょう
今後も尿量や症状に注意して観察してください
はい

解説は次ページ➡

何が起こっていると考えられる？

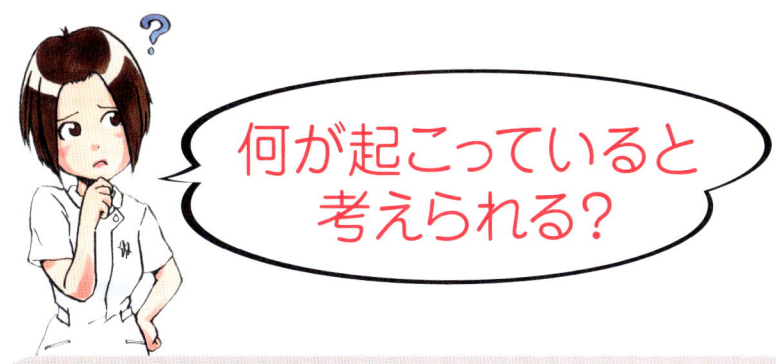

尿崩症

　dさんの尿量は，2時間で700mLということで，尿崩症の可能性があります．

　尿崩症とは，「尿の産生量をコントロールするホルモンである抗利尿ホルモン（ADH：antidiuretic hormone）の絶対的欠如によって起こる水再吸収障害状態である」[1]と言われます．通常，成人であれば，1日の尿量が1,500〜2,000mL程度ですが，尿崩症では，尿量が1日3,000mL以上，尿比重が1.005以下（低張多尿）となります．口渇，多飲を伴います．dさんの場合は，2時間で700mLですので，1日に換算すると8,400mLとなってしまいます．尿比重も1.004ですので，尿崩症であるということになります．

　抗利尿ホルモンは，視床下部視索上核と室傍核で合成され，下垂体後葉に貯留されて分泌されます（図1）．脱水などで体内の水分が減少すると，血漿浸透圧が上がり，その刺激により血中に放出されます．抗利尿ホルモンの産生から輸送，放出まで，どの段階で障害されても尿崩症は起こります．

　尿崩症を呈する脳腫瘍として，頭蓋咽頭腫や鞍上部胚細胞腫が代表的ですが，下垂体腺腫においては，分泌終末の下垂体後葉に近い病変では永続的な尿崩症は起こらず，正中隆起に近い病変であれば遷延性病変となりやすいです．

　dさんは，下垂体腺腫のため，経蝶形骨洞手術を受けています．腫瘍によって圧迫されていた下垂体を手術によって操作するため，下垂体が機能しない場合や，一時的に機能低下を起こすことがあります．手術により，下垂体後葉に貯留されている抗利尿ホルモンの分泌低下が起こると，尿崩症となってしまいます．

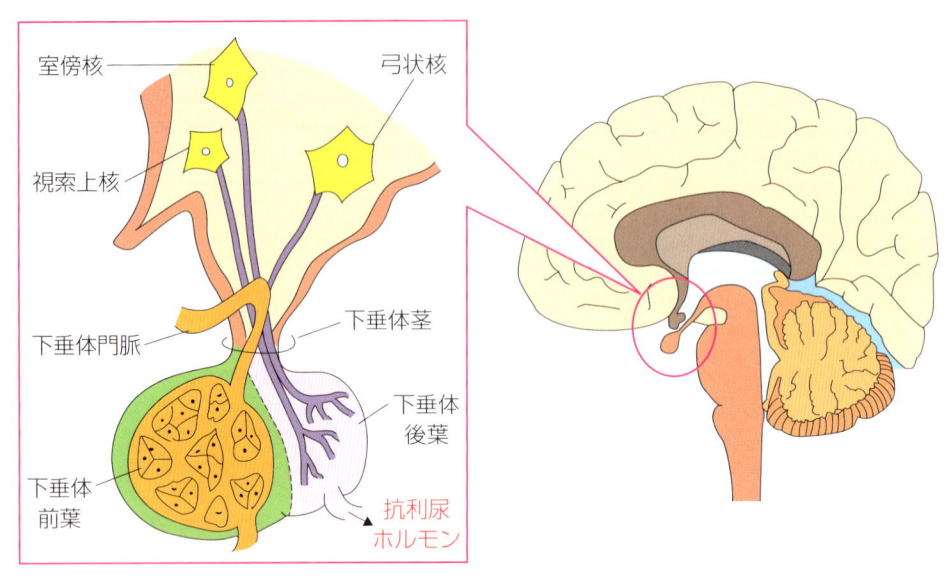

図1　視床下部と下垂体

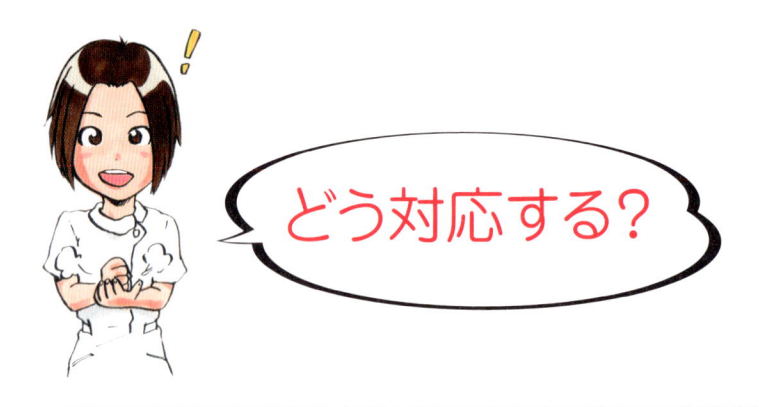

（室傍核、弓状核、視索上核、下垂体門脈、下垂体茎、下垂体後葉、下垂体前葉、抗利尿ホルモン）

どう対応する？

水分出納量を計算して医師に報告する

　尿崩症が認められると，血液のナトリウム値が高くなり，脱水となってしまいます．意識が清明で口渇中枢が維持されている場合は，飲水量で代償されるため，高度な脱水となることはまれですが，頻回の飲水，排尿による不眠などが現れることがあります．また意識障害がある場合は，飲水による自然な補正が期待できませんので，補液が行われます．後述する抗利尿ホルモン剤を使用すると，体内に水分が貯留し水中毒という状態になり，逆に低ナトリウム血症を生じます．そこで厳密な水分出納管理が必要になり

ます．水分出納管理では，尿量が1時間200mL以上持続，もしくは尿比重が1.005以下の場合は，尿崩症として医師に報告して指示を確認する必要があります．

尿崩症の治療として，ホルモン補充療法が行われます．術後であればピトレシン®を用い，術後持続する尿崩症に対してはデスモプレシン酢酸塩を用いた治療が行われます．ホルモン過剰による水中毒予防のため，定期的な体重測定を行う必要もあります．

dさんのように意識障害のない患者や，行動制限のない患者の場合は，患者自身で蓄尿をしてもらうことも良いかと思います．ただし，尿崩症のための蓄尿であるため，誤廃棄を防ぐための十分な説明を行うことも重要です．そのほかに，定期的な体重測定も必要です．

今回のトリまとめ

1. イン・アウトバランスの計算を行います．1時間量が200mL以上，尿比重が1.005以下となれば，尿崩症として医師に報告します．

引用・参考文献

1）鴨嶋雄大ほか．"脳腫瘍患者に多くみられる合併症とそれがもたらす問題：尿崩症（特発性中枢性尿崩症）"．脳腫瘍．渋井総一郎編．東京，メヂカルフレンド社，2007，67-8，（がん看護実践シリーズ，1）．
2）阿部琢巳．"経蝶形骨洞手術（TSS）"．イラストでわかる脳神経外科手術と術別ケア．藤井清孝監．ブレインナーシング夏季増刊．大阪，メディカ出版，2008，174-86．
3）地久里公美．開頭術後の尿量が1時間に400mLも出ている！．ブレインナーシング．28（10），2012，986-8．
4）原秀．経蝶形骨洞手術．ブレインナーシング．28（1），2012，42-6．
5）九山啓介．下垂体腫瘍：経鼻的腫瘍摘出術（顕微鏡／内視鏡）．ブレインナーシング．26（10），2010，996-8．

02 脳腫瘍

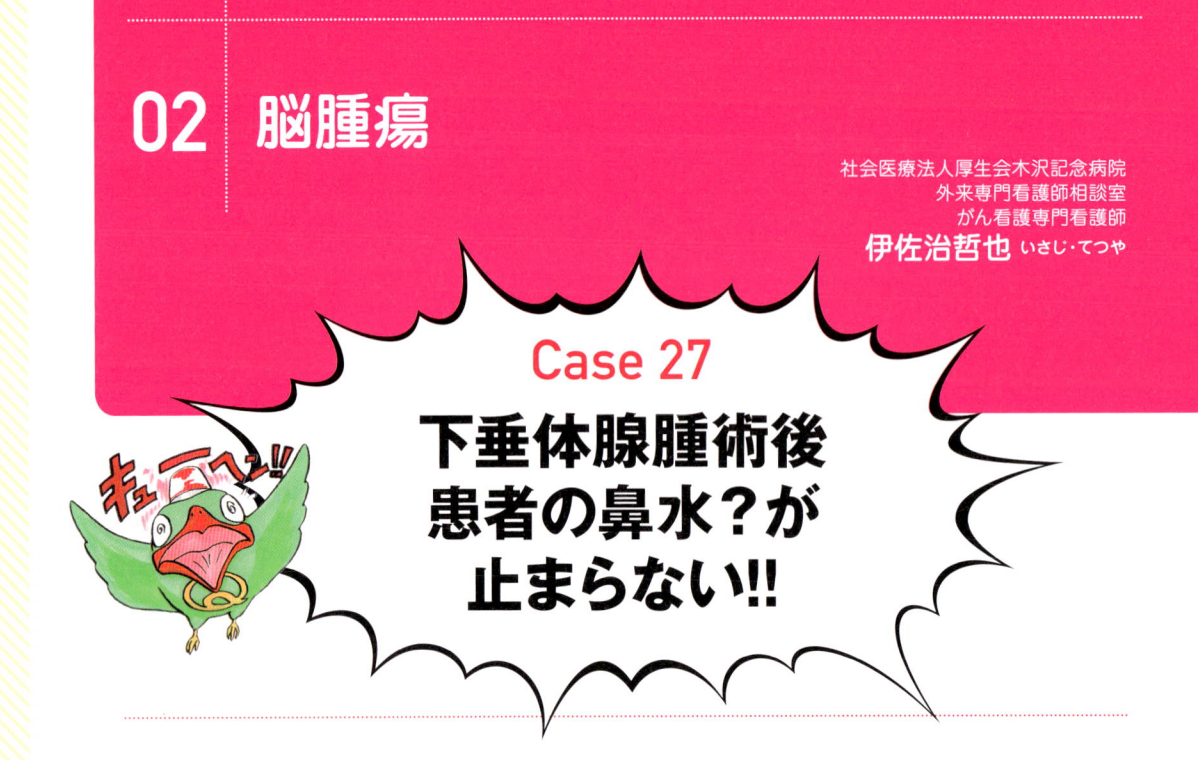

社会医療法人厚生会木沢記念病院
外来専門看護師相談室
がん看護専門看護師
伊佐治哲也 いさじ・てつや

Case 27
下垂体腺腫術後患者の鼻水？が止まらない!!

eさん，下垂体腺腫のため経蝶形骨洞手術を行い，術後4日目．

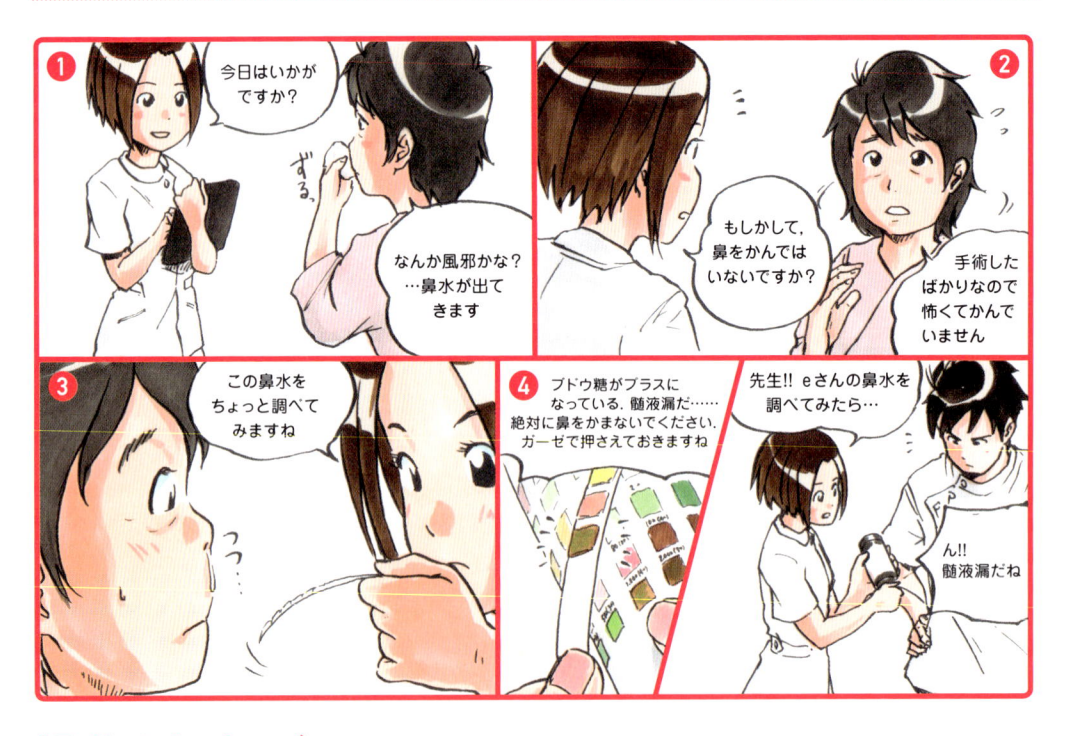

❶
今日はいかがですか？
なんか風邪かな？…鼻水が出てきます

❷
もしかして，鼻をかんではいないですか？
手術したばかりなので怖くてかんでいません

❸
この鼻水をちょっと調べてみますね

❹
ブドウ糖がプラスになっている．髄液漏だ……．絶対に鼻をかまないでください．ガーゼで押さえておきますね

先生!! eさんの鼻水を調べてみたら…
ん!! 髄液漏だね

解説は次ページ➡

> 何が起こっていると考えられる？

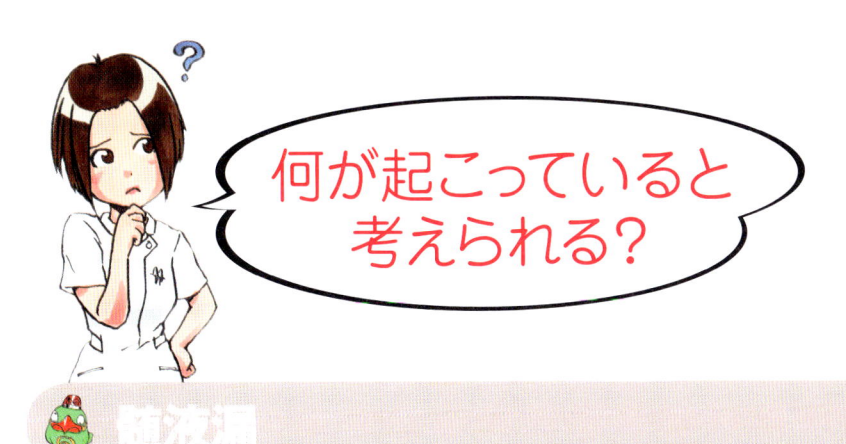

髄液漏

　脳と脊髄はくも膜および硬膜に囲まれ，くも膜下腔を満たしている髄液の中に浮いています．下垂体の上方部には鞍隔膜というくも膜があり，髄液が鼻のほうに漏れないようになっています（図1）．

　下垂体腺腫の術後では，腫瘍が大きな場合や鞍隔膜に浸潤している場合に，手術により鞍隔膜が開いてしまい，髄液が漏れ出してしまうことがあります．状態として，仰臥位では，「喉の奥に水のようなものが垂れてくる感じがする」，横を向いた際，「鼻水のようなものが出てきた」との訴えがあります．座位になると，鼻からボトボトと髄液が垂れ落ちてきます．

　eさんの場合，鼻水が出ると訴えています．これだけでは，「本当に鼻水なのか？」「髄液なのか？」はわかりません．そこで，髄液の鑑別のため尿試験紙を使用します．髄液には糖が含まれるため，髄液漏の場合は尿試験紙で糖が陽性となり，鼻水であれば陰性となります．

　髄液漏があるということは，外部との交通ができてしまっていますので，髄液漏が持

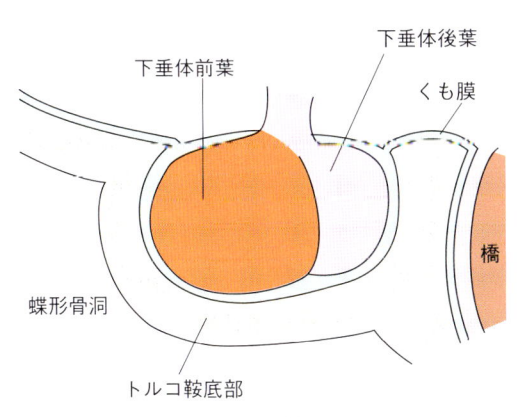

図1　下垂体と周囲の解剖図

続すると，細菌が頭蓋内へ侵入し髄膜炎を引き起こします．髄液漏が少量であれば，保存的治療が可能になりますが，髄液漏が多ければ，漏孔を埋める手術か，ドレナージが必要になります．

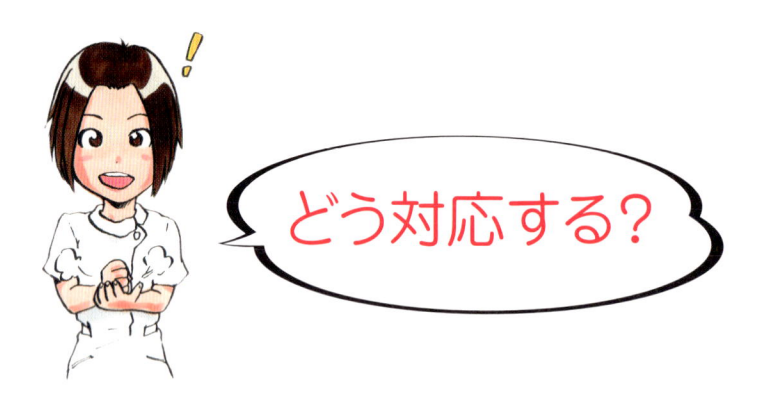

どう対応する？

髄液の流出かどうかを確認する

　まずは，鼻腔から流出してきた液が髄液なのかどうか確認することが大切です．術後，鼻腔内に挿入している綿球がベタベタになるくらい濡れてしまうと，髄液漏の可能性が大きいです．しかし，鼻腔内の滲出液も出ますので，綿球が多少濡れることがあります．そのため，綿球が濡れていたらまずは，尿試験紙を用いて鼻腔から流出する液に糖が含まれているかチェックすると良いです．また，無色透明で血液成分の混入がないような場合も，髄液漏を疑ったほうが良いと思います．

　髄液漏が生じた場合は，ベッド上安静にします．それでも髄液漏があるようであれば，腰椎ドレナージ，漏孔部の閉鎖術が必要になってきます．腰椎ドレナージを行っている場合は，安静を保つことが重要です．髄液の排出が1日100～200mLと順調に排出されているか，髄液の色調についても無色なのか，色が付いているのかなどを観察します．また，刺入部から髄液が漏れていないかどうか注意することも大切です．髄液が多く出すぎると低髄液圧の状態となり，頭痛や嘔吐が起こることもあります．しかも，鼻腔から空気を頭蓋内に引き込み，髄膜炎を助長することもあるので指導が必要です．

　術後の髄液漏予防や増悪予防のため，くしゃみをしないように気をつけること，安静を保つこと，腹圧がかからないよう便秘対策を行うことも大切です．髄膜炎の予防とし

て，安静を保ってもらい，鼻腔からの滲出液をすすったり，鼻をかんだりしないように注意が必要です．

eさんの場合では，鼻腔からの液体の流出が鼻水か髄液かわかっていませんでした．術前に手術に対する説明が行われると思いますが，医師からの説明だけでは，患者は理解しきれていない場合もあります．術前にわからないことを整理して，今回の髄液漏に関しても，注意点を説明しておくと良いのかもしれません．

今回のトリまとめ

1. 下垂体手術後の鼻漏は髄液漏を疑い，尿試験紙で糖をチェックしましょう．
2. 髄液鼻漏が起こったら，腹圧をかけたり，鼻をかんだりしないように注意します．

引用・参考文献

1) 阿部琢巳．"経蝶形骨洞手術（TSS）"．イラストでわかる脳神経外科手術と術式別ケア．ブレインナーシング夏季増刊．藤井清孝監．大阪，メディカ出版，2008，174-86．
2) 継仁．髄液漏：外傷性髄液漏と術後髄液漏．ブレインナーシング．28（3），2012，238-41．
3) 原秀．経蝶形骨洞手術．ブレインナーシング．28（1），2012，42-6．
4) 丸山啓介．下垂体腫瘍：経鼻的腫瘍摘出術（顕微鏡／内視鏡）．ブレインナーシング．26（10），2010，996-8．

02 脳腫瘍

社会医療法人厚生会木沢記念病院
外来専門看護師相談室
がん看護専門看護師
伊佐治哲也 いさじ・てつや

Case 28
グリオブラストーマ摘出術後退院していた患者がけいれん発作で緊急入院した!!

fさん，グリオブラストーマのため，開頭術，放射線化学療法を終了し退院．現在は自宅療養中．

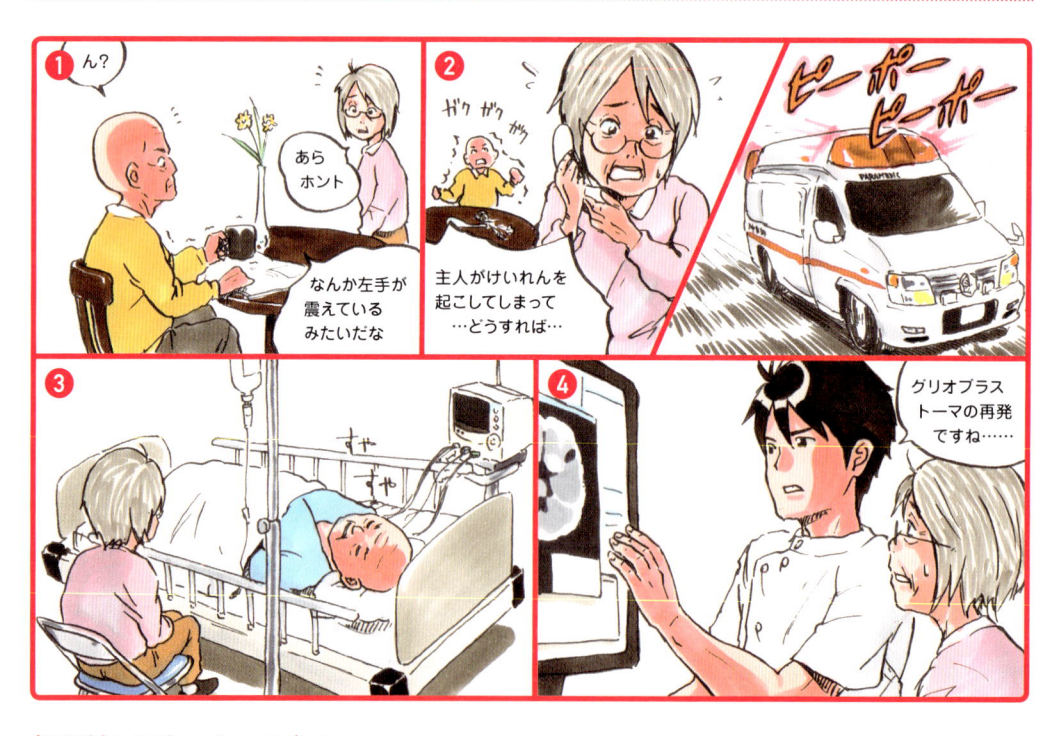

① ん？　あらホント　なんか左手が震えているみたいだな

② ガクガクガク　主人がけいれんを起こしてしまって…どうすれば…　ピーポーピーポー

③ すやすや

④ グリオブラストーマの再発ですね……

解説は次ページ➡

何が起こっていると考えられる？

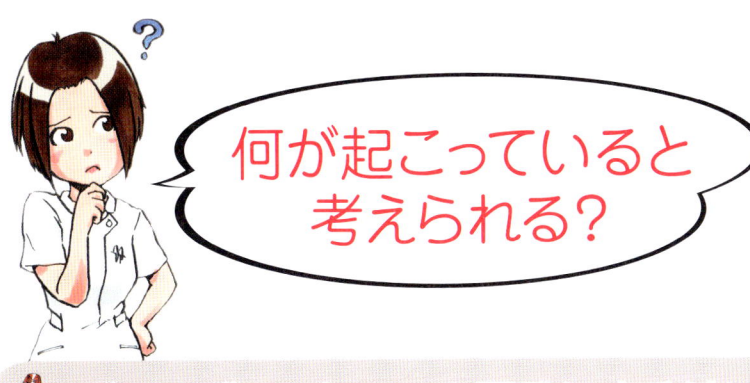

グリオブラストーマの再発によるけいれん発作

　けいれんとは，発作的に起こる不随意な骨格筋の収縮を言います．けいれんの原因には，脳そのものの疾患や障害によるもの，脳以外の疾患によるものがあります（表1）．脳腫瘍においてけいれん発作は，周囲の正常神経細胞が，脳腫瘍から受ける機械的・化学的影響により興奮性の電気活動を生じることで誘起されると言われています[1]．けいれん発作を起こしやすい脳腫瘍として，神経膠腫や髄膜腫が挙げられます．

　fさんは，グリオブラストーマ（膠芽腫(こうがしゅ)）の摘出手術を受けています．グリオブラストーマは神経膠腫に分類され，アストロサイトから発生する極端に未分化な腫瘍で，最も悪性の脳腫瘍と言われています．多臓器がんの治療では原発臓器の全摘出ができます

表1　けいれんの原因

けいれん	原因
脳そのものの疾患や障害	・特発性てんかん ・症候性てんかん 　①脳血管障害 　②脳腫瘍 　③頭部外傷 　④感染症（脳膿瘍，脳炎） 　⑤脱髄疾患 　⑥先天奇形
脳以外の疾患	・低血糖 ・水分・電解質代謝障害 ・腎疾患（尿毒症） ・肝不全 ・テタニー ・中毒性疾患（アルコール中毒，一酸化炭素中毒，農薬中毒など） ・熱性けいれん ・低酸素脳症
その他	・神経，筋の異常 ・ヒステリー ・過換気症候群

が，グリオブラストーマのような浸潤性の脳腫瘍の場合は，腫瘍の全摘出が難しいと言われます．よって，手術，化学療法，放射線治療を行っても約半年で再発し，生存期間の中央値が約1年であると言われています．fさんも，腫瘍摘出術を受け，術後に放射線化学療法を受けていますが，局所再発し，けいれん発作を引き起こしてしまったと考えます．

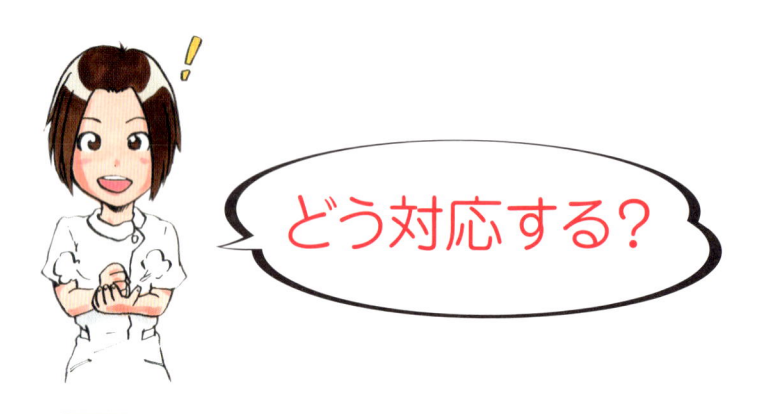

どう対応する？

症状が起こり得ることを退院時に伝える

　けいれん発作を発見したときには，その場から離れずに周囲に応援の要請をします．危険物があれば移動させ，転倒・転落防止に努めます．側臥位にして嘔吐による誤嚥を防止します．同時に首の周りの衣服を緩めます．吸引器具や酸素マスクなどの用具，バッグバルブマスクなどがすぐに使用できるよう準備することも大切です．バイタルサイン，患者の意識レベルや発作状態，呼吸状態，麻痺・瞳孔・失語などの神経症状，外傷の有無などの観察も重要となります．

　fさんの場合は，自宅でけいれん発作を起こしています．病院に搬送されたときには，すでにけいれん発作は治まっていました．しかし，発作が起きてしまったときに妻は不安で慌てていました．fさんの疾患はグリオブラストーマで，再発することも予測できます．自宅退院する前に，予測できる症状やその症状対策について指導することも大切です．自宅でできることとして，危険の回避や吐物による誤嚥予防，救急隊への応援要請などがあります．

発作の原因を探り，抗てんかん薬を投与する

　けいれん発作の治療では，まず，すみやかにけいれんを止めることが重要です．静脈路を確保し，気道確保，血圧や呼吸状態のモニタリングをしながらジアゼパムの投与を行います．その際，呼吸が浅くなることがあるため，呼吸状態には十分に注意していく必要があります．次に，けいれん発作の原因を探り，その原因を取り除くことが大切になります．

　けいれん発作を止めたら，その原因を探り，除去していくことが大切です．fさんは，精密検査をしたところ，グリオブラストーマの再発と診断されました．この再発が今回のけいれん発作の原因であると考えられます．グリオブラストーマの再発に対し，再手術か，放射線治療，化学療法を選択しなければなりません．再発のグリオブラストーマですから，けいれん発作の原因除去として完全に取り去ることは難しいのではないかと思います．ですので，抗てんかん薬を投与することで，けいれん発作を起こしにくくすることが重要であると考えます．抗てんかん薬の副作用として，眠気やふらつきなどがあるため，家族に指導していくことが大切です．

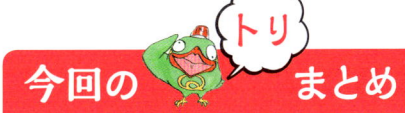

今回のトリまとめ

1. けいれん発作を発見したら，その場を離れず応援を呼び，危険からの回避，吐物による誤嚥防止などが重要です．
2. グリオブラストーマは再発することも視野に入れて，家族が不安に思ったり，慌てないよう事前に予測できる症状・対策について説明をします．

引用・参考文献
1) 鴨嶋雄大ほか．"脳腫瘍患者に多くみられる合併症とそれがもたらす問題：痙攣発作（症候性てんかん）"．脳腫瘍．渋井壮一郎編．東京，メヂカルフレンド社，2007，64-7．（がん看護実践シリーズ，1）．

2）宇津木聡. けいれんが起きた. ブレインナーシング. 24（11），2008，1068-73.
3）加藤竹雄. てんかん，けいれん発作の原因疾患とその病態. ブレインナーシング. 25（8），2009，849-56.
4）菊池隆幸. 薬物療法. ブレインナーシング. 25（8），2009，872-5.
5）木下真幸子. てんかん，けいれん発作発症後のケア. ブレインナーシング. 25（8），2009，857-63.
6）齊藤泉. けいれんを起こした！. ブレインナーシング. 28（10），2012，999-1002.
7）西川泰正. "けいれん". 病態生理から考える脳神経疾患看護ポイントQ＆A200. ブレインナーシング夏季増刊. 小笠原邦昭監. 大阪，メディカ出版，2011，131-6.
8）松本理器ほか. 発作時の緊急対応. ブレインナーシング. 25（8），2009，842-8.

02 脳腫瘍

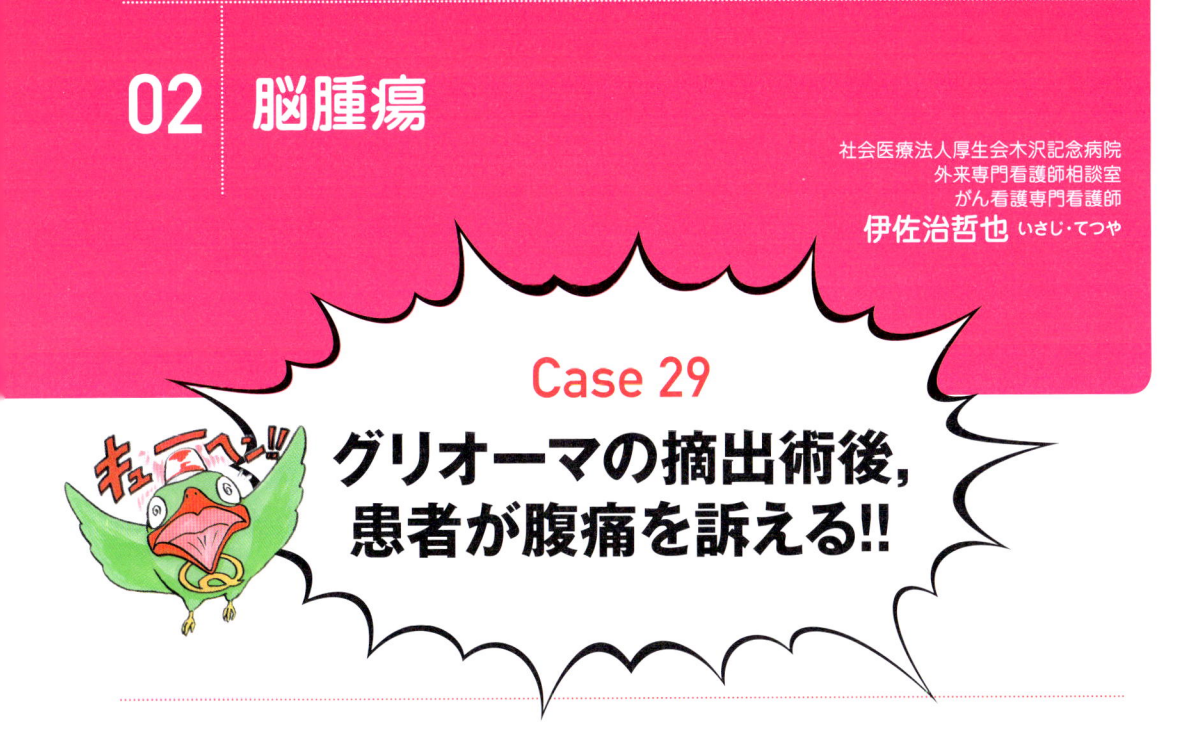

社会医療法人厚生会木沢記念病院
外来専門看護師相談室
がん看護専門看護師
伊佐治哲也 いさじ・てつや

Case 29
グリオーマの摘出術後，患者が腹痛を訴える!!

gさん，グリオーマによる開頭腫瘍摘出術後5日目．

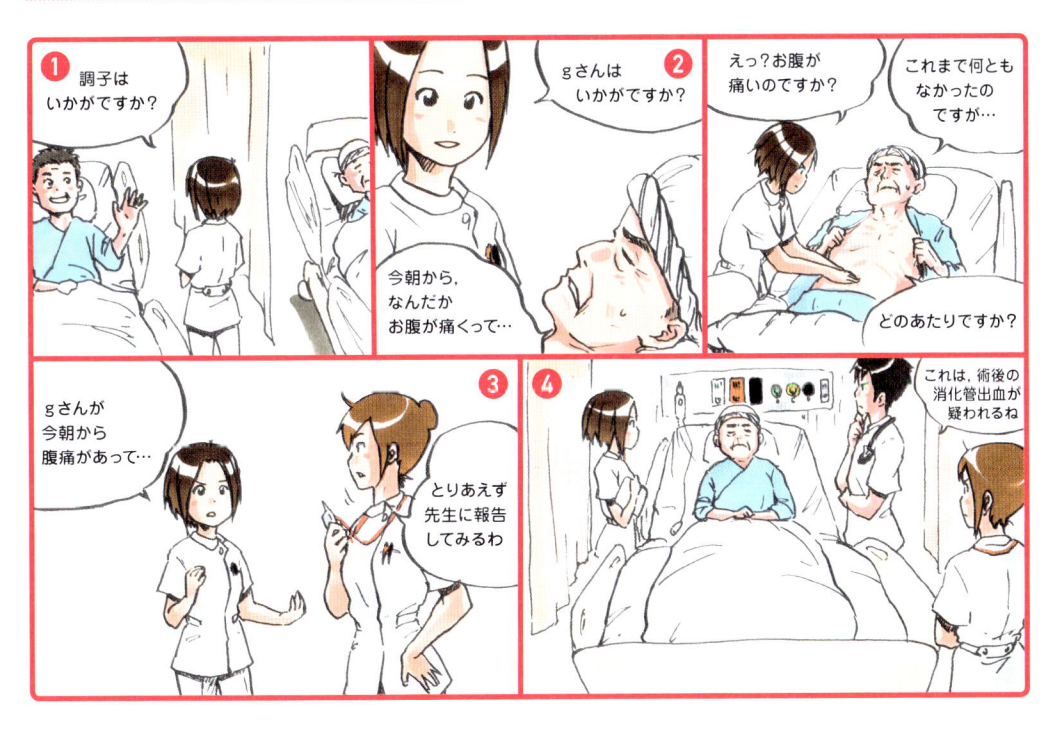

❶ 調子はいかがですか？

gさんはいかがですか？
今朝から，なんだかお腹が痛くって…

❷ えっ？お腹が痛いのですか？
これまで何ともなかったのですが…
どのあたりですか？

gさんが今朝から腹痛があって…

❸ とりあえず先生に報告してみるわ

❹ これは，術後の消化管出血が疑われるね

解説は次ページ➡

> 何が起こっていると考えられる？

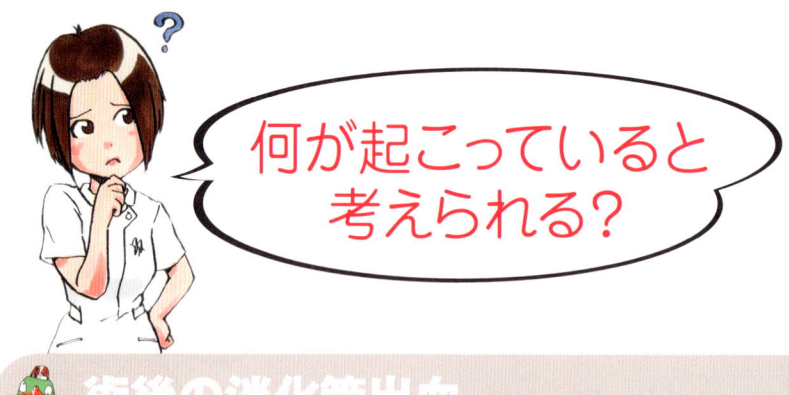

術後の消化管出血

　通常であれば、自律神経によって胃粘膜の血流や胃液の分泌などのバランスを保っています。脳神経疾患を発症すると、中枢神経系にストレスがかかり、胃酸の分泌が高まります。そのため、胃や十二指腸にびらんや潰瘍を生じることがあります（図1）。また、手術などの侵襲が加わると、ストレスがさらにかかり症状を増悪させることもあります。この状態を中枢性潰瘍（クッシング潰瘍）と言います。

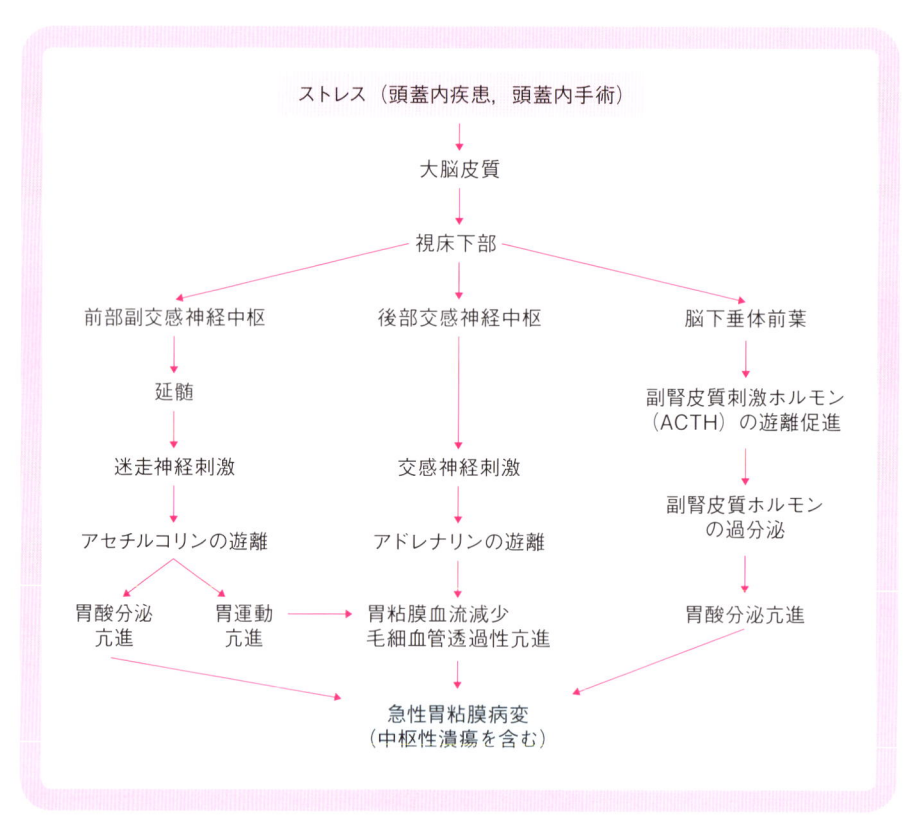

```
        ストレス（頭蓋内疾患、頭蓋内手術）
                    ↓
                 大脳皮質
                    ↓
                 視床下部
         ↓          ↓          ↓
    前部副交感    後部交感      脳下垂体前葉
    神経中枢      神経中枢         ↓
       ↓           ↓       副腎皮質刺激ホルモン
      延髄                    (ACTH) の遊離促進
       ↓           ↓               ↓
    迷走神経刺激  交感神経刺激    副腎皮質ホルモン
       ↓           ↓           の過分泌
    アセチルコリン  アドレナリン        ↓
    の遊離         の遊離        胃酸分泌亢進
      ↓   ↓         ↓
   胃酸  胃運動    胃粘膜血流減少
   分泌  亢進      毛細血管透過性亢進
   亢進
           ↓   ↓   ↓
          急性胃粘膜病変
         （中枢性潰瘍を含む）
```

図1　中枢性潰瘍を含む急性胃粘膜病変の病態生理（文献1より）

また，治療で副腎皮質ステロイド，非ステロイド性抗炎症薬（NSAIDs）などを使用するため，薬剤による潰瘍形成も考えられ，注意が必要です．クッシング潰瘍は突然発症し，致命的な出血を起こすこともあるため，入院時からH_2受容体拮抗薬やプロトンポンプ阻害薬などで予防することが重要です．

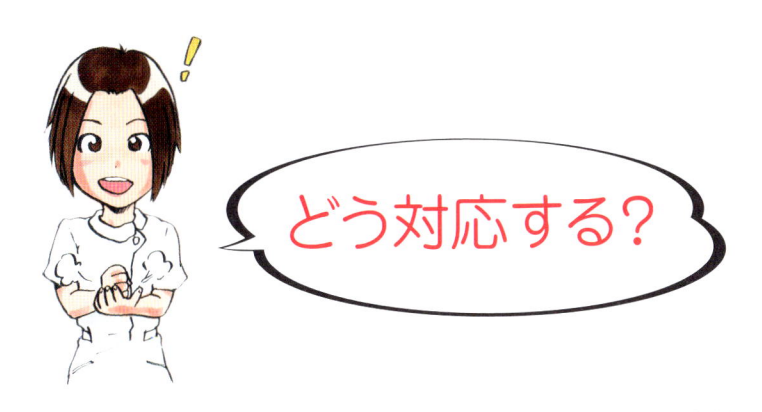

どう対応する？

吐下血がみられたらただちに医師に報告する

　患者が吐血（コーヒー残渣様）やタール便をきたしたら，消化管出血として診断できます．出血が起こる前の観察が重要であると考えます．胃部不快感や胃痛の有無，排泄ケアのときには便の色や性状，血液検査の際には貧血の進行がないかどうかも必要な観察項目です．

　gさんは腹痛を訴えていますが，中枢神経疾患による上部消化管出血では，腹痛などの前駆症状がなく，突然に大量の吐血や下血で発症することが多いと言われています．吐下血がみられたら，すみやかに主治医に報告します．出血量が多ければ，出血性ショックを考え，バイタルサイン（血圧低下，頻脈，頻呼吸）や意識状態の変化，顔色不良，眼瞼結膜の蒼白，四肢末梢の冷感も重要な観察項目です．中枢性潰瘍は，開頭術後1週間程度のうちに発生すると言われています．中枢性潰瘍が発生するかもしれないということを，つねに注意して観察していく必要があります．

　出血してしまった場合は，静脈路を確保して輸液を開始します．必要であれば，酸素投与も行います．その後，血液検査を行い，その結果によって輸血の準備も行います．出血が少量であれば，抗潰瘍薬を投与し，絶飲食にします．つねに状態を主治医に報告

することで，適切な検査・処置を行うことができます．

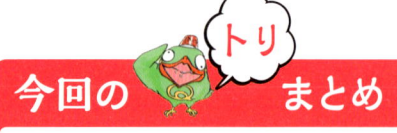

今回のまとめ

1. 開頭術後1週間程度は，中枢性潰瘍が生じやすいと予測して観察を強化します．

引用・参考文献
1) 佐久間潤. "中枢性潰瘍". 病態生理から考える脳神経疾患看護ポイントQ&A200. ブレインナーシング夏季増刊. 小笠原邦昭監. 大阪, メディカ出版, 2011, 292-5.
2) 石倉宏恭ほか. 消化管出血・クッシング潰瘍. ブレインナーシング. 28（3）, 2012, 253-4.

03 頭部外傷

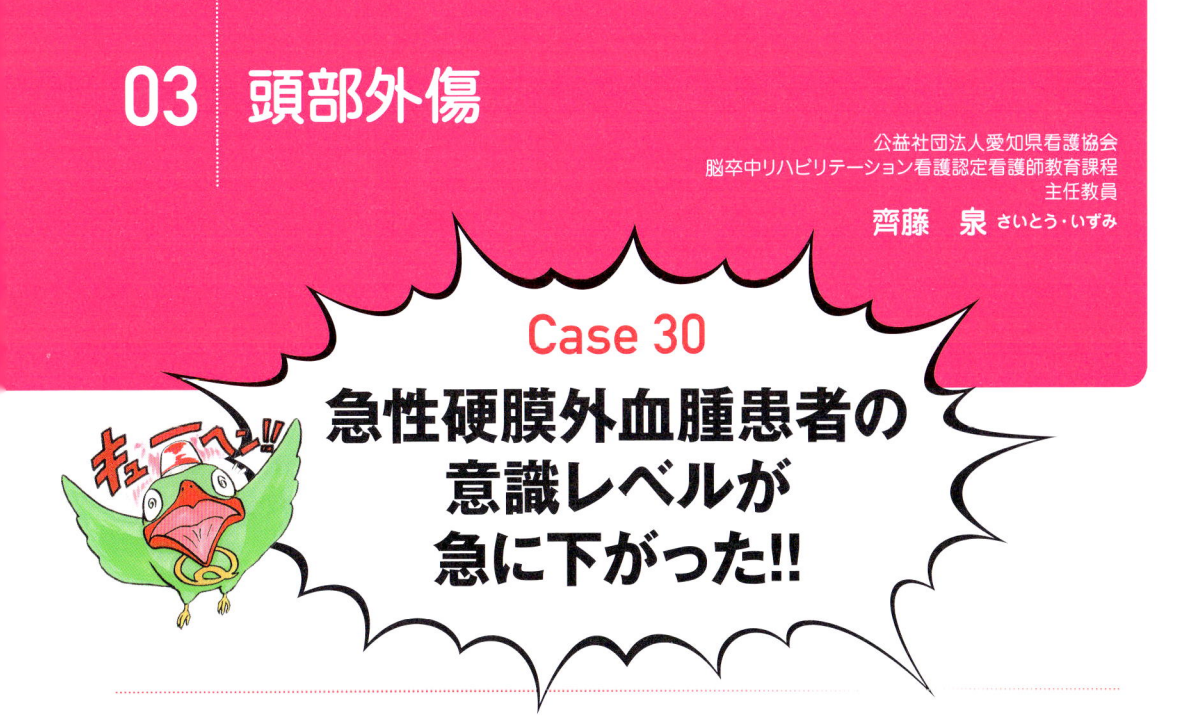

公益社団法人愛知県看護協会
脳卒中リハビリテーション看護認定看護師教育課程
主任教員
齊藤　泉 さいとう・いずみ

Case 30
急性硬膜外血腫患者の意識レベルが急に下がった!!

h君．野球の試合中に頭部に打球が当たった．痛みはあったが，がまんして試合終了まで野球を続けたあと受診した．

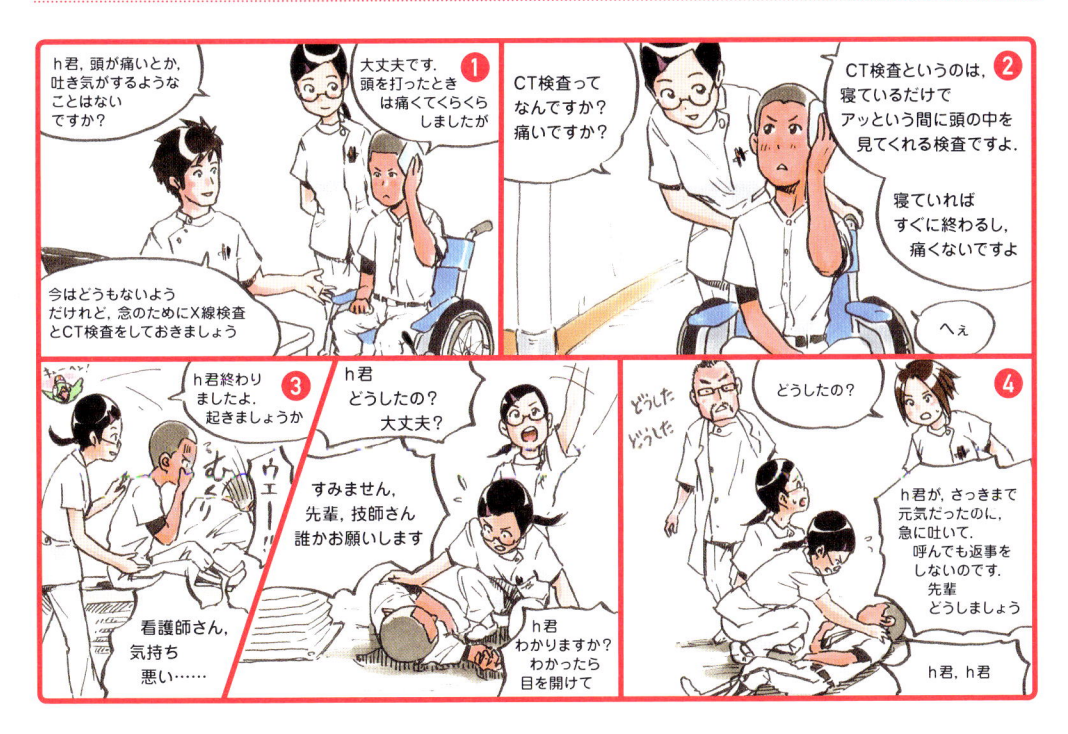

❶
- h君，頭が痛いとか，吐き気がするようなことはないですか？
- 大丈夫です．頭を打ったときは痛くてくらくらしましたが
- 今はどうもないようだけれど，念のためにX線検査とCT検査をしておきましょう
- CT検査ってなんですか？痛いですか？

❷
- CT検査というのは，寝ているだけでアッという間に頭の中を見てくれる検査ですよ．
- 寝ていればすぐに終わるし，痛くないですよ
- へぇ

❸
- h君終わりましたよ．起きましょうか
- 看護師さん，気持ち悪い……
- h君どうしたの？大丈夫？
- すみません，先輩，技師さん誰かお願いします
- h君わかりますか？わかったら目を開けて

❹
- どうしたどうした
- どうしたの？
- h君が，さっきまで元気だったのに，急に吐て．呼んでも返事をしないのです．先輩どうしましょう
- h君，h君

解説は次ページ ➡

何が起こっていると考えられる？

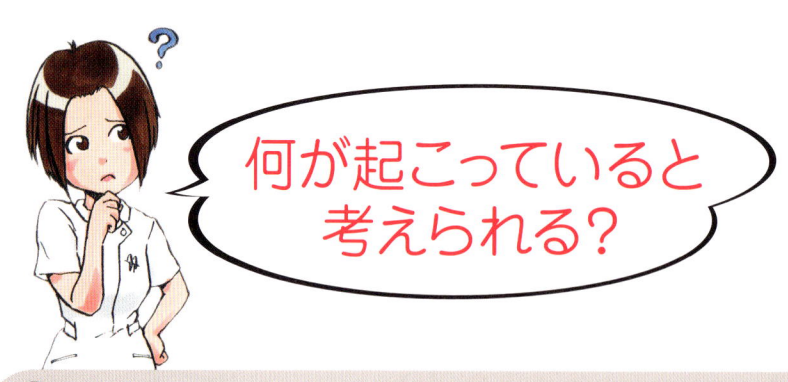

急性硬膜外血腫

　頭部CTの画像上，受傷者の約70〜80％において，頭蓋骨に衝撃を受けた側に硬膜動脈を横切る骨折線がみられ，ほとんどの場合は一側性です．出血量は25〜100gとさまざまですが，症状の経過はかならずしも血腫量と平行せず，出血部位や出血する速度と関係すると言われています[1]．

　脳は，外側から硬膜→くも膜→軟膜と3層で覆われています．その3層の膜の一番表面に近い膜である硬膜には多くの血管が存在し，その血管の多くは頭蓋骨に付着しています．出血源は中硬膜動脈が多く，ときに後硬膜動脈のことがあります．

　h君は，頭蓋骨骨折によって硬膜の血管である硬膜動脈が損傷し，血腫によって硬膜が頭蓋骨内板より剝離され，剝離された硬膜表面と連絡している導出静脈の離断が，さらに出血源として加わった可能性があります（図1）[1]．静脈性出血は，症状の進行が遅いことが多く，また小さな血腫の段階で止血され，無症状である場合もまれではありません．しかし，出血量が多くなると血腫が増大し，頭蓋骨と硬膜の剝離が進み脳組織を圧迫します（図2）．脳幹への圧迫が起こり始めると意識の低下を認めるようになります．そして，意識障害，麻痺，頭蓋内圧亢進症状などが出現します．

　典型的な症状は，意識清明期（lucid interval）を有する意識障害です．これは，一見軽傷であるのに，血腫の拡大に伴い，数時間以内に急激に意識が低下していく症状です（15〜60％）[2]．この間に頭痛，悪心・嘔吐，めまい，不穏，錯乱，さらにけいれん発作などがみられます．h君も受傷後数時間は症状がありませんでしたが，その後急激に嘔吐と

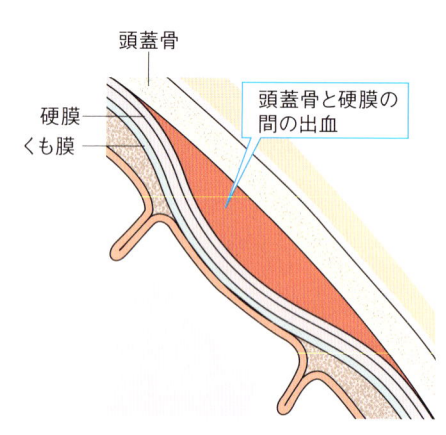

図1　硬膜外血腫の位置

意識混濁を呈しました.

　意識清明後に頭痛の増強, 瞳孔不同, 片麻痺, 除脳硬直, 昏睡レベルと急激に悪化することがあるので, 経時的変化を慎重に観察することが重要になります.

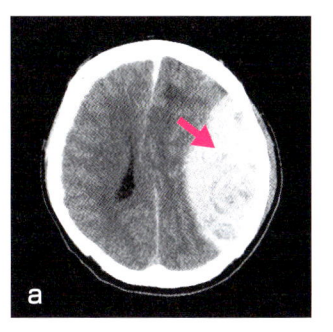

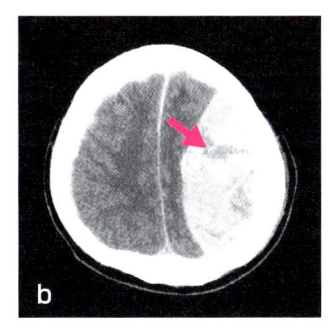

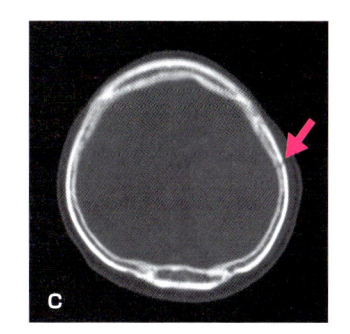

図2　硬膜外血腫のCT画像
a, b：凸型レンズ状の血腫．c：線状骨折．

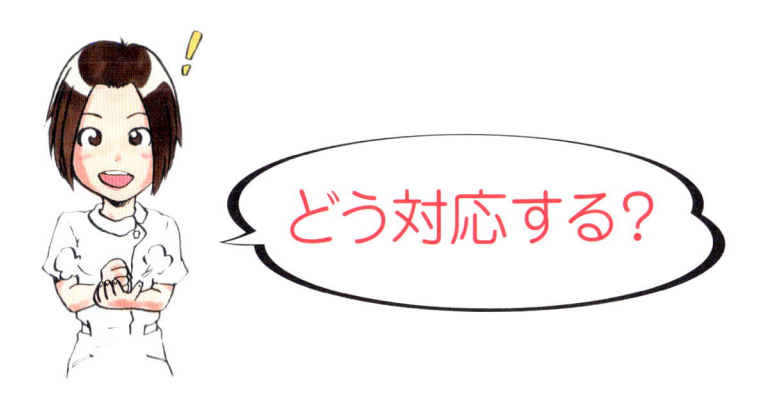

手術の有無にかかわらず経時的な観察を行う

　通常, CT撮影後に開頭して血腫除去術を行います[3]. h君の場合, 単純X線撮影にて側頭部頭蓋骨折, CT検査で骨折直下を中心とした凸レンズ型の血腫を認めました.

　硬膜外血腫の治療選択は, 神経症状の進行性や合併する脳損傷の程度によって決まります.

　①血腫の増大が急速で脳幹反応が消失した場合には, 積極的な治療は行いません.

　②脳損傷を伴わないか, 伴っても症状が軽い場合は, 入院による経過観察と頭蓋内圧

表1　硬膜外血腫の手術適応と手術方法（文献4より）

適応基準	1. 厚さ1〜2cm以上の血腫，または20〜30mL以上の血腫（頭蓋窩は15〜20mL以上）や合併血腫の存在時には，原則として行うことが勧められる 2. 切迫ヘルニアの所見がある場合，神経症状が進行性に悪化する場合は緊急手術を行うことが勧められる（とくに，受傷後24時間以内の経時的観察とrepeat CTが必要である） 3. 神経症状がない場合は，厳重な監視下に保存的治療を行うことを考慮しても良い
時期	可及的すみやかに行うことが勧められる
方法	開頭血腫除去術が勧められる．やむを得ず緊急で穿頭術を施行する際も，引き続き開頭血腫除去術を行うことを考慮する

亢進に対して脳浮腫治療が行われることがあります．少量の血腫が消失するには数カ月かかることもありますが，自然吸収により消失します．手術をせず保存的に経過をみる場合には，観察を密に行い，また初回のCT検査で血腫がみられなくても，経過とともに出現することがあるので，必要に応じて繰り返し検査を行います．

③血腫の大きさと症状の程度によって，緊急に開頭血腫除去術が行われます（**表1**）．急性硬膜外血腫単独で，脳の損傷を合併していなければ，血腫除去術で症状は回復します．

いずれの場合も，観察は重要です．観察のポイントは，意識レベル，バイタルサイン，神経症状，頭蓋内圧亢進症状を経時的に行うことです．とくに，頭蓋内圧亢進症状であるクッシング現象，「脈圧の増大」「収縮期血圧の増大」「緊張性の徐脈」には注意する必要があります．

手術後の管理は，とくに血圧の管理に注意して，呼吸，体温，尿量のバイタルサインとともに，意識状態，神経学的所見（瞳孔異常，運動麻痺），新たな脳の局所症状の有無，水分出納を確認します．血圧に注目するのは，血圧上昇は脳浮腫の増強をきたし，血圧の低下は脳灌流圧を低下させて，脳虚血を引き起こすからです．

今回のまとめ

1. 単純X線撮影にて一側性の頭蓋骨骨折，中硬膜動脈や静脈洞に一致した血管圧痕を横切る線状骨折がみられます．
2. CT検査で骨折直下を中心とした凸レンズ型の血腫を認めます．
3. 頭部外傷後数分〜数時間の一時的な意識清明期（lucid interval）を伴う意識障害を認めることがあります．
4. 経過を追って繰り返し撮影を行って，再出血の有無を確認する必要があります．
5. 手術後の管理では，血圧コントロールを確実に行いましょう．
6. 観察は，バイタルサインとともに神経学的所見を確認する必要があります．

引用・参考文献

1) 川又達朗ほか．"頭部外傷"．脳神経外科学Ⅱ．太田富雄編．京都，金芳堂，2008，1237．
2) 医療情報科学研究所．病気がみえる vol.7 脳・神経．東京，メディックメディア，2012，448．
3) Neuroinfo Japan：急性硬膜外血腫，http://squuare.umin.ac.jp/neuroinf/medical/306.html．（2014年5月閲覧）．
4) 重症頭部外傷治療・管理のガイドライン作成委員会編．"急性硬膜外血腫"．重症頭部外傷治療・管理のガイドライン．東京，医学書院，2013，85．

03 頭部外傷

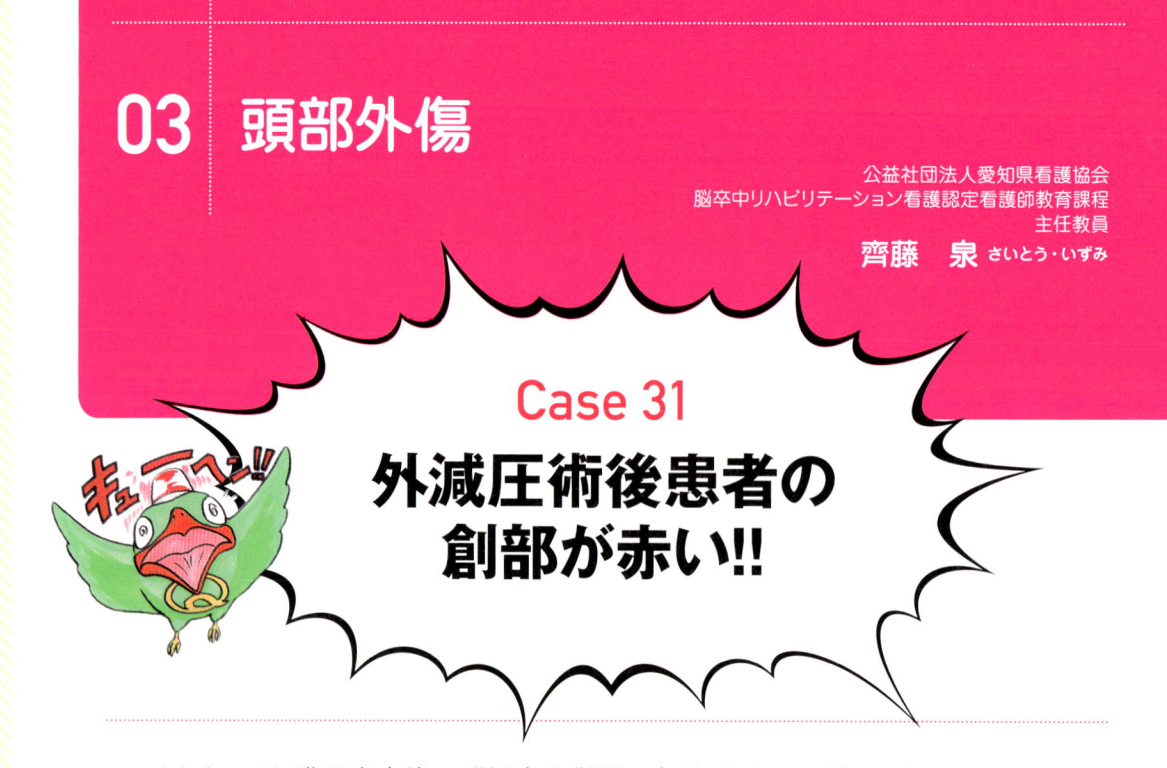

公益社団法人愛知県看護協会
脳卒中リハビリテーション看護認定看護師教育課程
主任教員
齊藤　泉 さいとう・いずみ

Case 31
外減圧術後患者の創部が赤い!!

iさん．くも膜下出血後に脳梗塞を併発，急性脳浮腫に対する外減圧術後．家族は毎日面会に来ている．頭蓋形成術を楽しみにしている．

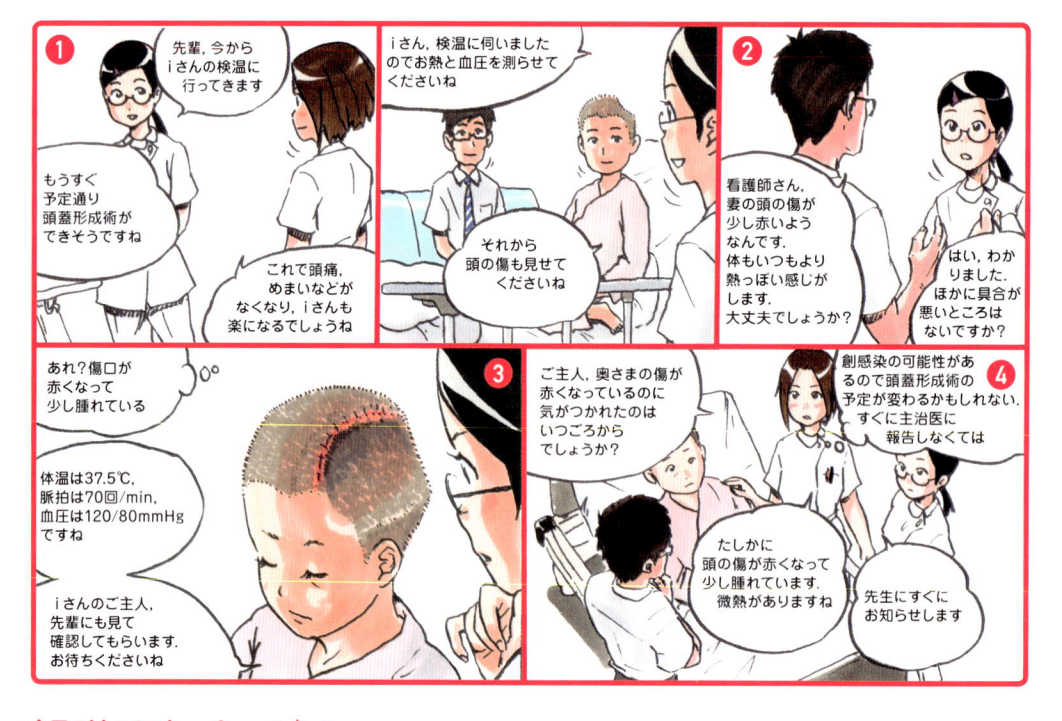

❶
- 先輩，今からiさんの検温に行ってきます
- もうすぐ予定通り頭蓋形成術ができそうですね
- これで頭痛，めまいなどがなくなり，iさんも楽になるでしょうね
- iさん，検温に伺いましたのでお熱と血圧を測らせてくださいね
- それから頭の傷も見せてくださいね

❷
- 看護師さん，妻の頭の傷が少し赤いようなんです．体もいつもより熱っぽい感じがします．大丈夫でしょうか？
- はい，わかりました．ほかに具合が悪いところはないですか？

❸
- あれ？傷口が赤くなって少し腫れている
- 体温は37.5℃，脈拍は70回/min，血圧は120/80mmHgですね
- iさんのご主人，先輩にも見て確認してもらいます．お待ちくださいね

❹
- ご主人，奥さまの傷が赤くなっているのに気がつかれたのはいつごろからでしょうか？
- たしかに頭の傷が赤くなって少し腫れています．微熱がありますね
- 創感染の可能性があるので頭蓋形成術の予定が変わるかもしれない．すぐに主治医に報告しなくては
- 先生にすぐにお知らせします

解説は次ページ➡

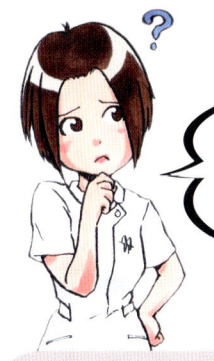

何が起こっていると考えられる？

外減圧術創部の感染

　iさんは，くも膜下出血後に脳梗塞を併発し，急性脳浮腫状態になり外減圧術を施行しました．外減圧術とは，頭蓋骨の一部を外して頭蓋内部の圧力を外に逃がし，脳幹への圧迫を減らすことで救命を図る方法です[1]．もし，外減圧術を施行しなければ，iさんは，脳浮腫のために周囲の正常な脳，とくに生命中枢の脳幹が圧迫され死亡していたかもしれませんでした．外減圧後には，脳浮腫が消失し，感染がないことを確認したあとに，人工骨や保存自家頭蓋骨を用いて頭蓋形成術が行われます[2]．しかし，iさんの場合，創部が赤く腫れ，発熱していることから，創感染が疑われます．

　創部感染は，黄色ブドウ球菌，大腸菌，緑膿菌などさまざまな病原菌が感染の原因となります[3]．緊急手術でなければ抗菌薬が術前から開始され，感染の危険因子がなければ2～3日の投与で終了します[4]．また，術中，術後にわたり抗菌薬を投与します．しかし，iさんのように緊急手術では術前投与することが不可能なため，感染の危険性は高くなります．

　創部からの逆行感染は細菌性髄膜炎，膿瘍，皮下膿瘍，硬膜外膿瘍などの合併症を生じる可能性があります[5]．

　髄膜炎になると，項部硬直やケルニッヒ徴候などの典型的な髄膜刺激症状がみられます．感染初期では，発熱とともに活気の低下や食欲不振がみられることも多くあります[4]．iさんの場合も，発熱と活気が低下していることから，感染の初期症状が疑われます．

　外減圧術創部に感染を認めた場合，頭蓋形成術は感染沈静後に行われることが一般的です．また，感染自体が治癒しても高次脳機能障害が残る危険性や，重症化して生命にかかわることがあります．

どう対応する？

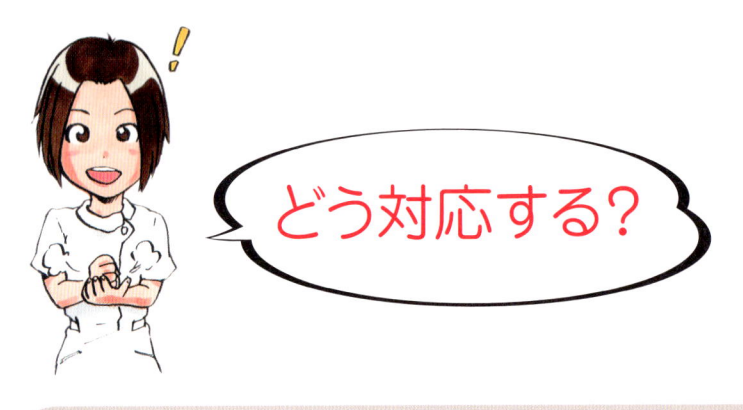

感染が完治するまで，かならず毎日の観察を行う

　血液および創部の培養を行い起炎菌を同定します．また，MRI，CTなども行い，感染を確認します．治療には，感受性のある抗菌薬を使用します．加えて，感染を防ぐためのプロトコルを厳密に実施します[3]．

　手術後の創処置では，毎日ガーゼ交換を行う手法と，術後48時間創部を被覆材で密封する手法を比較した結果，後者は創感染が有意に低率であったと報告されています．創は順調に治れば48時間で閉鎖しますので，それ以降は，透明なフィルム材で保護し，抜糸までは消毒しません[6]．ただし，創部の腫脹・発熱・疼痛・滲出液・排膿などの創感染の徴候はかならず毎日確認します．今回は，家族の協力により創部感染を早期に見つけることができました．

　創部感染が完治するまでの間，創部の状態（腫脹，発赤，熱感，排膿の有無），意識レベル，髄膜炎症状（発熱・頭痛・悪心・嘔吐・けいれん・羞明・髄膜刺激症状），けいれん，麻痺，神経徴候などの観察およびバイタルサインの確認を毎日かならず行います．また，外減圧部に強い圧迫や衝撃を与えないようにし，必要であればヘッドギアを装着して保護します[7]．

　外減圧は，慢性期になると骨欠損部に大気圧が加わるために，頭痛やめまい，集中力低下，抑うつ状態などさまざまな症状を起こすことがあります（Trephine Syndrome）[8]．また，頭蓋骨欠損による頭部の変形は，美容上の問題も含めて患者や家族に好ましくない状況を呈します[9]．

　頭蓋形成術は，創部感染が完全に治癒したことが確認されたあとに行われますので，これらの問題を解決するはずの頭蓋形成術が感染により延期されることは，患者・家族にさらなる身体的・精神的・社会的（経済的）負担を強いることになります．看護師は，これらの状況をよく理解したうえで，看護する必要があります．

今回のトリまとめ

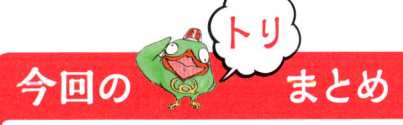

1. 外減圧術とは，頭蓋骨の一部を外して頭蓋内部の圧力を外に逃がし，脳幹への圧迫を減らすことで救命を図る方法です．
2. 創部の腫脹・発熱・疼痛・滲出液・排膿などの創感染の徴候はかならず毎日確認します．
3. 感染自体が治癒しても高次脳機能障害が残る危険性や，重症化して生命にかかわることがあります．
4. 感染により頭蓋形成術が延期されることは，患者・家族にさらなる身体的・精神的・社会的（経済的）負担を強いることになります．看護師は，これらの状況をよく理解したうえで，看護する必要があります．

引用・参考文献

1) 脳卒中ガイドライン作成委員会．脳卒中治療ガイドライン 2009．篠原幸人ほか編．東京，協和企画，2009，69．
2) 鬼塚卓彌．形成外科術書．東京，南江堂，2007，1726p．
3) Hickey. J. V. 脳神経外科臨床看護マネジメント．片山容一監訳．大阪，メディカ出版，2003，194．
4) 吉田和道．感染症の予防（感染コントロール）．ブレインナーシング．2013．29（12），1114-5．
5) http://www.med.kindai.ac.jp/nouge/disease/informed/6/3.html，（2014 年 6 月閲覧）．
6) 日本外科感染症学会教育委員会．「創傷管理の標準化」．第 26 回日本外科感染症学会総会学術集会教育委員会企画プログラム，http://www.gekakansen.jp/file/2013-12-24.pdf，（2014 年 6 月閲覧）．
7) de. Quintana-Schmidt, C. et al. Sinking skin flap syndrome. Rey Neurol. 52 (11), 2011, 661-4.
8) J. Flores, Alves Dos Santos, et al, Syndrome of the trephined: 4 case reports-diagnosis-treatment-rehabilitation impact. 21st Meeting of the European neurological Society 2011, 28-31 May 2011. 528.
9) 金本亜希子ほか．頭部に移植したペースト状人工骨上に生じた感染を筋弁移植と間欠的洗浄法によって治癒し得た1例．創傷．5（1），2014，39-44．
10) 田中克己ほか．頭蓋内術後感染症に対する遊離筋弁移植．第 14 回脳神経外科手術と機器学会抄録．
11) 黒田博紀ほか．開頭術後頭蓋骨感染症に対する遊離肋骨移植と遊離皮弁移植を用いた頭蓋形成術の1例．脳外誌．19．2010．237 40．

04 機能的脳神経外科

香川県立保健医療大学保健医療学部
看護学科助教
小林秋恵 こばやし・あきえ

Case 32
鉄棒の後にシャント術後患児の意識レベルが急に下がり緊急入院した!!

j君，10歳．昨年，交通外傷でくも膜下出血発症，その後水頭症にてV-Pシャント術を受けている．

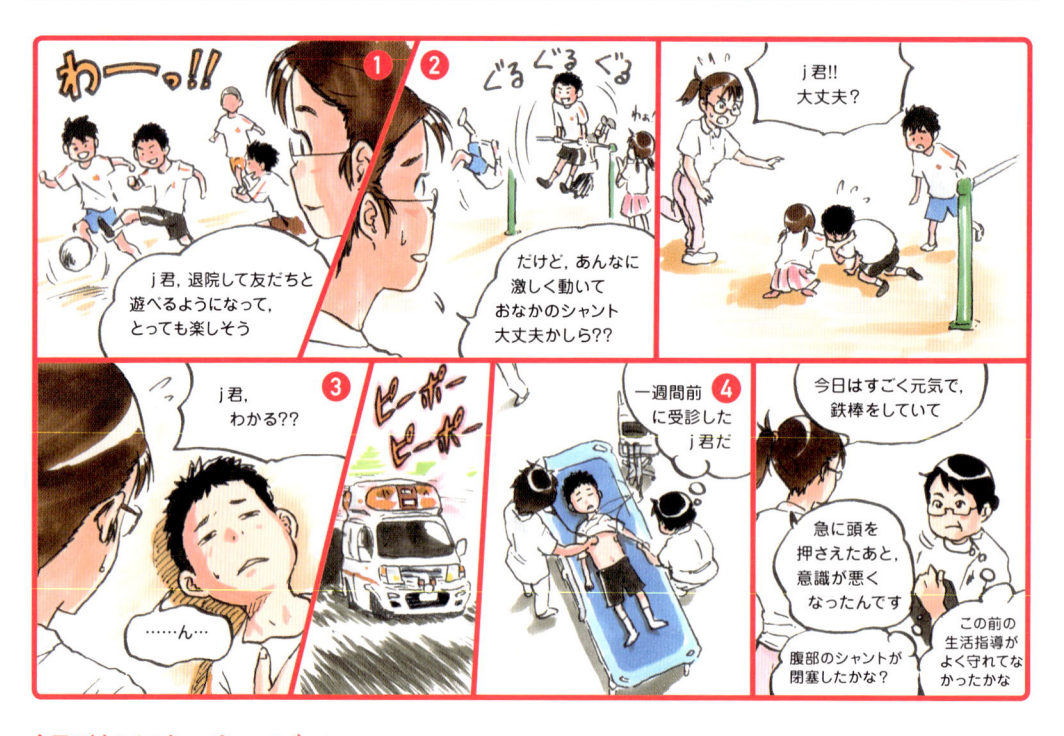

① わーっ!! j君，退院して友だちと遊べるようになって，とっても楽しそう

② ぐるぐるぐる だけど，あんなに激しく動いておなかのシャント大丈夫かしら??

j君!! 大丈夫?

③ j君，わかる?? ……ん…

ピーポーピーポー

④ 一週間前に受診したj君だ

今日はすごく元気で，鉄棒をしていて

急に頭を押さえたあと，意識が悪くなったんです

腹部のシャントが閉塞したかな？

この前の生活指導がよく守れてなかったかな

解説は次ページ➡

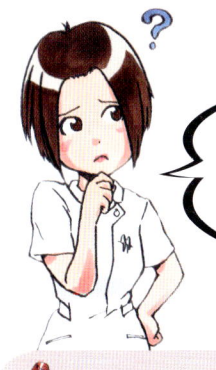

> 何が起こっていると考えられる？

シャント機能不全による頭蓋内圧亢進

　j君は活発な学童期の少年です．鉄棒で回転したあと，急に活動性の低下が起こっています．また，頭を押さえていたので頭痛があったと考えられます．そして，意識障害が進行しています．一方，四肢の運動障害はなかったようです．

　j君は去年，くも膜下出血後の水頭症で脳室-腹腔短絡術（V-Pシャント術）を受けています．水頭症は髄液の循環障害で，その原因は，①髄液の産生過剰，②髄液循環路の閉塞，③髄液の吸収障害，が考えられます．j君の場合，くも膜下出血により，髄液を静脈洞内に吸収するくも膜顆粒が閉塞して，髄液の吸収障害による水頭症が起こったと思われます．

　V-Pシャント術は，髄液循環障害により拡大した脳室にカテーテルを挿入し，末端を腹腔内に固定し，脳脊髄液を腹膜で吸収させる方法です．V-Pシャントシステムは図1のように，頭部の耳介うしろのシャントバルブを基点に，脳室側と腹腔側にシリコンのチューブが通っています．腹腔側は，皮下組織を通過して腹膜を貫き，腹腔内に固定されています．

　j君のような学童期の身体的特徴として，体格が向上し，身体の各機能が発達してきますので，運動能力が著しく発達します．そのため，友人と競争して激しい運動や遊びを繰り返し，身体全体に大きな力が加わったり，外からの衝撃などを体験することが増えてきます．

　また，j君は，やせ型であるうえ，薄い着衣のまま鉄棒をしたため，腹部の皮下組織に大きな外圧がかかっています．そして，鉄棒で回転という同じ動

V-Pシャント

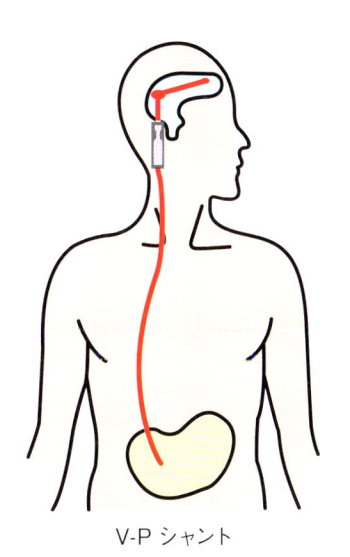

図1　V-Pシャントシステムの挿入位置

作を何度も繰り返した結果，腹部のシャントチューブがねじれた，あるいは閉塞を起こした可能性があり，シャント機能不全であると推察されます．

シャントチューブが閉塞すると，脳室からの髄液が腹腔に流れなくなります．髄液が脳室に過剰に貯留し水頭症の症状，つまり頭蓋内圧亢進症状をきたすことになります．

今回のj君にみられた活動性の低下，意識障害，頭痛はシャント機能不全による頭蓋内圧亢進症状だったと考えられます．シャントに依存した状態でシャントが閉塞すると，急激に頭蓋内圧が上昇して脳ヘルニアを起こす危険もあります．

一般的に，シャントの合併症は，①感染，②シャントの閉塞（脳室側，腹腔側），③シャントチューブの機械的問題（断裂，離脱），④髄液過剰排出，⑤皮膚のトラブル，などがあります．

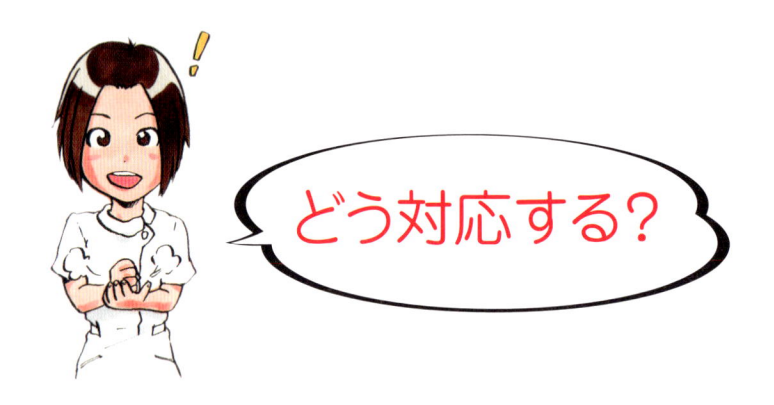

どう対応する？

徴候・症状の増悪がないかを注意深く観察し，急変に備える

シャントに依存した状態でシャントが閉塞すると，急激に頭蓋内圧が上昇して脳ヘルニアを起こす危険があります．悪心・嘔吐，頭痛，複視，意識障害など，頭蓋内圧亢進症状が進行していないか，注意深く観察します．バイタルサインや呼吸状態の変化にも注意し，けいれんの出現や気道の閉塞が起きないよう準備を整えます．

緊急事態であることを伝え，適切な診断・治療を受けられるよう援助する

シャント機能不全が起こった場合，その原因を探り，適切な診断・治療にかからなけ

ればなりません．シャントチューブの確認は単純X線撮影やシャント造影で行い，CTで脳室拡大の有無を確認することになります．円滑に検査が受けられ，適切な診断と治療が受けられるよう援助します．

患者に合ったシャント管理について教育する

　適切な処置が行われたあとの退院時教育についてですが，本事例のような学童期の子どもは，抽象的思考力や推論能力も身についてくる時期です．自分の病気やその治療，またシャントシステムなど，目に見えない臓器の仕組みなども理解できるようになります．一方，友だちとの競争心も芽生え，うまくなって他者に認められたいという気持ちから，運動や遊びで同じ動きの繰り返しをするようなことも多くなります．したがって，対象の成長発達段階や日常生活の特徴を考慮して，教育指導をすることが大切です．

　V-Pシャントの長期管理のポイントは，シャント機能と合併症の有無を確認することです．V-Pシャントを長期に管理する場合，今回のような問題が起きたことを学習の機会ととらえ，セルフケアの確立を支援することが重要です．患児が過去の自分の行動を客観視し，今後起きることを予測できるように丁寧に振り返りをすること，また，自分に起きている症状を正確に言語化して，他者に表現できるよう教育していくことが必要です．

　また，子どものV-Pシャントの場合，身長の伸びに合わせて腹腔側チューブの延長術を行う必要があります．したがって，定期的に医療機関に受診してフォローすることが大切であることを指導します．

> **今回のまとめ**
>
> 1. V-Pシャント治療を受けている対象者の活動性の低下や頭痛，悪心，意識障害はシャント機能不全のサインです．
> 2. シャント機能不全を早期に発見できるよう，本人と家族，また周囲の人々への正しい知識の教育が必要です．
> 3. V-Pシャントの長期管理については，対象の成長発達の特徴をよく理解したうえで生活指導をする必要があります．

引用・参考文献
1) 泉本修一ほか．"脳室腹腔シャント"．脳神経外科手術マニュアル．有田憲生編．オペナーシング春季増刊．大阪，メディカ出版，2002，138．
2) 山崎麻美．"水頭症"．小児脳神経外科学．横田晃監．京都，金芳堂，2009，469-536．
3) 坂本博昭ほか．"水頭症"．脳神経外科学Ⅰ．改訂11版．太田富雄編．京都，金芳堂，2012，1783-812．
4) 馬場元毅．"障害のメカニズム"．絵でみる脳と神経．第3版．東京，医学書院，2009，70-94．（JJNブックス）．

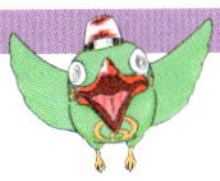

索引

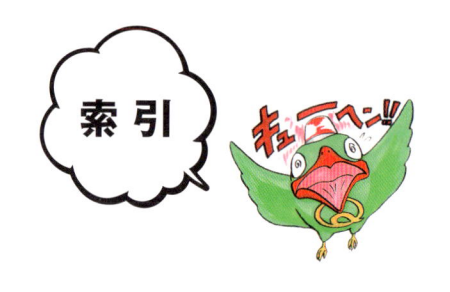

欧文・数字

- AIUEOTIPS … 14
- Ca 拮抗薬 … 75
- Fisher（のCT）分類 … 23, 148
- GCS … 13
- JCS … 13
- NIHSS … 13, 145
- QT 間隔の延長 … 184
- rt-PA 静注療法 … 200
- SBAR … 159
- Torsade de Pointes … 184
- V-P シャント術 … 231
- β遮断薬 … 76

あ

- アドレナリン … 77
- アニソコリア … 55
- アルテプラーゼ静注療法後の管理指針 … 201
- 意識 … 10
- 意識障害 … 15
  - ──の考え方 … 11
- 意識水準 … 10
- 意識清明期 … 222
- 異常な呼吸パターン … 35
- ウィリス動脈輪 … 18
- 運動麻痺 … 141
  - ──の評価 … 144
- エチレフリン … 77
- エディンガー・ウェストファル核 … 50
- 嘔吐が起こる仕組み … 124
- 嘔吐中枢 … 122
  - ──への刺激となる原因 … 123

か

- 下位運動ニューロン … 142
- 外減圧術 … 227
- 開頭クリッピング術 … 150
- 開頭減圧術 … 130
- 化学受容器 … 34
- 化学受容体引き金帯 … 123
- 拡張期血圧 … 73
- 下垂体腺腫 … 204, 209
- カルムスチン脳内留置用剤 … 135
- 眼球偏位 … 63
- 間代発作 … 90
- キサントクロミー … 180
- 偽性球麻痺 … 45
  - ──の嚥下動態 … 46
  - ──の種類 … 45
- 救急の ABC … 130
- 急性硬膜外血腫 … 222
- 強直間代発作 … 90
- 強直発作 … 90
- 共同偏視 … 53
- 局所性けいれん … 89
- 起立性低血圧 … 79
- クーリング … 106, 118
- クッシング潰瘍 … 218
- クッシング現象 … 28, 40, 173, 224
- グリオブラストーマ … 213
- 経蝶形骨洞手術 … 205
- 頸動脈洞反射 … 79
- 経皮経管血管形成術 … 25

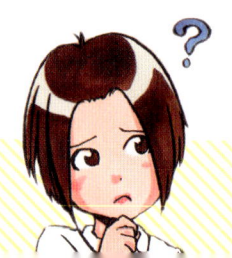

けいれんの原因	90, 213
けいれんの分類	89
血圧	73
——調節のメカニズム	80
——の分類	73
血液希釈	151
血栓溶解療法	200
ケルニッヒ徴候	111
原発性脳腫瘍	156
コイル塞栓術	150
抗悪性腫瘍薬	135
降圧薬	75
構音障害	195
膠芽腫	213
抗てんかん薬	92
——の適応とてんかん発作の分類	93
項部硬直	111
鉤ヘルニア	129
硬膜外血腫の位置	222
硬膜外血腫の手術適応と手術方法	224
硬膜外血腫の治療選択	223
抗利尿ホルモン	205
——分泌異常症候群	189
呼吸中枢	33

さ

細菌性髄膜炎	111
酸素解離曲線	42
四肢麻痺	144
疾患と眼球偏位	52
失語症	83
自動調節能	27
収縮期血圧	73
循環血液量増加	150
昇圧薬	76

上位運動ニューロン	142
硝酸薬	76
人為的高血圧	150
心原性脳塞栓症	39, 83
髄液検査所見	112
髄液漏	209
水素イオン指数	36
錐体交叉	141
錐体路	141
髄膜刺激症状	15, 111
頭蓋内圧亢進	27, 128, 171, 231
——症状	29
頭蓋内圧を亢進させる因子	41
頭蓋内出血	200
スパズム	148
精神性嘔吐	122
制吐薬	125, 137
摂取量	191
全身性けいれん	89
せん妄	160
——の患者に対する間違った対応	167
——の症状	162
——を引き起こす3因子	161
創部感染	227

た

体温調節中枢	117
体温調節のメカニズム	104
対光反射	50
脱水予防	192
単麻痺	143
遅発性脳血管攣縮	189
中枢温	105
中枢性塩類喪失症候群	189
中枢性潰瘍	218

中枢性高体温	117
中枢性麻痺	144
対麻痺	144
テモゾロミド	135
転移性脳腫瘍	156
てんかん	91
——重積	100
動眼神経麻痺	68
瞳孔径の正常，異常	51
洞性徐脈	184
動脈血酸素分圧	30, 36
動脈血酸素飽和度	37
動脈血炭酸ガス分圧	36
動脈血二酸化炭素分圧	30
徒手筋力テスト	144
トッド麻痺	96
ドパミン	76
ドブタミン	77
トリプルH療法	150
ドレーン挿入中の感染予防	113

な

尿崩症	205
熱産生	105
熱放散	105
脳灌流圧	74
脳血管攣縮	22, 148
脳腫瘍による嘔吐の原因	135
脳腫瘍の症状	155
脳腫瘍の発生部位	157
脳腫瘍の分類	156
脳卒中急性期の血圧管理	74
脳卒中初期診療アルゴリズム	181
脳動脈の閉塞部位とおもな神経症状	23
脳動脈瘤の好発部位	18
脳動脈瘤の破裂	179
脳の障害部位と意識レベル	40
脳ヘルニア	28

は

排液量	191
背部叩打法	47
発熱の機序	106
バレー徴候	144
反射性嘔吐	122
非ステロイド性抗炎症薬	114
病巣部位と麻痺のパターン	143
不穏	160, 171
——の要因	171
不感蒸泄	191
腹部突き上げ法	47
不整脈	184
ブルンストロームステージ	144
片麻痺	143, 195
傍正中橋網様体	53
ホルモン補充療法	207

ま

末梢温	105
末梢性麻痺	144
ミンガッチーニ徴候	145
もやもや病	196
——の初発症状	196

や

夜間せん妄	166
薬物療法の嘔吐のメカニズム	136

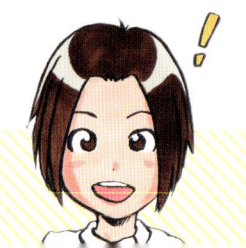

メディカの書籍

カラービジュアルで見てわかる!
はじめての脳神経外科看護

好評発売中

公益社団法人愛知県看護協会脳卒中リハビリテーション看護
認定看護師教育課程専任教員　近藤 靖子　編著

脳神経外科病棟やSCU、NCUに配属され、はじめて脳疾患の患者の看護を行う新人ナースに向けて、まず初めにマスターしたい脳外科ならではの項目をピックアップ。短い時間でもケアが"見てわかる"ようイラスト・写真を中心に構成する。

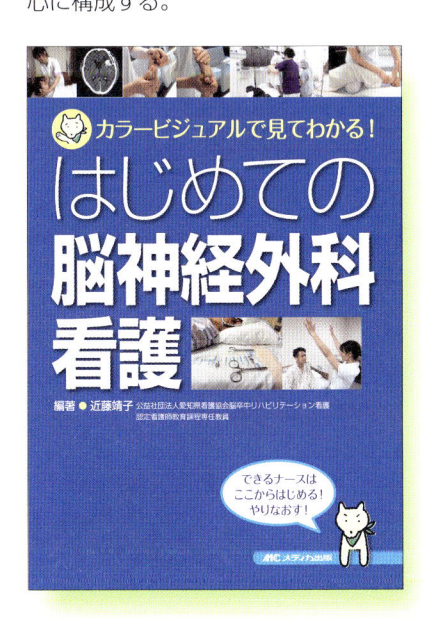

内容

第1章　脳神経の解剖と生理
- 大脳半球と機能局在
- 脳の障害部位と現れる症状
- 脳の血管支配
- 脳脊髄液の流れ　ほか

第2章　脳神経外科の特徴
- 脳神経外科の患者の特徴
- 脳神経疾患と症状

第3章　神経症状のみかた
- 意識レベルの評価
- バイタルサインの評価
- 瞳孔と眼球運動の観察
- 四肢の動き（運動麻痺）の評価　ほか

第4章　外科手術の看護
- 外科手術一覧と特徴
- 創部の保護と観察
- 術式別感染リスクと対応
- 後出血の観察・対応
- 脳浮腫の観察・対応
- 髄液漏の観察・対応　ほか

第5章　脳血管内治療の看護
- 脳血管内治療一覧と特徴
- 脳血管内治療の流れと知っておきたいこと
- 治療中に起こり得るトラブル・合併症　ほか

第6章　ドレーン管理
- 脳ドレーンの種類と特徴
- 圧調整式ドレナージ（脳室，脳槽，スパイナル）
- 自然流出式ドレナージ（硬膜下，硬膜外，皮下）　ほか

第7章　シャント管理
- シャント手術
- シャント手術の看護

第8章　拘縮予防と口腔ケア
- 拘縮予防
- 口腔ケア

第9章　脳神経領域の重要薬剤
- 血栓溶解薬
- 脳保護薬
- 脳浮腫治療薬
- 抗凝固薬
- 抗血小板薬
- 血液希釈薬
- くも膜下出血後の脳血管攣縮の治療薬　ほか

定価（本体2,600円＋税）
B5判／156頁　ISBN978-4-8404-4600-6
web T230310（メディカ出版WEBサイト専用検索番号）

MCメディカ出版

www.medica.co.jp

お客様センター　0120-276-591

本社 〒532-8588 大阪市淀川区宮原3-4-30 ニッセイ新大阪ビル16F

読者の皆様へ

●増刊への感想・提案

　このたびは本増刊をご購読いただき，誠にありがとうございました．

　編集室では，今後，より皆様のお役に立てる増刊・月刊誌の刊行を目指してまいります．つきましては本増刊および，月刊に関する感想・提案などがございましたら当編集室までお寄せください．また，掲載内容につきましてのご質問などがありましたら，お問い合わせください．

●ブレインナーシング誌への投稿・質問・感想

　月刊誌・ブレインナーシングでは，皆様からの投稿・質問・感想をお待ちしております．脳神経領域関連科勤務のナースの皆様による症例検討論文では，疾患は特に限定しません．リハビリテーションに関する内容でも結構です．積極的なご投稿をお待ちしております．

　また，日ごろの勤務の中で疑問に思われたことや，対処に迷ったことなど，質問内容を明確にご記入のうえ，お寄せください．

〔送り先〕

〒532-8588　大阪市淀川区宮原3-4-30 ニッセイ新大阪ビル16F
㈱メディカ出版　ブレインナーシング編集室
FAX：06-6398-5068
※E-mailにても受けつけております．brain@medica.co.jp までお気軽にお寄せください．

BRAIN NURSING　ブレインナーシング 2014年夏季増刊　通巻403号

明日体験するかもしれない32の事例
マンガでわかる！脳神経疾患病棟の急変対応

2014年8月15日発行
監修：田村綾子
発行人：長谷川素美
編集担当：託間大悟・細川深春・岡　哲也
発行所：株式会社メディカ出版
〒532-8588 大阪市淀川区宮原3-4-30 ニッセイ新大阪ビル16F
（編集局）Tel：06-6398-5048
（広告窓口／総広告代理店　株式会社メディカ・アド）Tel：03-5776-1853
（お客様センター）Tel：0120-276-591
E-mail：brain@medica.co.jp　http://www.medica.co.jp
印刷製本：株式会社シナノパブリッシングプレス
定価（本体4,000円＋税）

●乱丁・落丁がありましたら，お取り替えいたします．
●無断転載を禁ず．

Printed and bound in Japan　　ISBN978-4-8404-4643-3

本誌に掲載する著作物の複製権・翻訳権・翻案権・上映権・譲渡権・公衆送信権（送信可能化権を含む）は株式会社メディカ出版が保有します．

JCOPY ＜(社)出版者著作権管理機構　委託出版物＞
本書の無断複写は著作権法上での例外を除き禁じられています．複写される場合は，そのつど事前に，(社)出版者著作権管理機構（電話03-3513-6969，FAX 03-3513-6979，e-mail：info@jcopy.or.jp）の許諾を得てください．